Siegmund · Körber · Dietsch
Praktikum der Physiologischen Chemie

Peter Siegmund · Friedrich Körber · Peter Dietsch

Praktikum der Physiologischen Chemie

für Mediziner und Naturwissenschaftler

3. Auflage

Walter de Gruyter Berlin · New York 1976

Autoren

Dr. rer. nat. Peter Siegmund
Professor an der Freien Universität Berlin

Dr. med. Friedrich Körber
Professor an der Freien Universität Berlin

Dr. rer. nat. Peter Dietsch
Universitätsrat an der Freien Universität Berlin

Das Buch enthält 78 Abbildungen

CIP-Kurztitelaufnahme der Deutschen Bibliothek

Siegmund, Peter
Praktikum der physiologischen Chemie für Mediziner und Naturwissenschaftler/Peter Siegmund; Friedrich Körber; Peter Dietsch. – 3. Aufl. – Berlin, New York: de Gruyter, 1976.
ISBN 3-11-006719-6
NE: Körber, Friedrich:; Dietsch, Peter:

Druck: Karl Gerike, Berlin. – Bindearbeiten: Dieter Mikolai, Berlin.
Printed in Germany.

Vorwort

Die dritte Auflage unserer Anleitung zum physiologisch-chemischen Praktikum wurde entsprechend der Weiterentwicklung der Methoden in der Biochemie gründlich überarbeitet und zum Teil neu gefaßt. Auch die jetzt wohl allgemein bessere apparative Ausstattung der Praktika ist berücksichtigt worden.

Um den Umfang des Buches durch die neuen Versuchsbeschreibungen nicht allzusehr zu erweitern, sind zahlreiche Reagenzglasversuche und maßanalytische Methoden weggefallen.
Dies scheint uns gerechtfertigt, da heute bei allen biochemischen Arbeiten instrumentelle Verfahren im Vordergrund stehen.

Die in dem physiologisch-chemischen Praktikum für Studenten der Medizin zur Verfügung stehende Zeit erlaubt nicht, sämtliche hier beschriebenen Aufgaben durchzuführen. Wir halten den Umfang dieser Anleitung aber trotzdem für nützlich, damit aus einer größeren Anzahl von Versuchen eine für das jeweilige Praktikum spezifische Auswahl getroffen werden kann. Eine ausführliche Beschreibung, Abbildungen und Diagramme sollen dem Benutzer auch von Versuchen, die er nicht durchführt, eine anschauliche Vorstellung vermitteln.

Einige Rezensenten der zweiten Auflage haben betont, daß das Buch nicht nur eine Hilfe bei der Gestaltung von Praktika, sondern darüberhinaus ein Ratgeber im klinischen und ärztlichen Laboratorium ist. Das hat uns veranlaßt, gerade die Kapitel zu erweitern, in denen die heute in der Praxis so wichtigen photometrischen Bestimmungen und immunchemischen Methoden beschrieben sind, und diese Methoden nicht nur an einzelnen Beispielen zu erläutern. Die theoretischen Erläuterungen wurden erweitert; Hinweise auf die Bedeutung der beschriebenen Versuche in der Praxis entsprechen dem Wunsch der Studierenden nach einer Motivierung.

Die wichtigsten Neuaufnahmen sollen kurz erwähnt werden:
Dem Teil Potentiometrie wurde ein Kapitel über pH-Stat-Metho-

den zugefügt. In den Teil Optische Methoden wurden u.a. die vollenzymatischen Bestimmungen von Harnsäure, Cholesterin, Kreatinin und Triglyceriden im Serum aufgenommen. Diese auf komplizierten Reaktionsfolgen beruhenden Bestimmungen sind mit den im Handel befindlichen Reagenziensätzen auch im ärztlichen Laboratorium sicher durchzuführen.

Kapitel über die Bestimmung von Enzymen mit chromogenen Substraten, photometrische Versuche mit Nucleinsäuren, Glucosebestimmungen mit Remissionsphotometrie wurden hinzugefügt. Unter Substanztrennungen wird die isoelektrische Fokussierung und die Affinitätschromatographie an Beispielen beschrieben. Im Kapitel Dünnschichtchromatographie wird die Biosynthese von Cholesterin aus ^{14}C-Acetat gezeigt. Die immunchemischen Methoden wurden um die Immunelektrophorese und die Elektroimmundiffusion erweitert.

Die Gliederung des Buches nach Methoden - und nicht nach Stoffklassen - haben wir beibehalten. Diese Gliederung unterscheidet sich von der im "Gegenstandskatalog für die Fächer der Ärztlichen Vorprüfung", indessen findet sich kaum ein Versuch, der nicht in unmittelbarer Beziehung zu den in diesem Katalog erwähnten Substanzen oder Reaktionen steht.

Um die technische Durchführung des Praktikums zu erleichtern, ist dem Buch wieder ein ausführliches, überarbeitetes Verzeichnis der zur Durchführung der Versuche benötigten Apparate, Substanzen und Lösungen beigefügt.

Wir haben zahlreichen am Praktikum beteiligten Kollegen für Vorschläge und Diskussionen zu danken. Insbesondere danken wir Herrn Privatdozent Dr. K. Pollow für den Vorschlag und die Erprobung des Versuchs zur Biosynthese der Sterine aus ^{14}C-Acetat und Frau Apothekerin M. Reuter-Smerdka für die Erprobung von radioimmunchemischen Methoden hinsichtlich der Eignung als Praktikumsversuche.

Für ihre zuverlässige Assistenz bei der experimentellen und technischen Bearbeitung dieser Auflage danken wir Fräulein R. Günther, Fräulein P. Ott sowie Frau C. Grumm.
Frau L. Buttenstedt danken wir für die Anfertigung der Abbildungen und Formelschemata, Frau A. Witte und Frau A. Nebel für das Schreiben des Manuskripts.

Die Herren Dr. Becker (Behringwerke), Dr. Gruber und Dr. Rittersdorf (Boehringer Mannheim), Dr. H. Lang (E. Merck Darmstadt) und Frau Dr. Janitschke (Bayer AG) haben uns mit Ratschlägen, die genannten Firmen mit Sachzuwendungen geholfen, wofür wir danken.

Dem Verlag Walter de Gruyter & Co. gebührt besonderer Dank für die gute Zusammenarbeit und das verständnisvolle Eingehen auf unsere Wünsche.

Berlin, im März 1976

P. Siegmund, F. Körber, P. Dietsch

Inhalt

A Nachweise und halbquantitative Bestimmungen von Serum- und Harn-Bestandteilen

I. Kohlenhydrate

Die zahlreichen Hydroxylgruppen bedingen die gute Wasserlöslichkeit von niedermolekularen Kohlenhydraten. Glykosidische Bindungen können durch Mineralsäuren oder Enzyme gespalten werden. Die analytisch bedeutsamste Reaktion von Glucose ist die Dehydrierung mit Glucoseoxidase.

Reduktionsproben

In heißer alkalischer Lösung bilden sich aus Oligosacchariden mit einem freien acetalischen Hydroxyl und aus allen Monosacchariden stark reduzierende Substanzen (Reduktone) mit Endiol-Struktur:

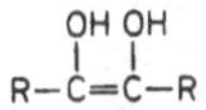

Ascorbinsäure (Vitamin C) besitzt ohnehin eine solche Endiol-Struktur. Sie wirkt daher auch bei Raumtemperatur stark reduzierend. Oligosaccharide vom Trehalosetyp (ohne freie acetalische Hydroxylgruppe) und Polysaccharide werden beim Erhitzen mit Mineralsäuren zu Monosacchariden hydrolysiert und bilden erst dann in alkalischer Lösung reduzierende Substanzen. Schwermetallkomplexe, bei deren Reduktion auffällige Farbänderungen auftreten, dienen zum Nachweis der Reduktionswirkung. Einfache Schwermetallsalze geben in alkalischer Lösung schwer lösliche Hydroxide; bei diesen Proben müssen daher lösliche Schwermetallkomplexe verwendet werden. Bei der Probe nach Fehling benutzt man Tartrat, um das zweiwertige Kupferion als Chelatkomplex zu binden, bei der Clinitestprobe Citrat. Es sind nur Komplexbildner verwendbar, die mit dem reduzierten Metallkation - Kupfer (I) - keine löslichen Komplexe bilden. Die Bildung des Kupfer-Tartrat-Komplexes verläuft nach folgender Gleichung:

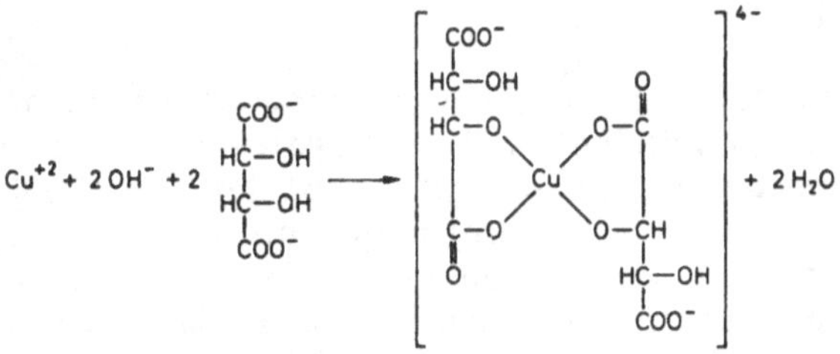

1. Versuch

Probe nach Fehling

In einem Reagenzglas werden ca. 1 ml Kupfersulfatlösung (Fehling I) und 1 ml alkalische Tartratlösung (Fehling II) gemischt und zum Sieden erhitzt. In einem zweiten Reagenzglas werden etwa 2 ml Glucoselösung ebenfalls zum Sieden erhitzt und die beiden heißen Lösungen zusammengegeben.

Die Probe wird mit Lösungen von Fruchtzucker (Fructose), Milchzucker (Lactose), Rohrzucker (Saccharose) und löslicher Stärke (Amylose) wiederholt.

Je 2 ml Rohrzucker- und Amyloselösung werden mit einigen Tropfen konzentrierter Salzsäure versetzt und in ein siedendes Wasserbad gestellt. Rohrzucker ist in wenigen Minuten gespalten, Amyloselösung muß mindestens 15 Minuten im siedenden Wasserbad bleiben. Nach dem Abkühlen wird mit einigen Tropfen Natronlauge neutralisiert und die Probe nach Fehling durchgeführt.

Zu der nicht erhitzten Mischung von ca. 1 ml Fehling I und 1 ml Fehling II wird eine reiskorngroße Probe Ascorbinsäure gegeben.

Clinitest-Tabletten

Die Probe auf reduzierende Zucker ist in den Clinitest-Tabletten modifiziert. Diese enthalten (in fester Form) Kupfersulfat, Natriumhydroxid und Citronensäure. Bei Zugabe der zu prüfenden Lösung (einige Tropfen) findet durch die Lösungs- und Neutralisationswärme ein Aufsieden der Mischung statt. Ein Erhitzen über dem Bunsenbrenner entfällt, und man kann mit diesen Reagenztabletten ohne Laborgeräte Zucker (im Harn) nachweisen.

2. Versuch

Eine Glucoselösung (20 g/l) wird wie folgt verdünnt: Man gibt in 5 Reagenzgläser je 1 ml destilliertes Wasser und fügt zu dem ersten Reagenzglas 1 ml der Glucoselösung. Nach dem Mischen entnimmt man 1 ml (Pipette) und gibt diesen in das zweite Reagenzglas. Man mischt und überführt wieder 1 ml mit der gleichen Pipette in das dritte Reagenzglas usf. Die Konzentrationen der Glucoselösungen sind jetzt 10; 5; 2, 5; 1, 25 und 0, 625 g/l. Fünf entsprechend beschriftete Reagenzgläser werden mit je 5 Tropfen einer dieser Glucoselösungen und 5 Tropfen (Pipette) destilliertem Wasser beschickt. In ein 6. Reagenzglas werden 10 Tropfen destilliertes Wasser gegeben (Leerwert). Dann wird je eine Clinitest-Tablette zugegeben, etwa 15 Sekunden nach Beendigung des spontanen Aufsiedens geschüttelt und die entstandene Farbe mit der Farbskala verglichen. Clinitest-Tabletten sind stark ätzend (Natriumhydroxid!). Die Glucoseverdünnungen werden noch zum Glucosenachweis mit Glucoseoxidase benötigt.

Glucoseoxidase (Notatin, GOD, EC 1.1.3.4)

Glucoseoxidase ist ein "Gelbes Ferment", das aus Schimmelpilzen gewonnen wird und pro Mol Protein 2 Mol FAD enthält. Es dehydriert die nicht phosphorylierte (!) ß-D-Glucose, die in wäßriger Lösung im Gleichgewicht mit der α-Form steht, zum Gluconolacton. FAD wird dabei zu $FADH_2$ hydriert; dieses reagiert (in Abwesenheit anderer Oxidationsmittel) langsam mit Luftsauerstoff unter Bildung von Wasserstoffperoxid und Regeneration von FAD-Enzym. Das entstandene Wasserstoffperoxid oxidiert unter der katalytischen Wirkung von Peroxidase (POD) ein Benzidinderivat (o-Tolidin) zu einem Farbstoff, der als gefärbtes Radikalkation oder als Molekülverbindung von Tolidin und seinem Chinonimin aufgefaßt werden kann:

Substratreaktionen:

$$\alpha\text{-D-Glucose} \rightleftharpoons \beta\text{-D-Glucose}$$

$$\beta\text{-D-Glucose} + \text{GOD-FAD} \rightleftharpoons \text{D-Gluconolacton} + \text{GOD-FADH}_2$$

Hilfsreaktion:

$$\text{GOD-FADH}_2 + O_2 \rightleftharpoons \text{GOD-FAD} + H_2O_2$$

Indikatorreaktion:

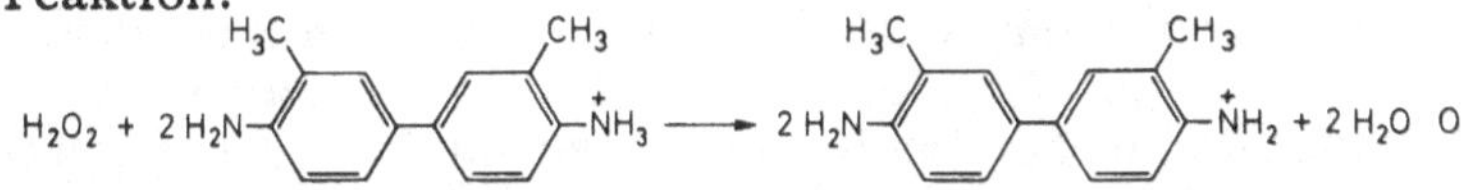

Die Substanzen sind in den Reagenzpapieren bzw. Teststäbchen (Glukotest, Clinistix, Dextrostix) enthalten. Bei Dextrostix verhindert außerdem eine Membran die Diffusion hochmolekularer Stoffe, so daß auch der Glucosegehalt von Blut mit diesem Reagenzpapier geschätzt werden kann. Es diffundieren dabei nur die kleinen Moleküle (wie Glucose) in das Papier hinein. Das durch seine Farbe störende Hämoglobin kann nach der Reaktion abgespült werden.

Glucoseoxidase reagiert zwar nur mit Glucose, Störungen des Tests können aber gelegentlich auftreten. Einmal kann durch Wasserstoffperoxid oder andere Oxidationsmittel (die aus Reinigungsmitteln stammen mögen) o-Tolidin zum Farbstoff oxidiert werden; zweitens können Reduktionsmittel, wie Ascorbinsäure, das bei der Oxidation von $FADH_2$ mit Luftsauerstoff entstehende Wasserstoffperoxid reduzieren. Das hat praktische Bedeutung: Nach Vitamin-C-Gaben kann ein Glucosegehalt im Harn übersehen werden. Weiter können Enzyminhibitoren, besonders der Peroxidase, wie Azid und Fluorid (Fluorid wird gelegentlich zur Gerinnungshemmung von Blutproben benutzt, insbesondere, um gleichzeitig die Enolase und damit die Glykolyse zu hemmen), trotz Wasserstoffperoxidbildung die Indikatorreaktion verhindern.

Wenn Glucose in Oligo- oder Polysacchariden mit Glucoseoxidase nachgewiesen werden soll, müssen die glykosidischen Bindungen vorher durch Erhitzen mit Säuren oder enzymatisch gespalten werden. Beim Glucosenachweis in den stark sauren Hydrolysaten muß dann vor der Anwendung des Teststreifens für eine Abpufferung gesorgt werden, da die Enzyme nicht bei extremen pH-Werten wirken.

In alkalischen Lösungen wandeln sich 1,2-epimere Zucker z. T. ineinander um. So bildet sich in alkalischer Fructoselösung beim Erhitzen u. a. Glucose, die dann mit diesem Test nachgewiesen werden kann. Dies kann zur Identifizierung von Fructose (im Harn) benutzt werden.

3. Versuch

a) Spezifität

Lösungen von Glucose, Fructose, Saccharose, Lactose und Amylose werden mit Glukotestpapier oder Clinistix geprüft. Bei negativem Ausfall der Probe werden 2 ml der Lösungen mit einigen Tropfen konzentrierter Salzsäure versetzt und für einige Minuten in ein siedendes Wasserbad gestellt (vgl. I, 1). Nach dem Abkühlen wird die Salzsäure mit einigen Tropfen Natriumacetatlösung (500 g/kg) abgepuffert und die Lösung erneut geprüft. Eine neue Probe Fructoselösung wird mit einigen Tropfen ca. 0,1 M Natronlauge zum Sieden erhitzt, unter fließendem Wasser abgekühlt und erneut geprüft.

b) Empfindlichkeit

Die Glucoseverdünnungen, die bereits mit Clinitesttabletten untersucht wurden (I, 2), werden mit Glukotestpapier geprüft. Je 1 Tropfen der Lösung wird auf einen kleinen Streifen des Testpapiers gegeben und die Färbung nach 3 - 5 Minuten mit der Farbskala verglichen. Glukoteststreifen sind mit einem gelben Farbstoff imprägniert, der mit dem entstehenden blauen Farbstoff grüne Mischfarben gibt, um einen besseren quantitativen Vergleich zu ermöglichen.

c) Störungen

Auf einen Teststreifen wird 1 Tropfen verdünnter Wasserstoffperoxidlösung (0, 3 g/l) gegeben.
In je ein Reagenzglas mit etwa 1 ml Glucose- bzw. Wasserstoffperoxidlösung werden vor der Prüfung einige Tropfen Natriumfluoridlösung (5 g/l) gegeben.

Glucoselösung wird vor der Prüfung mit einer Spatelspitze Ascorbinsäure versetzt und mit Natriumacetat abgepuffert.

Enzymatische Hydrolyse von Disacchariden

Saccharose (Rohrzucker) wird von ß-Fructofuranosidase (Invertase), Lactose (Milchzucker) von ß-Galaktosidase zu Glucose und Fructose bzw. Galaktose hydrolysiert. Die entstandene Glucose läßt sich zum Beispiel mit Glukotestpapier, das vorher mit den Disacchariden keine Reaktion gibt, nachweisen. Diese Reaktion kann zur Identifizierung von Saccharose bzw. Lactose im Harn sowie Lactose in Milch (nach Fällung des Caseins) dienen.

4. Versuch

2 ml Rohrzuckerlösung (20 g/l) werden mit 0, 5 ml Invertaselösung versetzt und diese Mischung sofort und nach Inkubation (10 Minuten, 40 °C) mit Glukotestpapier geprüft.

5. Versuch

2 ml Lactoselösung (20 g/l) bzw. Molke werden mit 0, 5 ml ß-Galaktosidaselösung versetzt und diese Mischung sofort und nach Inkubation (10 Minuten, 40 °C) mit Glukotestpapier geprüft.
Zur Gewinnung von Molke werden 4 ml Milch unter Schütteln mit 2 ml ca. 1 M Essigsäure versetzt. Der aus Casein und Milchfett bestehende Niederschlag wird nach ca. 10 Minuten abfiltriert, das Filtrat heißt Molke.

Schnelle Identifizierung von Zuckern

Die Tabelle faßt Reaktionen zusammen, die Zucker, die im Harn auftreten können, mit Glucose-Testpapier schnell unterscheiden lassen, wenn einfache Hilfsreaktionen vorausgegangen sind. Eine Erhärtung der Resultate ist durch Dünnschichtchromatographie möglich.

	Reaktion mit Glucose-Testpapier nach Vorbehandlung mit				
	---	NaOH	HCl	Invertase	ß-Galaktosidase
Glucose	+	+	+	+	+
Fructose	-	+	-	-	-
Lactose	-	-	+	-	+
Saccharose	-	-	+	+	-
Pentose	-	-	-	-	-
Galaktose	-	-	-	-	-

6. Versuch

Lösungen der sechs Zucker sind entsprechend der Tabelle zu prüfen. Die Durchführung ist unter Versuch 3, 4 und 5 beschrieben. Reduktionsproben sind bei diesen Zuckern mit Ausnahme von Saccharose positiv.

Alkoholische Gärung

Bäcker- und Brauereihefe können Glucose, Fructose und Disaccharide , die von diesen Hefen enzymatisch gespalten werden, vergären. Um eine schwach saure Reaktion einzuhalten und so das die Gärung anzeigende Kohlendioxid möglichst vollständig auszutreiben, gibt man zur Probe etwas Weinsäure. Die Versuche werden in sogenannten Gärröhrchen durchgeführt, bei denen das Entstehen von Kohlendioxid unmittelbar beobachtet werden kann. Durch Laugenzusatz kann das entstandene Gas als Kohlendioxid identifiziert werden.

7. Versuch

Etwa 10 g Hefe werden in 100 ml Wasser suspendiert und mit 2 ml Weinsäurelösung (10 g/l) versetzt. Je 5 ml dieser Hefesuspension werden mit 10 ml der folgenden Lösungen in ein Gärröhrchen gefüllt:

1. Glucoselösung
2. Rohrzuckerlösung
3. Milchzuckerlösung
4. destilliertes Wasser (Leerprobe)

Durch Neigen des Röhrchens muß die Luft aus dem geschlossenen Schenkel entfernt werden. Die Proben werden dann für 60 Minuten in einen Brutschrank (30 - 40° C) gestellt. Nach dem Versuch wird in Probe 1 oder 2 das entstandene Gas als Kohlendioxid identifiziert, indem man einige Milliliter konzentrierter Natronlauge (250 g/kg) und soviel Wasser zugibt, daß der offene Schenkel vollständig gefüllt ist. Durch vorsichtiges Umschwenken kann man die Natronlauge in den geschlossenen Schenkel bringen, das Kohlendioxid wird absorbiert, und die Flüssigkeit steigt in dem geschlossenen Schenkel hoch.

Hydrolyse von Stärke durch Amylase

Die Hydrolyse von Stärke durch Amylase kann mit der Jod-Stärke-Reaktion (Abnahme der Farbintensität) verfolgt werden. Der Stärkenachweis beruht auf der Bildung einer tiefblauen Einschlußverbindung mit elementarem Jod, die in der Hitze reversibel dissoziiert.

Als Amylasequelle kann Speichel oder ein käufliches Hydrolasengemisch aus Aspergillus oryzae verwendet werden. pH- und Temperaturabhängigkeit dieser Enzymkatalyse werden geprüft.

Die Enzymaktivität (Enzym-Konzentration) einer Lösung kann durch Herstellung einer Verdünnungsreihe und Inkubation der verschiedenen Verdünnungen mit der gleichen Substratmenge unter konstanten Bedingungen ungefähr ermittelt werden. Die größtmögliche Verdünnung, bei der nach einer festgesetzten Zeit noch eine vollständige Substratspaltung erfolgt ist (keine Blaufärbung mehr bei Zusatz von Jod), ist ein Anhalt für die Enzymkonzentration der Probe.

8. Versuch

a) Stärkenachweis

Amyloselösung wird mit Jod-Kaliumjodid-Lösung versetzt. Dann wird bis zum Verschwinden der Blaufärbung erhitzt und wieder abgekühlt. Die Probe wird mit einer Suspension von wenig Kartoffelstärke in einigen ml kaltem Wasser wiederholt. Einige ml der Amyloselösung werden mit einigen Tropfen konzentrierter Salzsäure versetzt und für 15 Minuten in ein siedendes Wasserbad gestellt. Nach dem Abkühlen wird erneut mit Jodlösung geprüft.

b) Temperaturabhängigkeit

In 4 Erlenmeyerkolben werden je 5 ml einer Amylose-Puffer-Lösung (15 mM Natriumchlorid, 40 mM Phosphat-Puffer pH 7, 1 und 0, 2 g/l Amylose) gegeben. Der erste Kolben wird in ein Eis-Wasserbad, der zweite in ein Wasserbad von Raumtemperatur (ca. 25°C), der dritte in eines von 40° C und der vierte in eines von 90° C gestellt.

Nach dem Temperaturausgleich - wenn der Inhalt der Gläser die Temperatur des jeweiligen Bades angenommen hat, was ca. 5 Minuten dauert - wird in jeden der Erlenmeyerkolben 0, 1 ml einer Amylaselösung (Lösungen von Pankreasextrakt oder Hydrolasengemisch) gegeben, gemischt und weiter inkubiert.

Nach weiteren 15 Minuten verdünnt man mit 35 ml Wasser (Meßzylinder) und setzt 2 ml 4 mM Jodlösung hinzu. Aus der Intensität der Blaufärbungen kann man auf die Abbaugeschwindigkeit schließen.

c) pH-Abhängigkeit

Zu je 5 ml der Amylose-Puffer-Lösung (s. o.) werden je 0, 5 ml der folgenden Lösungen gegeben:

1. 1 M Salzsäure (pH ca. 0)
2. 1 M Essigsäure (pH ca. 2, 4)
3. 1 M Phosphatpuffer pH 7
4. 1 M Sodalösung pH>12

Die Proben werden in ein Wasserbad von 40° C gestellt. Nach 4 Minuten wird je 0, 1 ml der Amylaselösung zugegeben und nach dem Mischen weitere 15 Minuten inkubiert. Nun wird wie oben auf unzersetzte Amylose geprüft (35 ml Wasser und 2 ml 4 mM Jodlösung); Probe 4 muß jedoch vor Zugabe der Jodlösung mit 1 ml 1 M Salzsäure neutralisiert werden.

d) Verdünnungsreihe

Aus der zu prüfenden Amylaselösung wird eine Verdünnungsreihe hergestellt. 11 Reagenzgläser werden von 0 - 10 nu-

meriert und wie folgt beschickt: in Glas 0 kommen 2 ml der Amylaselösung, in die anderen wird je 1 ml Natriumchloridlösung (9 g/l) gegeben. Aus Glas 0 wird mit einer 1-ml-Pipette 1 ml der Amylaselösung entnommen und in Glas 1 gegeben. Nach dem Mischen pipettiert man mit derselben Pipette 1 ml in Glas 2 und so fort bis Glas 10.
Aus Glas 10 wird 1 ml entnommen und verworfen. Die relativen Enzymkonzentrationen in den einzelnen Gläsern entsprechen jetzt $1/2^n$, wenn n die Nummer des Glases ist.

Jetzt werden in jedes Glas 2 ml der Amylose-Pufferlösung (s. o.) gegeben und alle Gläser in ein Wasserbad von 40° C gestellt. Nach 15 Minuten werden sämtliche Proben im Eisbad gekühlt und durch tropfenweise Zugabe von 4 mM Jodlösung auf unzersetzte Amylose geprüft. Bei den Verdünnungen, die noch zu einem vollständigen Abbau der Amylose ausreichten, tritt keine Blaufärbung, sondern nur eine rotgelbe oder bräunliche Farbe auf (Dextrine).

II. Aminosäuren und Proteine

α-Aminosäuren sind, verglichen mit anderen organischen Säuren, starke Elektrolyte, d. h. sie liegen in wäßriger Lösung praktisch vollständig als Ionen vor. Die von den Carboxylgruppen abgegebenen Wasserstoffionen werden aber an die Aminogruppen gebunden (Zwitterionen), daher reagieren die Lösungen der einfachen Aminosäuren neutral. Die wichtigste Reaktion für Nachweis und Bestimmung von Aminosäuren ist ihre Farbbildung mit Ninhydrin.

Isoelektrischer Punkt und Löslichkeit

Bei schwer löslichen Aminosäuren (Tyrosin, Cystin) kann das amphotere Verhalten an der pH-Abhängigkeit der Löslichkeit gezeigt werden: Tyrosin ist in Wasser kaum löslich, es löst sich aber sowohl in Natronlauge wie in Salzsäure. Beim Neutralisieren fällt es wieder aus. Das Zwitterion von Tyrosin ist demnach schwer löslich, aber durch Abgabe oder Bindung von Protonen entstehen Anionen bzw. Kationen, die wegen der gegenseitigen elektrostatischen Abstoßung wesentlich besser löslich sind. Der isoelektrische Punkt von Ampholyten (Aminosäuren, Proteine) ist der pH-Wert, bei dem die meisten Moleküle gleich viele positive und negative Ladungen besitzen, die Bruttoladung also Null ist.

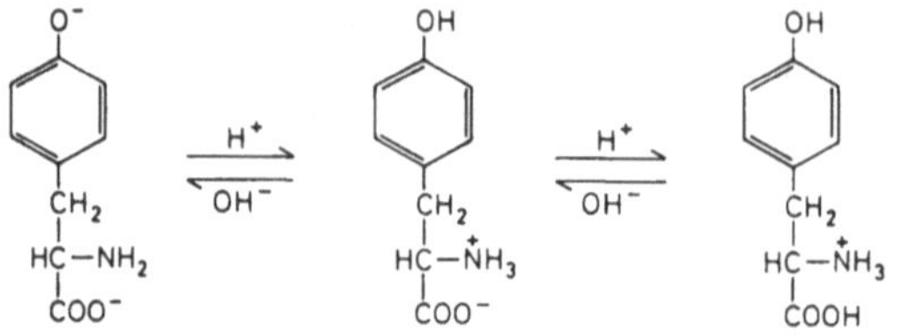

1. Versuch

Eine linsengroße Probe Tyrosin wird in 2 ml Wasser suspendiert. Unter Umschütteln gibt man tropfenweise 1 M Natronlauge hinzu, bis eine klare Lösung entstanden ist. Diese wird tropfenweise - wieder unter Umschütteln - mit 1 M Salzsäure versetzt. Es kommt zur Ausfällung und anschließend zur Wiederauflösung von Tyrosin.

Komplexbildung

Carboxyl- und Aminogruppen können nicht nur mit Protonen, sondern auch mit Schwermetall-Kationen assoziieren. Diese Eigenschaft besitzen auch die Proteine. Ihre Metallkomplexe haben als

Enzyme und für den Transport von Metallionen große biologische Bedeutung. Aminosäuren verhindern daher zum Beispiel die Ausfällung von Kupfer(II)-hydroxid durch Natronlauge. Kupfer bleibt in Gegenwart von Glycin als tiefblauer Chelatkomplex in Lösung.

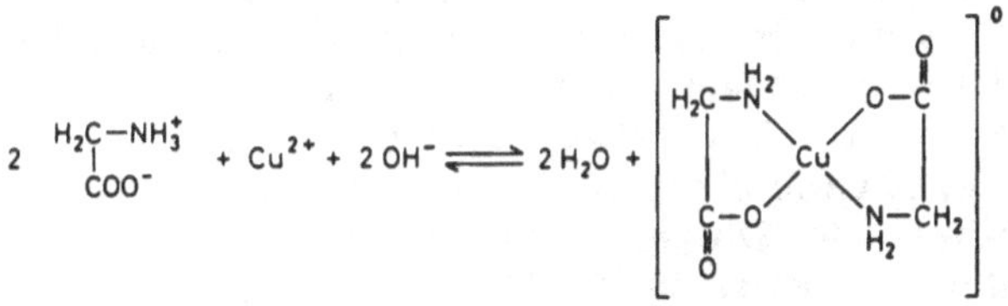

2. Versuch

Einige ml Glycinlösung (50 g/l) werden mit einigen Tropfen Kupfersulfatlösung versetzt, anschließend wird Natronlauge zugegeben. Die Lösung wird tiefblau. Die Löslichkeit von Glycinkupfer beträgt nur 5 g/l. Bei höheren Konzentrationen kann es daher zur Kristallisation dieses Komplexes kommen.

Nachweis von Aminosäuren mit Ninhydrin

Bei der Reaktion mit Ninhydrin (Indan-1, 2, 3-trion, Carbonylgruppe an C-Atom 2 liegt als Hydrat vor) werden die Aminosäuren oxidativ desaminiert und decarboxyliert. Dabei entstehen die um ein Kohlenstoffatom ärmeren Aldehyde.

Reduziertes Ninhydrin kondensiert mit dem abgespaltenen Ammoniak und unverändertem Ninhydrin zu einem blauen Farbstoff.

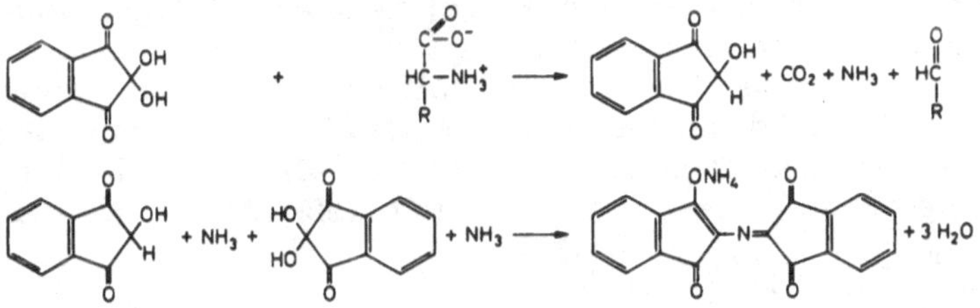

3. Versuch

Einige ml Glycinlösung (1 g/l) werden mit einigen Tropfen Ninhydrinreagenz (Lösung von 2, 5 g/l Ninhydrin in Iso-propylalkohol) versetzt und die Mischung zum Sieden erhitzt.

Oxidation von Sulfhydryl-Gruppen

Die Sulfhydryl-Gruppe von Cystein wird in neutraler Lösung nach Zusatz kleiner Mengen von Eisen- oder Kupfersalzen oxidiert. Dabei entsteht Cystin. Die Reaktion läßt sich an einem Farbwechsel erkennen, da der Eisen(III)-cysteinkomplex violett, der Eisen(II)-komplex dagegen farblos ist. Die violette Farbe verschwindet beim Stehen und tritt beim Schütteln mit Luft durch Autoxidation des Eisen(II)-komplexes wieder auf. Dieser Farbwechsel ist erst dann nicht mehr zu beobachten, wenn alles Cystein oxidiert ist. Dieser Versuch zeigt die Bedeutung von Schwermetallkomplexen für die Reduktion von elementarem Sauerstoff: sowohl Cystein wie freie (hydratisierte) Eisen(II)-ionen sind gegen Sauerstoff wenig empfindlich, während der Komplex schnell reagiert.

4. Versuch

Einige ml einer Cystein-hydrochloridlösung (10 g/l) - Cystein kristallisiert mit einem Mol Salzsäure - werden im Reagenzglas mit einigen Tropfen ca. 2 M Ammoniaklösung neutralisiert (tüpfeln auf Universalindikatorpapier). Dann wird ein Tropfen Eisen(III)-chloridlösung (10 g/l) zugegeben. Es entsteht eine violette Farbe, die beim Stehen verschwindet und beim Umschütteln mit Luft wieder auftritt. Nach mehrfachem Wiederholen entsteht ein Niederschlag von Cystin.

Nachweis von Sulfhydryl-Gruppen

Freie Sulfhydrylgruppen (Thiole), auch in Proteinen, können mit 5, 5'-Dithiobis-(2-nitro-benzoesäure) (Ellmanns Reagenz) nachgewiesen und bestimmt werden.
Das nachzuweisende Thiol reagiert mit dem Reagenz zu einem gemischten Disulfid. Dabei wird eine dem Thiol äquivalente Menge 5-Thio-2-nitrobenzoesäure freigesetzt. Diese ist, bedingt durch eine chinoide Grenzstruktur, gelb gefärbt (vgl. Kap. XIV).

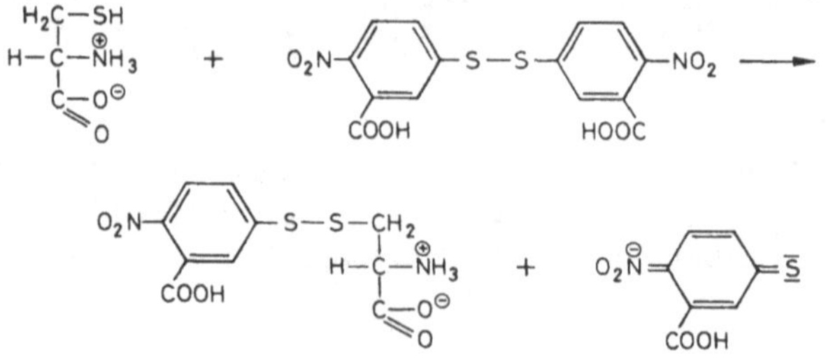

5. Versuch

1 ml Cystein-hydrochloridlösung (10 g/l) wird mit 1 ml Dinatriumhydrogenphosphatlösung (20 g/l) versetzt. Dann werden 1 - 2 Tropfen einer alkoholischen Lösung von 1 g/l 5, 5'-Dithiobis-(2-nitrobenzoesäure) zugegeben.
Die Sulfhydrylgruppe des Cysteins wird durch die entstehende Gelbfärbung nachgewiesen.

Lösliche Proteine werden nach ihrer Löslichkeit in reinem Wasser und ihrer Fällbarkeit mit Ammoniumsulfat in zwei Gruppen eingeteilt: Albumine und Globuline. Diese Einteilung ist entstanden, als man noch keine feineren Trennungsmethoden für Proteine kannte. Bei solchen Fällungen erhält man keine reinen Proteine.
Wichtige analytische Trennverfahren sind die Trägerelektrophorese, chromatographische Methoden und isoelektrische Fokussierung. Sie werden in nachfolgenden Kapiteln (Teil E) behandelt.

Löslichkeit und Aussalzen

Verdünnt man Eiklar mit destilliertem Wasser, so fällt ein Teil der Proteine aus, versetzt man Serum oder Eiklar mit gesättigter Ammoniumsulfatlösung, so fallen ebenfalls Proteine aus. Fast das gesamte Eiweiß fällt, wenn man mit festem Ammoniumsulfat sättigt. Beim Aussalzen erfolgt meist keine Denaturierung. Albumine sind auch in reinem Wasser löslich und werden erst bei Sättigung mit Ammoniumsulfat ausgefällt. Globuline sind nur in verdünnten Salzlösungen löslich und fallen daher bei starker Verdünnung mit destilliertem Wasser aus; andererseits fallen Globuline bereits bei Halbsättigung mit Ammoniumsulfat.

6. Versuch

Eine Reagenzglaskuppe unverdünntes Eiklar wird mit destilliertem Wasser versetzt, bis eine Trübung entsteht. Gemischt wird mit einem Glasstab, da sich beim Schütteln viel Schaum bilden würde. Nach Zugabe von etwas festem Natriumchlorid löst sich die Trübung wieder. Zu verdünnter Eiweißlösung (mit Natriumchloridlösung verdünntes Eiklar) wird das gleiche Volumen gesättigte Ammoniumsulfatlösung gegeben. Nach Umrühren mit einem Glasstab wird der Niederschlag abzentrifugiert und das klare Zentrifugat mit festem Ammoniumsulfat versetzt.

Dialyse

Proteine können als Makromoleküle nicht durch Cellophanmembranen diffundieren, wohl aber kleinere Moleküle und Ionen. Zu Trennungen aufgrund verschiedener Molekülgrößen dient auch die Gelfiltration (Kap. XXI).

7. Versuch

In einen Cellophanschlauch werden 2 ml verdünnte Eiweißlösung, 2 ml 0,15 M Natriumchloridlösung und 2 ml Glucoselösung (50 g/l) pipettiert. Der Cellophanschlauch wird in der Mitte geknickt, die beiden Enden werden nach Verdrillen mehrfach mit einem Bürogummi umwickelt. Der Schlauch wird an einem Glasstab in ein mit etwa 50 ml destilliertem Wasser gefülltes Becherglas gehängt. Die Enden sollen aus der Flüssigkeit herausragen. Nach einer Stunde prüft man das im Becherglas befindliche Wasser mit Glukotestpapier (I, 3) auf Glucose, mit Sulfosalicylsäurelösung (II, 8) auf Protein und nach dem Ansäuern mit Salpetersäure durch Zusatz von Silbernitrat auf Chlorid.

Schwermetallionen

Schwermetallsalze, wie Kupfersulfat und Quecksilberchlorid, geben mit Proteinen schwer lösliche Niederschläge (koordinative Bindung der Schwermetallionen). Bei einigen Schwermetallen ist der Niederschlag in einem Überschuß wieder löslich, da vermutlich durch vermehrte Absorption von Schwermetallkationen an die Proteinmoleküle diese positiv geladen werden und die elektrostatische Abstoßung die Löslichkeit wieder steigert.

In stark alkalischer Lösung werden die Peptidgruppen ionisiert, und die entstehenden Anionen bilden mit Kupferionen lösliche violette Komplexe. Das ist die Biuretreaktion, die auch zur quantitativen Proteinbestimmung benutzt wird. Die Probe hat ihren Namen von der Verbindung Biuret, die diese Reaktion ebenfalls gibt. Quantitative Durchführung s. Kap. XIII.

8. Versuch

Je eine Probe verdünnter Eiweißlösung wird tropfenweise mit Lösungen von Quecksilber-(II)-chlorid (75 g/l) bzw. Kupfersulfat (Fehling I) versetzt. Der mit Kupfersulfat entstandene Niederschlag ist im Überschuß löslich.

2 ml Eiweißlösung werden mit dem gleichen Volumen ca. 2 M Natronlauge versetzt. Dann wird tropfenweise unter Umschütteln Kupfersulfatlösung (1 : 10 verdünnt) zugefügt, bis eine Violettfärbung entsteht.

Enteiweißung

Einige große anorganische und organische Anionen geben bei saurer Reaktion mit Proteinen schwer lösliche Anlagerungsverbindungen. Dies dient zum Eiweißnachweis und zur Enteiweißung. Besonders schwer lösliche Niederschläge mit Eiweiß gibt 5-Sulfosalicylsäure, dies ermöglicht einen sehr empfindlichen Eiweißnachweis.

Die Enteiweißung mit Trichloressigsäure und Perchlorsäure wird oft angewandt, wenn biologisches Material auf Verbindungen von niederen Molekulargewichten geprüft werden soll. In den Zentrifugaten bzw. Filtraten dieser Proteinfällungen kann überschüssige Trichloressigsäure durch Ausäthern, überschüssige Perchlorsäure durch Neutralisation mit $KHCO_3$, K_2HPO_4 oder KOH (Ausfällung als schwerlösliches $KClO_4$ im Eiswasserbad) entfernt werden.

9. Versuch

In Reagenzgläsern werden zu je 2 ml verdünnter Proteinlösung gleiche Volumina Trichloressigsäurelösung (100 g/kg) oder ca. 0,6 M Perchlorsäure gegeben. Eine dritte Probe wird mit einigen Tropfen Sulfosalicylsäurelösung versetzt (200 g/kg).

Reaktion mit pH-Indikatoren

Auf der Bindung großer Anionen an das Albuminmolekül beruht der Albuminnachweis mit pH-Indikatoren: Bromkresolgrün zeigt in verdünnter Essigsäure die gelbe Farbe der undissoziierten Indikatorsäure. Bei der Zugabe von Lauge bildet sich das blaugefärbte Anion. Die gleiche Farbänderung tritt auch beim Zusatz einer mit Essigsäure angesäuerten Albuminlösung auf, obwohl sich der pH-Wert nicht ändert. Das beruht darauf, daß der Indikator von den protonierten Aminogruppen des Albumins als Anion gebunden wird. Auf diesem Prinzip beruht der Proteinnachweis im Urin mit Reagenzpapieren (Albustix, Uristix, Albym-Test). Die beiden ersten enthalten als Indikator Bromphenolblau (3, 3', 5, 5'-Tetrabrom-phenolsulfonphthalein) und Puffersubstanzen, die beim Anfeuchten eine Lösung vom pH-

Wert 3 ergeben. Albym-Test enthält 3, 3', 5, 5'-Tetrabromphenolphthaleinäthylester. Eine Schätzung des Proteingehaltes ist durch Vergleich mit den beigefügten Farbskalen möglich. Der Test funktioniert nur, wenn die Hauptmenge des mit dem Urin ausgeschiedenen Proteins Albumin ist. Dies ist meist der Fall.

10. Versuch

2 ml ca. 0,1 M Essigsäure werden mit einigen Tropfen einer Bromkresolgrünlösung versetzt, bis die Lösung deutlich gelb ist. Zu einem Teil dieser Lösung wird tropfenweise ca. 0,1 M Natronlauge gegeben, bis der Indikator über grün nach blau umschlägt. Zu dem Rest wird eine Lösung von Albumin, die zuvor mit ca. 0,1 M Essigsäure angesäuert wurde, gegeben.

Die ausstehenden Albuminlösungen werden mit den Testpapieren geprüft. Nach Verdünnen der Lösungen wird erneut geprüft.

III. Andere Bestandteile von Körperflüssigkeiten

Harnstoff

Harnstoff, das Diamid der Kohlensäure, ist Endprodukt des Aminosäure-Stoffwechsels bei den Säugetieren. Es ist in Wasser sehr leicht löslich (1:1). Die Lösung reagiert neutral.

Die Amidbindungen im Harnstoff werden beim Erhitzen mit Lauge hydrolytisch gespalten. Das entweichende Ammoniak kann mit pH-Indikatorpapier nachgewiesen werden.

Die hydrolytische Spaltung kann enzymatisch mit Urease (kommt in Sojabohnen und Bakterien vor) erfolgen. Die Spaltung kann hier an der pH-Verschiebung in der Lösung erkannt werden, da die entstehende Ammoniumcarbonatlösung alkalisch reagiert.

1. Versuch

In einem Reagenzglas werden einige ml Harnstofflösung (20 g/l) mit 1 - 2 Tropfen Phenolphthalein- und einigen Tropfen Ureaselösung versetzt. Das Reagenzglas wird in ein Wasserbad von 40° gestellt und auf eintretende Farbänderungen geachtet. Durch Zusatz von einigen Tropfen 1 M Essigsäure kann die Lösung wieder entfärbt werden. Beim erneuten Inkubieren tritt wieder Rotfärbung auf.

Harnstoff im Serum

Die Spaltung von Harnstoff durch Urease wird in den Urastratstreifen bzw. Merkognost Harnstoff zu einer halbquantitativen Bestimmung von Harnstoff im Serum benutzt. Eine Erhöhung der Harnstoffkonzentration im Blutplasma ist ein wichtiger Hinweis auf eine gestörte Nierenfunktion.

Streifen aus Filtrierpapier enthalten in der ersten Zone (vgl. Abb.) unter einer Lackschicht Puffersubstanz und Urease. Hier wird der Harnstoff in dem durch Kapillarwirkung aufsteigenden Serum hydrolysiert. In der nächsten Zone befindet sich Kaliumcarbonat. Beim weiteren Aufsteigen wandern die entstandenen Ammoniumsalze in diese stark alkalische Zone. Hier wird der Dampfdruck von Ammoniak so groß, daß es durch den Luftraum zur Indikatorzone diffundiert. Unmittelbar über der Kaliumcarbonatzone ist der Reagenzstreifen mit einem Kunststoff imprägniert, der das weitere Aufsteigen von Serum und damit den Transport von Kaliumcarbonat zur Indikatorzone verhindert.

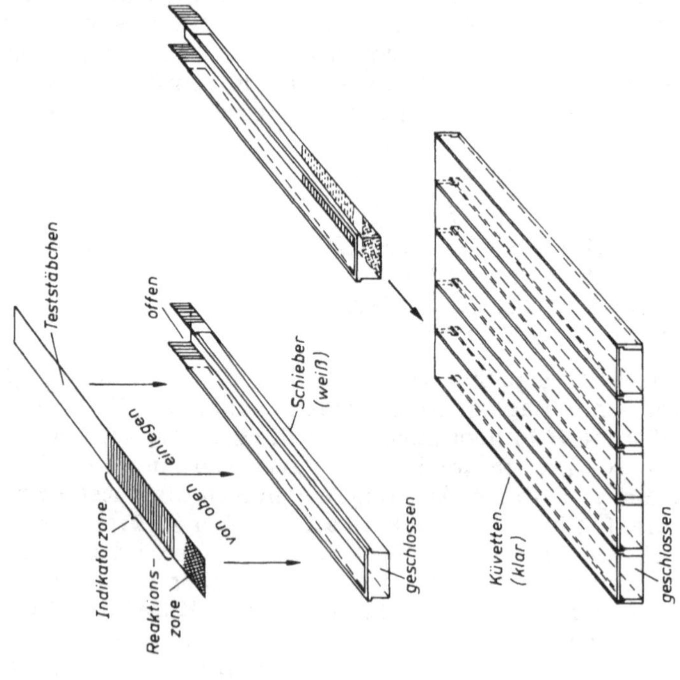

Abb. Harnstoff-Bestimmung
mit Merckognost Harnstoff

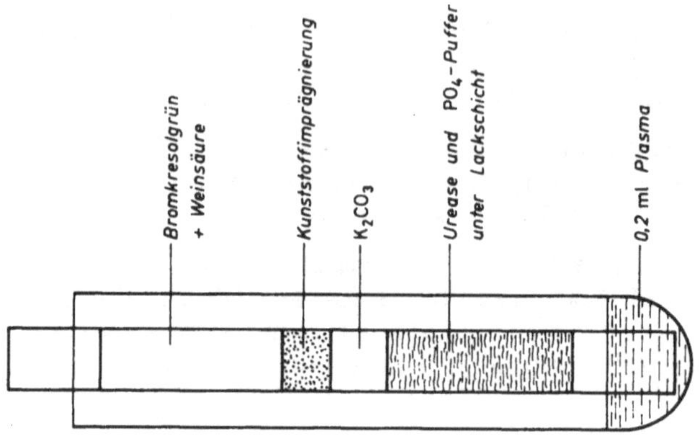

Abb. Harnstoff-Bestimmung
mit Urastrat

Die Indikatorzone enthält Weinsäure und den pH-Indikator Bromkresolgrün. Die Weinsäure wird durch das gasförmige Ammoniak neutralisiert, wobei auch das gelbe Bromkresolgrün in das blaue Anion umgewandelt wird. Die Länge der Zone, bei der eine Farbänderung eintritt, ist bei genauem Einhalten der vorgeschriebenen Versuchsbedingungen ein ungefähres Maß für den Harnstoffgehalt im Serum.

Für wäßrige Harnstofflösungen und mit Wasser verdünnte Sera ist die Methode nicht zu verwerten. Bei diesen verhindert die Kunststoffimprägnierung das weitere Aufsteigen von Flüssigkeit nicht, so daß Kaliumcarbonat in die Indikatorzone gelangt und einen entsprechenden Farbumschlag hervorruft.
Im Prinzip ähnlich verläuft die Harnstoffbestimmung mit Merckognost Harnstoff.

2. Versuch

Der Versuch wird mit zwei Serumproben (normaler und erhöhter Harnstoffgehalt) durchgeführt. Bei Benutzung der Urastrat-Streifen werden je 0,2 ml Serum auf den Boden von Spezial-Reagenzröhrchen (75 x 12 mm) pipettiert, wobei kein Serum an die Reagenzglaswandung kommen soll. Der Reagenzstreifen wird jetzt hineingestellt und das herausragende Ende mit Büroklammern fixiert. Die Anwendung der Merckognost Harnstoff-Teststreifen ist aus der Abbildung zu erkennen. Die Serumprobe (10 µl) wird auf die Reaktionszone des Teststreifens pipettiert (s. S. 112). Nach 30 Minuten wird die Länge der entstandenen blaugrünen Farbzone mit Bleistift markiert und gemessen. Das Ergebnis wird mit Hilfe einer Schablone bestimmt bzw. aus einer Tabelle abgelesen und in mmol/l angegeben.

Harnsäure

Harnsäure ist das Endprodukt des Purin-Stoffwechsels. Die freie Säure und die sauren Urate (Mononatrium- und Monoammoniumurat) sind in Wasser schwer löslich; Dinatrium- und Diammoniumurat sind dagegen leicht löslich. Quantitative enzymatische Bestimmung s. Kap. XIII.

Zur Identifizierung fester Harnsäure, z. B. in Nierensteinen (Uratsteinen) und Harnsedimenten dient die Murexidprobe. Bei dieser Reaktion wird der Imidazolring durch Salpetersäure wegoxidiert, und die Oxidationsprodukte Alloxan und Dialursäure werden mit Ammoniak zu dem intensiv gefärbten Murexid kondensiert.

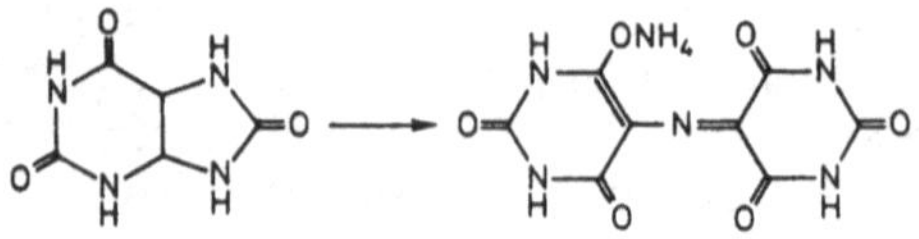

3. Versuch

Eine linsengroße Probe Harnsäure wird in einer kleinen Porzellanschale mit einigen Tropfen konzentrierter Salpetersäure befeuchtet und vorsichtig auf dem Drahtnetz mit dem Sparbrenner zur Trockne eingedampft (nicht verkohlt!). Der Rückstand wird nach dem Erkalten mit einem Tropfen Ammoniaklösung befeuchtet.

Aceton und Acetessigsäure (Ketonkörper)

Bei Diabetes, aber auch im Hunger oder bei reiner Fetternährung können die sogenannten Ketonkörper im Urin auftreten. Es sind dies Acetessigsäure, ihr Decarboxylierungsprodukt Aceton und ihr Hydrierungsprodukt ß-Hydroxybuttersäure, die keine Ketongruppe mehr enthält. Viele Ketone geben mit salpetriger Säure oder ihren Derivaten Isonitrosoverbindungen:

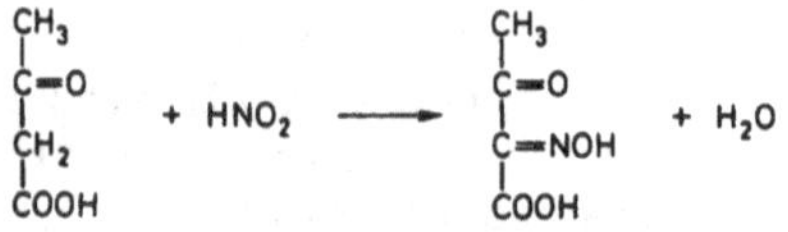

Diese Umsetzung wird zur Farbreaktion, wenn als Derivat der salpetrigen Säure Nitroprussidnatrium (Dinatrium-pentacyanonitrosyl-ferrat(II) benutzt wird. In diesem Komplex reagiert die positiv geladene Nitrosylgruppe mit Aceton, wobei sich das Anion der Isonitrosoverbindung bildet. Dabei werden aus Aceton zwei Protonen abgespalten, die sich mit Hydroxylionen zu Wasser vereinigen.

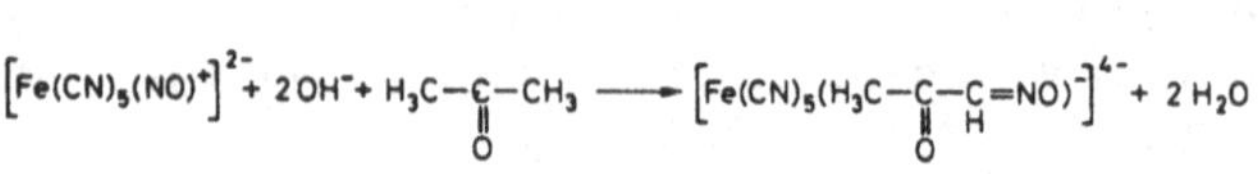

Die Isonitrosoverbindung bleibt komplexgebunden. Der Komplex ist intensiv gefärbt und der Eintritt der Reaktion daher sichtbar. Die Probe wird in essigsaurer Lösung durchgeführt, die dann mit konzentriertem Ammoniak (D = 0, 91) überschichtet wird. In der Grenzschicht bildet sich der intensiv gefärbte Komplex.

Beim Nachweis im Urin muß beachtet werden, daß auch Kreatinin und Cystein gefärbte Verbindungen mit Nitroprussidnatrium geben. Diese sind aber in essigsaurer oder mit Ammoniumsulfat gesättigter Lösung nicht stabil. Wenn die nachstehenden Versuchsbedingungen eingehalten werden, stören diese Substanzen nicht.

4. Versuch

Probe nach Legal

Einige zerstoßene Kristalle von Nitroprussidnatrium werden mit wenig destilliertem Wasser einige Minuten geschüttelt. Zu einigen ml Acetonlösung (1 ml/l) werden wenige Tropfen dieser Nitroprussidnatriumlösung und ca. 1 ml Eisessig gegeben. Nach dem Mischen wird mit konzentriertem Ammoniak überschichtet. Die Probe wird mit Acetessigsäure-Lösung (1ml/l) wiederholt.

Die gleiche Reaktion kann mit käuflichen Teststreifen durchgeführt werden. Wir benutzen Ketostix, das sind Cellulosestäbchen, die Nitroprussidnatrium und Puffersubstanzen enthalten.

5. Versuch

Ein Ketostix-Stäbchen wird kurz in die zu prüfende Flüssigkeit getaucht, der Flüssigkeitsüberschuß abgestrichen und nach 15 Sekunden die Färbung mit einer Farbskala verglichen. Der Versuch wird mit Acetonlösung (10 ml/l und 1 ml/l) und mit Acetessigsäure (ca. 1 ml/l) durchgeführt.

Bilirubin

Bilirubin ist ein Abbauprodukt des Blutfarbstoffs. Sein Nachweis im Harn bzw. seine Bestimmung im Blutplasma haben praktische Bedeutung (Ikterus).

Bilirubin kuppelt auch in saurer Lösung mit Diazoniumsalzen. Dabei wird das Bilirubinmolekül an der Methylengruppe gespalten, und es entstehen Azofarbstoffe von folgender Struktur:

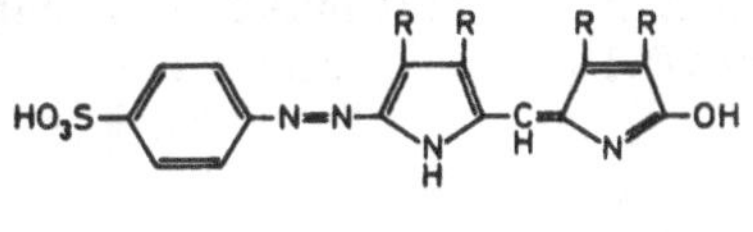

Wegen der Schwerlöslichkeit von Bilirubin in Wasser wird die Reaktion in Gegenwart von Methanol durchgeführt.

6. Versuch

5 ml einer Lösung von Sulfanilsäure (p-Aminobenzolsulfonsäure, 5 g/l) in 0,2 M Salzsäure werden mit einigen Tropfen Natriumnitritlösung (5 g/l) versetzt. Ca. 1 ml der so hergestellten Diazoniumsalzlösung wird zu 5 ml Bilirubinlösung gegeben. Nachträglicher Zusatz einiger Tropfen konzentrierter Salzsäure bewirkt einen Farbumschlag.

Die Probe auf Bilirubin in Serum und Harn kann auch als "Tablettentest" durchgeführt werden. Iktotesttabletten enthalten p-Nitrobenzoldiazonium-p-toluolsulfonat, überschüssige Sulfosalicylsäure (zur Enteiweißung und zum Ansäuern) und Natriumbicarbonat.

7. Versuch

5 Tropfen Harn oder 2 Tropfen Serum werden auf ein Testblättchen (Filterpapier) gegeben. Eine Iktotesttablette wird auf das Blättchen gelegt und mit 2 Tropfen Wasser befeuchtet. Bei Anwesenheit von Bilirubin bildet sich innerhalb von 30 Sekunden ein Farbhof (Probelösung s. Reagenzienverzeichnis).

Harnindikan

Der Schwefelsäureester des Indoxyls (Harnindikan) wird im Urin nachweisbar, wenn der anaerobe Eiweißabbau durch Bakterien - Eiweißfäulnis, meist im Darm - vermehrt ist. Indol ist ein Stoffwechselprodukt des Tryptophans bei einigen Mikroorganismen. Indol wird nach Resorption in der Leber hydroxyliert und das entstandene Indoxyl mit aktiviertem Sulfat in den Schwefelsäureester verwandelt, der im Urin ausgeschieden wird. Zum Nachweis wird Harnindikan in den tiefblau gefärbten Indigo überführt. Die Schwefelsäure wird dazu hydrolytisch abgespalten und das entstandene Indoxyl mit Eisen(III)-chlorid zu Indigo oxidiert, der mit Chloroform ausgeschüttelt werden kann. Urin wird vorher durch Versetzen mit Bleiacetat und Filtrieren von störenden Stoffen befreit. Im Pferdeharn ist Indikan stets nachweisbar.

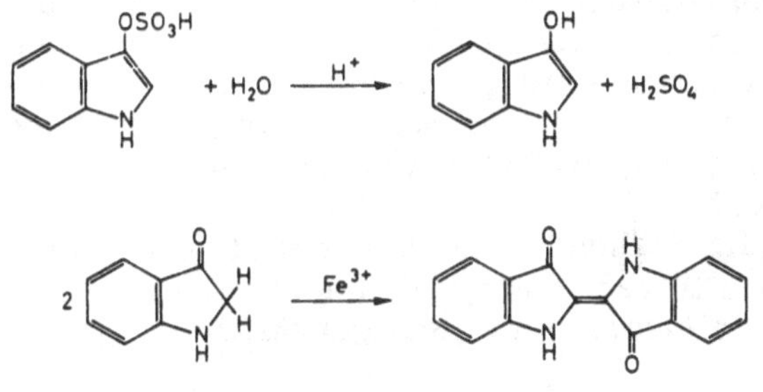

8. Versuch

20 ml Pferdeharn werden mit 5 ml Bleiacetatlösung (100 g/l) versetzt und filtriert. Zu einigen ml Filtrat wird das gleiche Volumen einer Lösung von 10 g Eisen(III)-chlorid pro Liter Salzsäure D = 1,16 (Obermeyers Reagenz) gegeben. Nach dem Mischen läßt man einige Minuten stehen und extrahiert mit ca. 2 ml Chloroform. (Emulgieren durch kräftiges Schütteln; beim Stehenlassen trennen sich die Phasen).

Blutnachweis im Harn

In Blutverdünnungen bzw. in bluthaltigem Harn läßt sich Peroxidase, die in Erythrocyten und Leukocyten vorkommt, nachweisen. Der Nachweis ist nicht für Blut spezifisch.

Peroxidase katalysiert die Oxidation zahlreicher unphysiologischer Substrate durch Wasserstoffperoxid, wobei bei geeigneten Substraten Farbstoffe entstehen. Der Mechanismus der Farbbildung ist bei der Besprechung von Glucoseoxidase (Kapitel I) abgehandelt worden. Hier entsteht derselbe Farbstoff. Benzidin oder o-Tolidin (Dimethylbenzidin) geben bei der Oxidation intensiv gefärbte Radikalionen. Wird die Reaktion mit Reagenzstäbchen (Heglostix) durchgeführt, kann das zersetzliche und flüchtige Wasserstoffperoxid nicht verwendet werden. Peroxidgruppen an tertiären Kohlenstoffatomen mit aromatischem Rest sind aber relativ stabil. Die Reagenzstäbchen enthalten deshalb statt Wasserstoffperoxid Cumolhydroperoxid.

9. Versuch

Ein Tropfen Blut wird in einem Becherglas zu 1 Liter Wasser gegeben und gemischt. 5 ml dieser Blutverdünnung werden im Reagenzglas mit 1 ml wäßriger Lösung von o-Tolidinhydrochlorid (10 g/l), 1 ml Wasserstoffperoxidlösung (100 ml/l Perhydrol) und 1 ml Natriumacetatlösung (10 g/l) versetzt und gemischt.
Ein Heglostix-Stäbchen wird in die Blutverdünnung eingetaucht. Die Blutverdünnung wird noch einmal 1 : 100 verdünnt (Meßzylinder) und erneut geprüft.

Hämin besitzt eine (pseudo-)peroxidatische Wirkung, die im Gegensatz zur echten Peroxidase hitzestabil ist. Sie kann zum Nachweis von Blutfarbstoff, also von Blut oder Erythrocyten in Harn oder Faeces dienen.

Um das Hämin abzuspalten und zu extrahieren, behandelt man bluthaltigen Harn oder eine Blutverdünnung mit Eisessig und Äther.

10. Versuch

Ca. 5 ml einer wäßrigen Blutverdünnung (1 Tropfen Blut auf 100 ml Wasser) oder bluthaltiger Harn werden mit der gleichen Menge Äther und ca. 1 ml Eisessig versetzt und kräftig geschüttelt (Vorsicht!). In einem anderen Reagenzglas wird eine Spatelspitze Benzidin in 2 ml Eisessig gelöst und zu der klaren Lösung 2 ml Wasserstoffperoxidlösung (100 ml Perhydrol/l) hinzugefügt. Diese Lösung wird mit dem Ätherextrakt der Blutverdünnung überschichtet. Bei Anwesenheit von Blutfarbstoff tritt in der Ätherschicht eine grünblaue Färbung auf.

Saure Phosphatase

Phosphatasen, die bei saurer Reaktion (pH 4, 8) Ester der Phosphorsäure hydrolytisch spalten, werden zwar in verschiedenen Organen gebildet; man kann ihren Nachweis im Serum durch Auswahl des Substrats (α-Naphthylphosphat) bzw. Zusatz von Inhibitoren (L-Tartrat) jedoch so durchführen, daß eine erhöhte Aktivität auf die Herkunft aus der Prostata schließen läßt. Der Nachweis wird als Tablettentest mit Phosphatabs-Acid durchgeführt. Hier wird α-Naphthylphosphat als Substrat benutzt. Das freigesetzte α-Naphthol wird nach der Inkubationsperiode durch Zusatz von diazotiertem Dianisidin zu einem roten Farbstoff gekuppelt. Es laufen also nacheinander folgende Reaktionen ab:

Substratreaktion

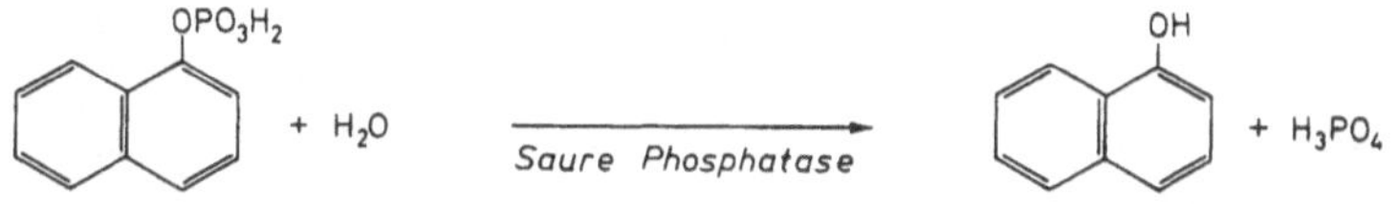

Indikatorreaktion

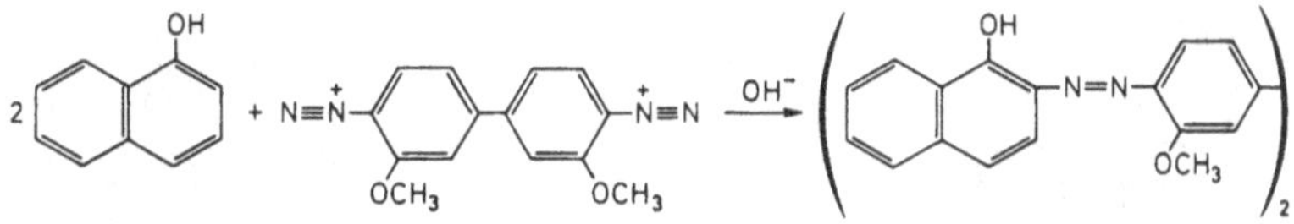

11. Versuch

In ein Teströhrchen werden 0,2 ml Serum und eine Testtablette Nr. 1 (in Silberfolie) gegeben. Diese Tablette enthält Puffer (pH 4,8) und Substrat. Zur schnellen Auflösung wird sie mit einem Glasstab zerdrückt. Die Raum- bzw. Brutschranktemperatur wird gemessen und die erforderliche Inkubationsdauer aus der Tabelle des Beipackprospektes abgelesen. Nach der Inkubation wird die Tablette Nr. 2 (Diazoniumsalz, in Goldfolie) zugegeben und wieder mit einem Glasstab zerdrückt. Die Färbung wird nach 3 Minuten beurteilt und mit der Farbskala verglichen.

Alkalische Phosphatase

Alkalische Phosphatase kommt u. a. in hohen Konzentrationen in Knochen- und Leberzellen vor. Bei Schädigung dieser Zellen findet man erhöhte Aktivitäten im Serum.
Auch in nativer Milch (Vorzugsmilch) kommt das Enzym in hohen Konzentrationen vor. Es wird beim Pasteurisieren inaktiviert. Man findet Enzyme deshalb nur in nicht oder ungenügend pasteurisierter Milch.

Ein einfacher Nachweis dieser Enzymaktivitäten in Serum bzw. Milch gelingt durch Inkubation in mäßig alkalischem Puffer mit dem Diphosphorsäureester von Phenolphthalein und anschließende Zugabe von ca. 1 M Ammoniaklösung zur weiteren Erhöhung des pH-Wertes. Dadurch wird freigesetztes Phenolphthalein in sein rot gefärbtes Anion umgewandelt.

Es laufen folgende Reaktionen ab:

Substratreaktion

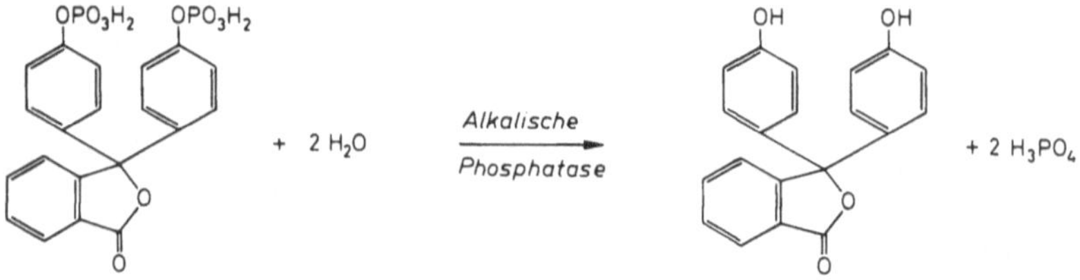

Indikatorreaktion

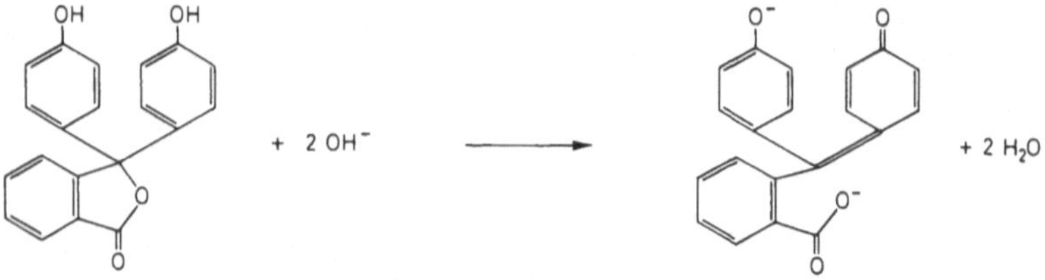

12. Versuch

Der Test mit Phosphatabs-Alkaline wird ähnlich wie Versuch 11 durchgeführt: 0,2 ml Serum bzw. Milch werden in ein Teströhrchen pipettiert, eine Substrat-Tablette wird zugegeben und zerdrückt. Die Raum- bzw. Brutschrank-Temperatur wird gemessen und die erforderliche Inkubationsdauer aus der Tabelle des Beipackprospektes abgelesen. Nach der Inkubation wird mit einem Tropfen Farbentwicklerlösung alkalisch gemacht und die Farbe mit einer Farbskala verglichen.

Xanthinoxidase in Milch

Xanthinoxidase ist ein FAD, Eisen und Molybdän enthaltendes Enzym ("gelbes Ferment"), dessen physiologische Bedeutung in der Oxidation von Hypoxanthin und Xanthin zu Harnsäure besteht (s. Kap. XIII). Es dehydriert auch zahlreiche andere Substrate, z.B. Acetaldehyd. Es wird seinerseits leicht durch Methylenblau dehydriert, und sein Vorhandensein läßt sich an der Entfärbung von Methylenblau bei der Inkubation mit Acetaldehyd erkennen. Reduziertes Methylenblau wird durch molekularen Sauerstoff reoxidiert.

Es laufen also nacheinander folgende Reaktionen ab:

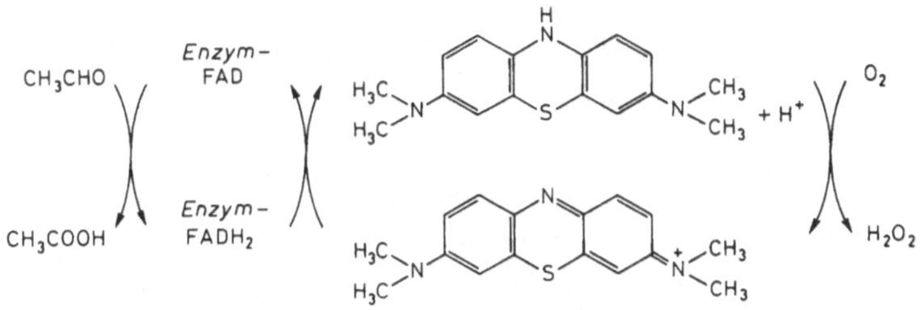

Xanthinoxidase kommt auch in roher Milch vor. Ihr Nachweis hat Bedeutung, da sie beim Pasteurisieren inaktiviert wird.

13. Versuch

5 ml Vorzugsmilch werden mit 5 Tropfen Acetaldehyd und 2 - 3 Tropfen Methylenblau-Lösung versetzt und in einem Wasserbad von 40 °C inkubiert. Die Mischung ist in etwa 10 Minuten entfärbt. Durch kräftiges Schütteln wird die Lösung wieder blau. Der Versuch wird mit gekochter Milch wiederholt. Besonders gut läßt sich der Farbwechsel beobachten, wenn für den Versuch das transparente Zentrifugat aus Kapitel XX, 4. Versuch verwendet wird.

B Maßanalytische Methoden

IV. Allgemeines zur Maßanalyse

Literatur:

G. Jander, K. F. Jahr und H. Knoll: Maßanalyse, Berlin 1973 (Sammlung Göschen Bd. 8221)

Charakteristisch für die nachfolgenden Methoden ist das Volumenmessen; man spricht daher auch von Volumetrie.

Unabhängig von der Methode muß eine quantitative chemische Analyse eine Aussage über die gewichtsmäßige Zusammensetzung einer Probe machen; das ist schließlich ohne eine analytische Wägung nicht möglich. Das ist auch hier so, die Wägung ist nur vorverlegt - auf die Herstellung und Konzentrationsbestimmung der Titrierflüssigkeiten (Normallösungen) und die Graduierung und Eichung der Geräte. Bei einer volumetrischen Analyse läßt man zwei Stoffe miteinander reagieren, beide liegen in Lösung vor. Bei der Analyse müssen die Volumina der beiden Lösungen, die einander bei einer vollständigen Reaktion entsprechen, d. h. äquivalent sind, ermittelt werden. Um nun auf die Zusammensetzung der Probe schließen zu können, muß man

1. die Konzentration der Titrierflüssigkeit kennen,
2. die Volumina messen und
3. den Äquivalenzpunkt erkennen.

Nicht jede Reaktion ist für maßanalytische Bestimmungen geeignet. Die Reaktionen müssen die folgenden Bedingungen erfüllen: 1. rascher Verlauf, 2. Gleichgewicht weitgehend auf einer Seite, 3. keine Nebenreaktionen. Durch Titrationshilfsstoffe kann man das Gleichgewicht oft in der gewünschten Richtung beeinflussen, und durch sogenannte Rücktitrationen (zunächst überschüssiges Titrationsmittel zugeben, und nach längerer Zeit den nicht verbrauchten Überschuß zurücktitrieren) kann man auch langsamer verlaufende Reaktionen benutzen. Das hat aber Grenzen.

Normallösungen, Berechnung

Die Konzentrationen der zum Titrieren benutzten Lösungen (volumetrische Lösungen) werden bei der Maßanalyse in Normalitäten angegeben +). Unter der Normalität einer Lösung versteht man die Gramm-Äquivalente Val) der Substanz im Liter Lösung.

+) Wir verwenden die Bezeichnungen "Äquivalent" und "Normallösung" nur noch in den Kapiteln über maßanalytische Bestimmungen.

Man beachte, daß ein Gramm-Äquivalent nicht immer eindeutig durch die Substanz bestimmt ist, sondern mitunter auch von der Art der Reaktion abhängt (Kaliumpermanganat).

Da definitionsgemäß die Substanzen im Verhältnis ihrer Äquivalentgewichte miteinander reagieren, und die Zahl der Äquivalente, die in einem bestimmten Volumen enthalten sind, sich durch Multiplikation dieses Volumens mit der Normalität ergeben, gilt für den Äquivalenzpunkt

$$v_1 \cdot N_1 = v_2 \cdot N_2,$$

wobei v die Volumina und N die Normalitäten bedeuten. Wenn beide Volumina und eine Normalität bekannt sind, kann die zweite berechnet werden. Wenn nicht eine Konzentration bestimmt werden soll, sondern eine Menge, die sich z. B. in einem unbekannten Lösungsvolumen in einem Erlenmeyerkolben befindet, so erhält man diese in Milliäquivalenten (mVal) durch Multiplikation der verbrauchten ml Titrationsmittel mit dessen Normalität. Zur Umrechnung in mg wird dann mit dem Äquivalentgewicht der titrierten Substanz multipliziert:

Substanz in mVal = v (ml Titrationsmittel) · N (Normalität des Titrationsmittels)

Substanz in mg = Substanz in mVal, multipliziert mit ihrem Äquivalentgewicht

Meßgeräte

Die Genauigkeit volumetrischer Methoden ist bestenfalls so groß wie die Genauigkeit der benutzten volumetrischen Geräte. Die Tabelle zeigt als Beispiel die absoluten und prozentualen Fehler, die beim Abmessen von 10 ml Flüssigkeit mit verschiedenen volumetrischen Geräten gemäß den Eichvorschriften auftreten dürfen.

Die Abbildungen zeigen die gebräuchlichen Geräte: Meßkolben, Vollpipetten, Meßpipetten und Büretten. Meßkolben dienen zur Herstellung von Normallösungen und zur Auffüllung der Analysenlösung. Sie sind auf Einguß geeicht, d. h. wenn sich der untere Meniskus der im Meßkolben befindlichen Flüssigkeit bei parallaxenfreier Ablesung mit der Eichmarke deckt, befindet sich im Kolben das angegebene Soll-Volumen. Wäßrige Lösungen ändern ihr Volumen nur geringfügig innerhalb der Raumtemperatur. Daher ist - von extremen Raumtemperaturen abgesehen - ein Einstellen der Eichtemperatur beim Gebrauch nicht erforderlich.

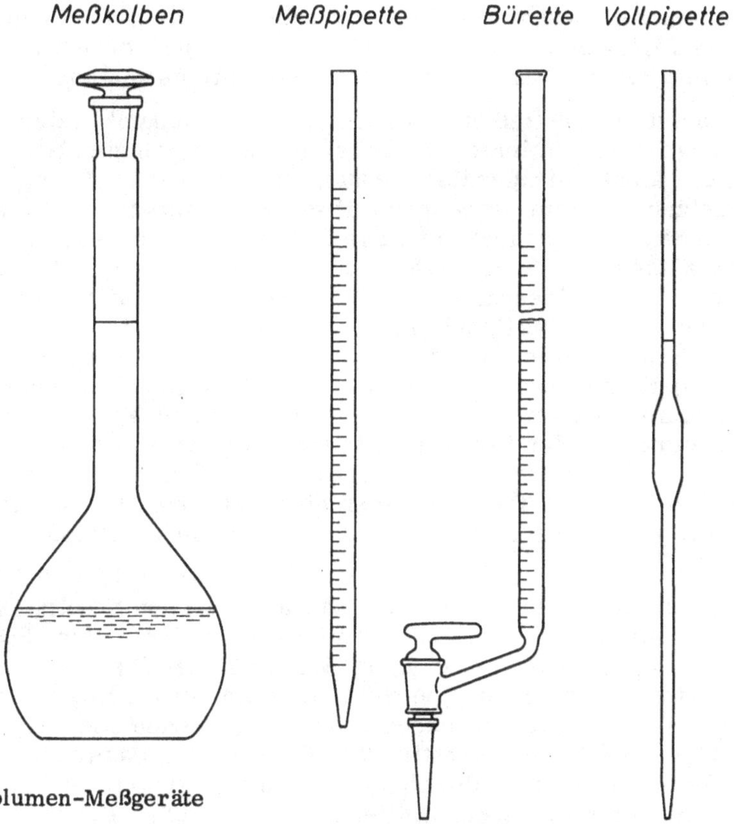

Abb. Volumen-Meßgeräte

Fehler beim Abmessen von 10 ml

mit		in ml	in %
Meßkolben	[10 ml Gesamtvolumen]	0,008	0,08
Vollpipette	[10 ml Gesamtvolumen]	0,015	0,15
Bürette	[50 ml Gesamtvolumen]	0,04	0,4
Meßpipette	[50 ml Gesamtvolumen]	0,07	0,7
Meßzylinder	[50 ml Gesamtvolumen]	0,5	5

Die im Meßkolben hergestellten Lösungen bzw. Verdünnungen stimmen nur, wenn nach dem Auffüllen gründlich gemischt wird. Da die Diffusion in ruhenden Flüssigkeiten außerordentlich gering ist, erfolgt kein spontaner Konzentrationsausgleich.

Die meisten Büretten und Pipetten sind auf Ausguß geeicht, d. h. das angegebene Volumen fließt bei genau festgelegten Bedingungen aus diesen Meßgeräten heraus, ihr Inhalt ist jedoch größer (Benetzung). Beim Abmessen mit einer Vollpipette muß folgendermaßen verfahren werden: Die Flüssigkeit wird aufgesaugt, bis sie über der Marke steht und die obere Öffnung mit dem Zeigefinger verschlossen. Dann wird soviel Flüssigkeit abgelassen, bis der untere Flüssigkeitsmeniskus und die Marke in einer Höhe sind. Bei kleineren Pipetten wird außen anhaftende Flüssigkeit mit Filtrierpapier abgetupft. Dann läßt man die Flüssigkeit so ablaufen, daß sich die Pipettenspitze an der Wand des die Lösung aufnehmenden Gerätes befindet. Nach dem Auslaufen wartet man ca. 20 Sekunden und streicht dann die Pipettenspitze an der Gefäßwandung ab. Das Ausblasen der restlichen Flüssigkeit führt zu sehr großen Fehlern. Zum Pipettieren von Volumina $\leqq$ 1 ml s. Kap. XIII.

Meßpipetten sind ungenauer und werden nur dann benutzt, wenn gebrochene Milliliterzahlen abgemessen werden sollen. Sie werden wie Vollpipetten gehandhabt. Wird mit der Pipette mehrmals die gleiche Flüssigkeit pipettiert, läßt man sie entweder in dem Gefäß mit der abzumessenden Flüssigkeit stehen oder legt sie auf Pipettenständer. Büretten und Pipetten aus Glas müssen "entfettet" sein, d. h. die abgemessene Flüssigkeit muß ohne Tropfen zu hinterlassen, abfließen (gleichmäßige Benetzung).

Zur Bestimmung des Verbrauchs der Meßflüssigkeit bis zum Äquivalenzpunkt, wobei meistens gebrochene Milliliterzahlen auftreten, dienen Büretten. Wird ein größeres Volumen sehr schnell aus einer Bürette abgelassen, so muß man wie bei Pipetten den sogenannten Nachlauf berücksichtigen, d. h. das Ablesen soll erst 30 bis 60 Sekunden später erfolgen; erst dann wird auf die gewünschte Marke genau eingestellt. Bei mäßiger Titrationsgeschwindigkeit kann aber sofort abgelesen werden.

Meßzylinder dienen nur zum Abmessen der sogenannten Titrationshilfsmittel. Das sind Stoffe, die zwar für den Ablauf der Reaktion notwendig sind, deren Verbrauch jedoch nicht in die Berechnung der Analysenergebnisse eingeht.

Äquivalenzpunkt

Das Erkennen des Äquivalenzpunktes, d.h. des Zustandes, bei dem die zugegebene Menge Titrationsmittel dem zu bestimmenden Stoff äquivalent ist, ist nur selten ohne Hilfsmittel möglich, nämlich nur dann, wenn das Titrationsmittel (z.B. Kaliumpermanganat) stark gefärbt ist. Meistens sind dazu Indikatoren erforderlich, das sind Substanzen, die beim ersten kleinen Überschuß von Titrationsmittel einer auffälligen Farbänderung unterliegen. Worauf das beruht, wird bei den einzelnen Methoden besprochen.

V. Neutralisationstitrationen

Die grundlegende Reaktion bei diesen Titrationen ist die Vereinigung hydratisierter Wasserstoffionen und Hydroxylionen zu Wasser:

$$H_3O^+ \quad + \quad OH^- \rightleftharpoons 2\,H_2O \qquad ^{+)}$$

Das Gleichgewicht wird durch das Ionenprodukt des Wassers:

$$[H_3O^+] \cdot [OH^-] = k_W = 10^{-14} \qquad ^{+)}$$

bzw. in der logarithmischen Form: pH + pOH = 14
beschrieben.

Bei der Titration von starken Säuren und Basen gegeneinander läuft nur diese Reaktion ab. Werden schwache Säuren oder Basen titriert (d.h. solche, bei denen die Dissoziation in verdünnten wäßrigen Lösungen unvollständig ist), wird sie noch von deren Dissoziationsgleichgewicht überlagert und der Äquivalenzpunkt stimmt nicht mit dem Neutralpunkt überein.

Die Äquivalenzpunkte werden mit pH-Indikatoren (vgl. Tab.) erkannt; das sind Säuren oder Basen, bei denen die Protonierung bzw. Dissoziation mit einer Konstitutionsänderung (andere Ladungsverteilung) einhergeht. Hierbei treten Farbänderungen ein. Die Abbildungen geben zwei typische Beispiele: Phenolphthalein und Dimethylaminoazobenzol (Dimethylgelb).

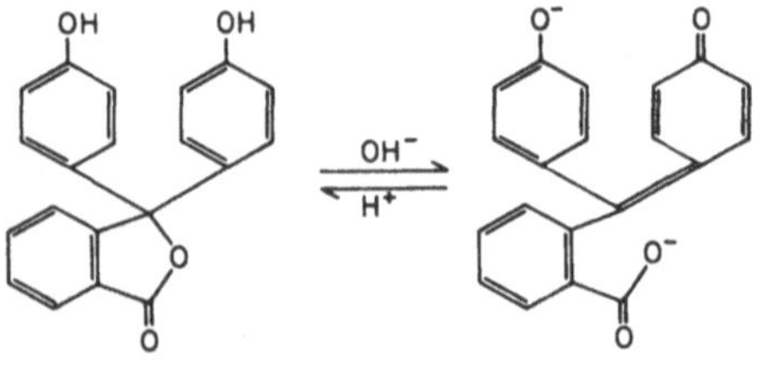

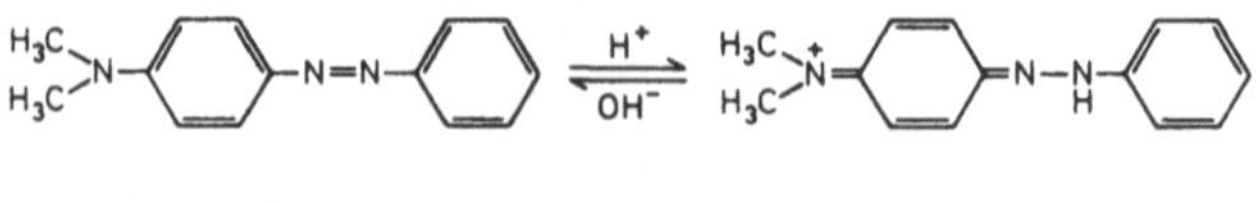

+) Statt H_3O^+ wird im folgenden nur H^+ geschrieben, obwohl H^+ in Lösungen stets solvatisiert ist.

Indikatortabelle

Name	Umschlags-intervall [pH]	Farbwechsel sauer	alkalisch	Lösung %	in
Dimethylgelb	2,9 - 4,1	rot	gelb	0,1	90 % Alkohol
Methylorange	3,1 - 4,4	rot	orange	0,1	Wasser
Bromkresolgrün	3,8 - 5,4	gelb	blau	0,1	Wasser
Methylrot	4,4 - 6,3	rot	gelb	0,1	Wasser
Bromthymolblau	6,0 - 7,6	gelb	blau	0,1	Wasser
Phenolrot	6,4 - 8,2	gelb	rot	0,1	Wasser
Phenolphthalein	8,0 - 9,8	farblos	rotviolett	0,1	50 % Alkohol
Thymolphthalein	9,3 - 10,5	farblos	blau	0,1	80 % Alkohol
Mischindikatoren:					
Methylrot-Methylenblau [Tashiro]	ca. 5,4	rotviolett	grün	0,1 0,05	Alkohol
Phenolphthalein-Methylgrün	ca. 8,9	grün	violett	0,05 0,05	Alkohol

Dissoziation und Farbwechsel sind auch hier durch die Dissoziationskonstanten charakterisiert. Die Umschlagsbereiche der pH-Indikatoren entsprechen dem pH-Bereich pK_a - 1 (90% protoniert) bis pK_a + 1 (10% protoniert); pK_a ist hier der negative Logarithmus der Säuredissoziationskonstante des Indikators (s. Kap. VIII).

Aminosäuren

Der Säurecharakter neutraler Aminosäuren läßt sich zeigen, wenn zu ihrer Lösung Formaldehyd gegeben wird. Dieser verbindet sich mit der Aminogruppe, deren Basizität dabei herabgesetzt wird. Die Lösung wird schwach sauer, und die Aminosäure kann mit Natronlauge titriert werden.

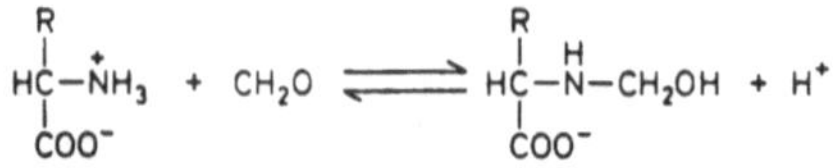

Bei der Titration von Aminosäuren in Eiweißhydrolysaten wird die zur Hydrolyse zugesetzte Salzsäure bzw. bei enzymatischer Hydrolyse der Puffer vor dem Formaldehydzusatz gegen den gleichen Indikator austitriert. Bei der Titration von Lösungen, die nur Aminosäuren enthalten, ist das nicht erforderlich.

1. Versuch

10,0 ml der Aminosäurelösung (Monoaminomonocarbonsäure) werden mit 2,5 ml der vorher gegen Mischindikator (Phenolphthalein-Methylgrün, s. Tab.) neutralisierten Formaldehydlösung (350 g/kg) versetzt. Nach Zugabe von weiteren 2 Tropfen des Mischindikators wird mit 0,1 N Natronlauge (evt. gegen 20 ml Vergleichspuffer pH 8,9, der mit der gleichen Indikatormenge versetzt wurde) titriert.

Das Ergebnis wird in mmol/l Glycin angegeben.

Stickstoffbestimmung nach Kjeldahl

Die Bestimmung des Stickstoffs in biologischem Material nach Kjeldahl beruht darauf, daß aus organischen Stickstoffverbindungen beim Kochen mit konzentrierter Schwefelsäure in Gegenwart eines Katalysators (z.B. Selendioxid) Ammoniumhydrogensulfat entsteht. Der organische Rest wird dabei oxidiert. In der modifizierten Parnass-Wagner Apparatur der Fa. Büchi (Abb.) wird dann mit N-freier Natronlauge (320 g/kg, Kjedahllauge) Ammoniak freigesetzt und im Wasserdampfstrom quantitativ in vorgelegte

Borsäurelösung destilliert. Die Borsäure verringert (durch Herabsetzung des pH-Wertes) den Dampfdruck des Ammoniaks über der vorgelegten Lösung, stört aber als sehr schwache Säure die nachfolgende Titration mit Salzsäure nicht. Der Stickstoff in Nitroverbindungen, Azofarbstoffen usw. kann nur nach vorangegangener Reduktion mit dieser Methode bestimmt werden. Mit dieser Destillationsapparatur können etwa 10 Bestimmungen pro Stunde durchgeführt werden.

Vor allem in entsprechenden Modifikationen (Veraschung im geschlossenen Rohr bei 500°, photometrische Ammoniakbestimmung) ist die Kjedahlmethode auch heute noch für viele Aufgaben unentbehrlich und in ihrer Leistungsfähigkeit unübertroffen. Eine Mikromodifikation erlaubt noch das Erkennen von 7 ng N ($7 \cdot 10^{-9}$ g). (S. Jacobs, Methods Biochem. Anal. 13, 241 (1965)).

Wir benutzen die Methode zur Bestimmung von Stickstoffverbindungen im Serum.

2. Versuch

a) Gesamt-N im Serum (≙ überwiegend Protein-N)

1 ml Serum wird mit 4 ml destilliertem Wasser verdünnt (Pipetten). 1 ml dieser Verdünnung wird zur nachfolgend beschriebenen Veraschung und Destillation eingesetzt.

Das Ergebnis wird in g N pro Liter Serum angegeben.

b) Glycin

Die im Kjedahlkolben ausgegebene Lösung, die zwischen 0,5 und 2,0 mg N enthält, wird verascht und destilliert.

Das Ergebnis wird in mg Glycin angegeben.

c) Reagenzienkontrolle

Statt der Probe wird 1 ml destilliertes Wasser für die Bestimmung eingesetzt. Ein eventueller Verbrauch an 0,02 N Salzsäure ist bei den Bestimmungen abzuziehen, ist die Korrektur aber groß (größer als 0,2 ml 0,02 N Salzsäure), so muß der Fehler gesucht werden.

d) Veraschung

Die zu veraschende Lösung wird im Kjeldahlkolben mit 2 ml Veraschungsschwefelsäure (7 g/l Selendioxid in 1 + 1 (Vol/Vol) verdünnter Schwefelsäure) versetzt. Nach Zusatz von drei Glasperlen (zur Verhinderung des Stoßens) wird auf einem Veraschungsgestell so lange (aber auch nicht länger) zum Sieden erhitzt, bis die Lösung auch in der Siedehitze vollständig klar und farblos bleibt. Mitunter bilden sich kleine Körnchen verkohlter Substanz, oder es scheidet sich rotes Selen ab, dann muß weiter erhitzt werden. Nach völligem Abkühlen wird die veraschte Lösung mit ca. 10 ml destilliertem Wasser vorsichtig (!) unter Umschwenken verdünnt.

e) Destillation

Die Destillationsapparatur wird zu Beginn wenigstens eine Minute mit Dampf durchströmt. Dann wird der Dreiwegehahn auf Belüftung gestellt (Hahnstellung B). Nun stellt man einen 50 ml Weithalserlenmeyerkolben, der 5 ml Borsäurelösung (20 g/l) und 2 - 3 Tropfen Mischindikator (nach Tashiro, Methylrot/Methylenblau, s. S. 39) enthält, auf die schwenkbare Abstellplatte. Durch den Trichter wird die veraschte Probelösung in den Destillationskolben gefüllt, mit etwas destilliertem Wasser nachgespült, 10 ml Kjedahllauge hinzugegeben, abermals mit destilliertem Wasser gespült und der Hahn am Trichter geschlossen. Wichtig ist nun, daß der Dreiwegehahn rasch in Stellung A gebracht wird. Damit wird automatisch die Dampferzeugung in Gang gesetzt. Nach ca. 5 Minuten wird der Vorlagekolben auf die untere Abstellplatte gestellt und nach einer weiteren Minute der Kühlervorstoß in den Kolben hinein mit etwas destilliertem Wasser abgespült. Jetzt wird der Dreiwegehahn geschlossen (d. h. in die Zwischenstellung D gebracht). Im Dampfmantel entsteht ein Unterdruck, wodurch der Destillationskolben leergesaugt und das Reaktionsgemisch, aus dem das NH_3 ausgetrieben wurde, durch den Kühlwasserablauf abgeleitet wird. Es ist unbedingt darauf zu achten, daß der Dreiwegehahn vor dem Einfüllen der nächsten Probe auf Stellung B gestellt wird, sonst geht die Probe verloren.

Der Inhalt des Erlenmeyerkolbens wird mit 0,02 N Salzsäure aus einer 10 ml Bürette auf einen grauen bis leicht rotvioletten Farbton titriert.

Anmerkung:

Veraschungsschwefelsäure und Kjeldahllauge dürfen nicht mit dem Mund pipettiert werden! Meßzylinder verwenden!

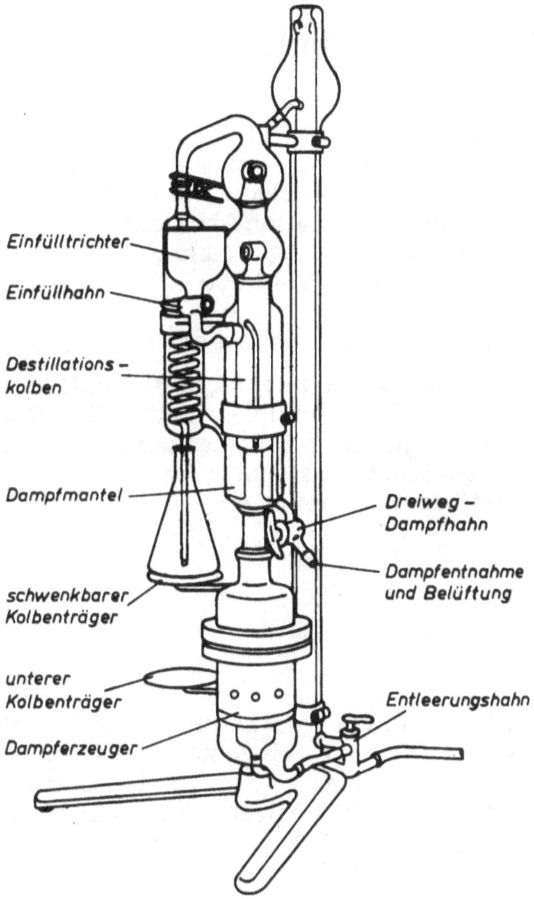

Abb. Apparat für die Stickstoffbestimmung nach Kjeldahl mit elektrischem Dampfentwickler (Büchi)

Stellungen des Dampfhahns:

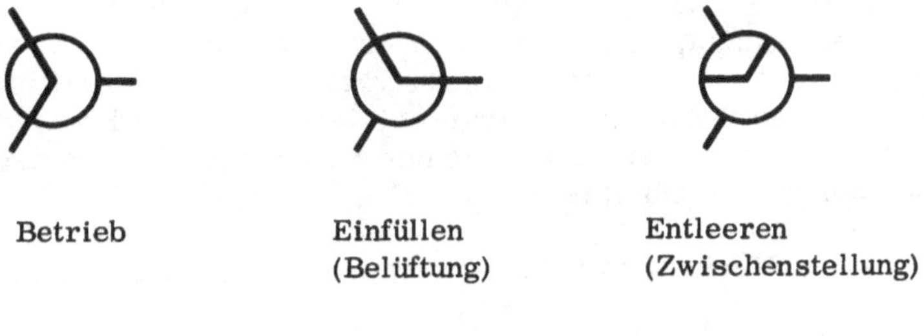

VI. Komplexbildungstitrationen

Diese Analysen beruhen auf der Kombination der zu bestimmenden Ionen mit dem Titrationsmittel zu einem wenig dissoziierten Komplex. Die Dissoziationskonstanten (oder Stabilitätskonstanten) der Komplexe haben für diese Titration die gleiche Bedeutung wie die Dissoziationskonstante des Wassers für die Neutralisationstitrationen. Als Indikator dienen Komplexbildner, deren Metallkomplexe anders gefärbt sind als die freien Indikatoren.

Chlorid (Auch für Serum anwendbar)

Chloridionen bilden mit Quecksilber(II)-ionen wenig dissoziiertes Quecksilber(II)-chlorid (Sublimat). Der Endpunkt wird mit dem Metallionenindikator Diphenylcarbazon erkannt. Die lachsrote Farbe des Indikators schlägt in die schwach violette seines Quecksilber-Komplexes um.

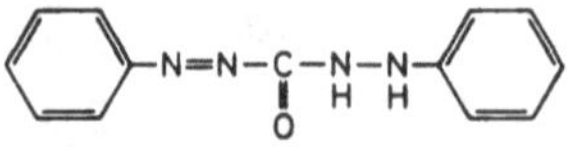

1. Versuch

Die ca. 0,1 N Quecksilber(II)-nitrat-Maßlösung wird mit 0,1 N Salzsäure eingestellt. Man legt 10,0 ml 0,1 N Salzsäure vor, fügt 4 Tropfen Diphenylcarbazonlösung hinzu und titriert mit 0,1 N Quecksilber(II)-nitratlösung +).
Die in einem Kolben ausgegebene Lösung wird aufgefüllt und ein aliquoter Teil wie oben titriert.

Das Ergebnis wird in mmol Chlorid angegeben.

Calcium und Magnesium (Auch für Serum anwendbar)

Die Erdalkaliionen geben mit einfachen Verbindungen nur Komplexe mit geringer Stabilität, die für die maßanalytische Bestimmung nicht geeignet sind. Mit komplexbildenden Molekülen, in denen mehrere Gruppen vorkommen, die koordinative Bindungen eingehen können, entstehen Komplexe, deren Stabilität beträchtlich ist, besonders wenn - unter Einschluß des Metallions - dabei 5- und 6-gliedrige Ringe entstehen. Solche Komplexe, bei denen sich zwischen Metallion und Komplexbildner Ringe ausbilden, nennt man Chelate (s. Kap. IX).

+) Aus dem Verbrauch wird die genaue Normalität berechnet (s.S.34)

Calcium und Magnesium bilden mit Äthylendiamintetraessigsäure (EDTA - international eingeführte Abkürzung der englischen Bezeichnung: ethylene-diamine-tetra-acetic-acid) sehr stabile Chelate.

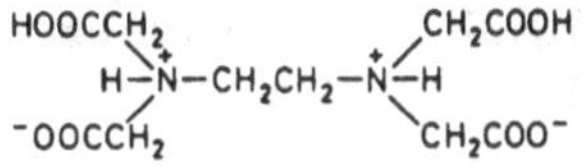

Ein Molekül EDTA bindet ein Calcium- bzw. ein Magnesiumion (1 : 1 Komplexe).

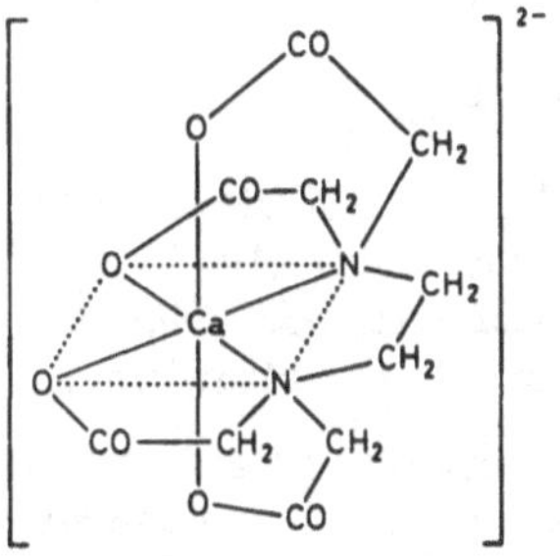

Durch Wahl geeigneter Indikatoren und pH-Bereiche kann man beide Erdalkalimetalle ohne vorherige Trennung in der gleichen Lösung titrieren. Magnesium bildet mit dem Farbstoff Eriochromschwarz T (1-(1-Hydroxy-2-naphthylazo)-4-sulfo-6-nitronaphthol(2)) bei alkalischer Reaktion einen roten Komplex; der metallfreie Farbstoff ist blau.

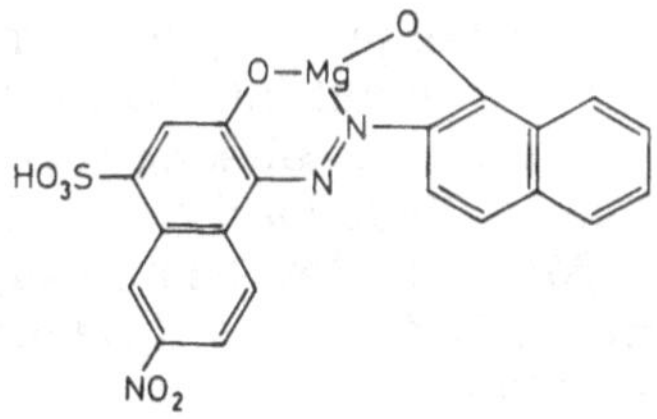

Die Stabilität dieses Komplexes ist geringer als die von Magnesium-EDTA. Sobald also sämtliche Magnesiumionen durch EDTA gebunden sind, bewirkt der geringste EDTA-Überschuß eine Spaltung des Magnesium-Eriochrom-T-Komplexes mit dem entsprechenden Farbumschlag. Da Calcium-EDTA stabiler als das entsprechende Magnesiumchelat ist, werden wesentliche Magnesiummengen erst gebunden, wenn Calcium vollständig als

Calcium-EDTA vorliegt. Die verbrauchte EDTA-Lösung (man verwendet für solche Titrationen das Dinatriumsalz von EDTA) entspricht also der Summe von Calcium und Magnesium.

Calcium bildet mit 2-Hydroxy-1-(2-hydroxy-4-sulfo-1-naphthylazo)-3-naphthoesäure (HHSNN) einen weinroten Komplex, während der metallfreie Farbstoff blau ist.

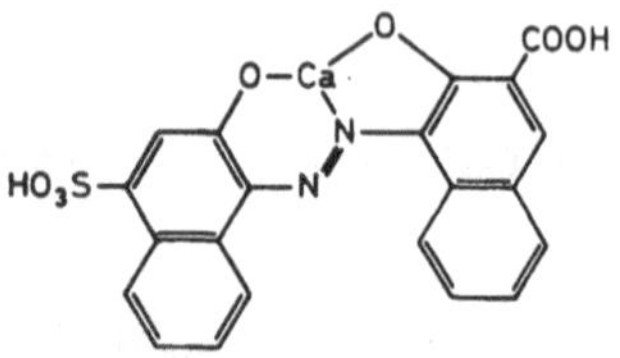

Die Titration wird bei einem pH-Wert von 12,5 durchgeführt. Magnesiumionen liegen dann als Hydroxokomplex oder als unlösliches Magnesiumhydroxid vor. EDTA reagiert dann bis zum Indikatorumschlag nur mit Calciumionen.

Führt man in Parallelproben beide Methoden durch, so kann aus der Differenz der verbrauchten Volumina EDTA-Lösung die Magnesiummenge berechnet werden. Verwendung von bidestilliertem Wasser und Aufbewahrung sämtlicher Reagenzien in Kunststoff-Flaschen (Calcium- und Magnesiumgehalt von Glas!) ist notwendig.

2. Versuch

a) Calcium und Magnesium

10,0 ml der im Meßkolben aufgefüllten Lösung werden mit bidestilliertem Wasser auf ca. 25 ml verdünnt, mit 1 Tropfen Eriochromschwarz-T-Lösung (0,2 g in 20 ml absolutem Alkohol, nur wenige Tage haltbar) und 2 ml Ammoniakpuffer, pH 10, versetzt (Meßzylinder ! nicht pipettieren !). Man titriert sofort mit 0,01 M EDTA-Lösung bis zum Farbwechsel von rot nach blau.

b) Calcium

10,0 ml der im Meßkolben aufgefüllten Lösung werden auf ca. 25 ml verdünnt und mit 10 Tropfen Indikatorlösung (alkoholische Lösung von 1 g/l HHSNN) und 5 ml ca. 1 N Natronlauge versetzt (Meßzylinder ! nicht pipettieren !) und sofort mit 0,01 M EDTA-Lösung bis zum Farbwechsel von weinrot nach himmelblau titriert.
Das Ergebnis wird in mMol Calcium bzw. Magnesium angegeben.

Calcium in Milch

Die Konzentration von Calcium in Milch ist um etwa eine Zehnerpotenz größer als die in Serum. Milch und einige Milchprodukte sind daher die bedeutendste Calciumquelle in der Nahrung.

3. Versuch

10,0 ml Milch werden unter Schütteln mit 5,0 ml ca. 1 N Essigsäure versetzt. Der Niederschlag wird nach ca. 10 Minuten abfiltriert.
5,0 ml des Filtrats (Molke) werden auf ca. 25 ml verdünnt und mit ca. 10 Tropfen HHSNN-Lösung (s. o.) und 7 ml 1 N Natronlauge (Meßzylinder) versetzt. Man titriert sofort mit 0,01 M EDTA-Lösung bis zum Farbwechsel von weinrot nach himmelblau.

Das Ergebnis wird in g/l Milch angegeben.

VII. Manganometrische Titrationen

Bei diesen Titrationen findet zwischen dem Titrationsmittel und der zu bestimmenden Substanz eine Elektronenübertragung statt.

Die Äquivalentgewichte der Substanzen sind die Mengen, die bei der Reaktion ein Mol Elektronen aufnehmen oder abgeben.

Bei der Titration mit Kaliumpermanganat wird wegen seiner starken Farbe kein besonderer Indikator benötigt.

Wasserstoffperoxid

Permanganat oxidiert in saurer Lösung die äquivalente Menge Wasserstoffperoxid zu molekularem Sauerstoff, wobei es selbst zu Mangan(II)-ionen reduziert wird. Wasserstoffperoxid wirkt hier also als Reduktionsmittel.

$$2\,MnO_4^- + 5\,H_2O_2 + 6\,H^+ \longrightarrow 2\,Mn^{2+} + 8\,H_2O + 5\,O_2$$

Diese Methode wird bei der Aktivitätsbestimmung von Katalase benutzt.

1. Versuch

10,0 ml der aufgefüllten Probe werden in einem Erlenmeyerkolben mit 5 ml ca. 2 N Schwefelsäure (Meßzylinder) versetzt und mit 0,1 N Kaliumpermanganatlösung zur ersten beständigen Violettfärbung titriert.
Das Ergebnis wird in mMol Wasserstoffperoxid angegeben.

Aktivität und pH-Optimum von Katalase

(H_2O_2 : H_2O_2 - oxidoreductase 1.11.1.6)

Im tierischen Organismus findet sich Katalase in fast allen Zellen, besonders reichlich in Leber, Niere und Erythrocyten. Katalase enthält pro Molekül 4 Hämingruppen und wird von Cyanid und Azid gehemmt. Wir benutzen zur Aktivitätsbestimmung ihre katalytische Wirkung auf die Reaktion

$$2\,H_2O_2 \longrightarrow 2\,H_2O + O_2.$$

Die Abnahme der Wasserstoffperoxid-Konzentration wird manganometrisch bestimmt. Die Enzymeinheit+) ist die Enzymmenge, die 1 µMol Wasserstoffperoxid pro Minute unter optimalen Bedingungen umsetzt. Zur Berechnung der Einheiten legen

+) s. auch Kap. X

wir die Messung beim pH-Optimum zugrunde, können aber bei diesem Enzym nicht bei optimaler Substratkonzentration messen. Die Michaeliskonstante +) hat nämlich den sehr hohen Wert von 1,1 mol/l, so daß Messungen der Reaktionsgeschwindigkeit bei Sättigung des Enzyms mit Substrat schwierig sind. Neben der eigentlichen Katalasewirkung - der Wasserstoffperoxidspaltung - läuft noch die Zerstörung des Enzyms durch Peroxid ab. Nur bei kurzen Versuchszeiten kann diese vernachlässigt werden. Wir benutzen hier als Einheit des Enzyms diejenige Enzymmenge, die unter unseren Versuchsbedingungen ein μMol H_2O_2/min umsetzt.

Der Versuch wird in Pufferlösungen von verschiedenen pH-Werten wiederholt und so das pH-Optimum ermittelt. Ist die eingesetzte Katalasemenge in mg (reines Enzym) bekannt, kann aus den Versuchsergebnissen die spezifische Aktivität berechnet werden. Diese ist als Anzahl der Enzymeinheiten pro mg definiert. Aus dem Molekulargewicht des Enzyms (Katalase aus Rinderleber: 240 000) und der spezifischen Aktivität kann man die molekulare Aktivität - das sind die Einheiten pro μMol Enzym - berechnen. Die molekulare Aktivität entspricht der pro Minute an einem Enzymmolekül umgesetzten Substratmoleküle (früher Wechselzahl). Bei der von uns benutzten Wasserstoffperoxidkonzentration beträgt die Aktivität nur ca. 1 % des Maximalwertes.

2. Versuch

a) Herstellung der Lösung

Wasserstoffperoxidlösung: Man gibt 1 ml Perhydrol (300 g/kg Wasserstoffperoxid, Vorsicht ! Sicherheitspipette benutzen !) zu 1000 ml (Meßzylinder) destilliertem Wasser und mischt. Diese Lösung ist ca. 0,01 M.

Zur Bestimmung der genauen Konzentration werden 10,0 ml der Lösung mit 1 - 2 ml ca. 20 N Schwefelsäure versetzt und mit 0,02 N Kaliumpermanganatlösung titriert.

Als Enzymlösung wird eine im Verhältnis 1 : 6000 (10 μl + 60 ml) mit Kaliumchloridlösung (10 g/l) verdünnte käufliche Kristallsuspension (20 mg/ml Katalase) benutzt.

---

x) s. Kap. XIV, XV, XIX

b) pH-Optimum und Aktivität

In sechs 50-ml-Erlenmeyerkolben werden je 10 ml Pufferlösungen folgender pH-Werte bereitet:

4,0 5,0 6,0 7,0 8,0 und 9,0.

Dazu läßt man die für den betreffenden pH-Wert erforderlichen Volumina (s. Tab.) der Stammlösungen aus Büretten in die Erlenmeyerkolben einlaufen. Zu den Pufferlösungen werden je 10,0 ml der verdünnten Wasserstoffperoxidlösung gegeben. Die Reaktion im ersten Ansatz wird mit 1,0 ml der verdünnten Katalaselösung gestartet und die Stoppuhr betätigt. Nach genau 90 Sekunden werden 2 ml ca. 20 N Schwefelsäure zugegeben und umgeschüttelt, wobei das Enzym vollständig gehemmt wird. Durch Titration mit 0,02 N Kaliumpermanganatlösung wird das nicht umgesetzte Wasserstoffperoxid bestimmt. Der Versuch wird mit allen Pufferlösungen in gleicher Weise durchgeführt.

Auswertung:

Man zeichnet ein Diagramm (pH-Aktivitätskurve). Abszisse: pH-Einheit = 2 cm, Ordinate: Umgesetzte μMol H_2O_2 im Versuchsansatz, 5 μMol = 1 cm. Diese werden aus der Differenz von Anfangswert (Versuch 2 a) und den 90-Sekunden-Werten erhalten.

Aus dem Umsatz von H_2O_2 beim pH-Optimum und der Katalasemenge im Ansatz wird die spezifische und die molekulare Aktivität von Katalase berechnet.

3. Versuch

Hemmung durch Cyanid und Azid

Man verfährt wie bei Versuch 2, jedoch werden vor der Zugabe des Enzyms 0,1 ml einer 0,01 M Kaliumcyanid- bzw. 0,1 ml einer 0,1 M Natriumazidlösung zugegeben (Sicherheitspipette !). Der Versuch wird beim pH-Optimum durchgeführt.

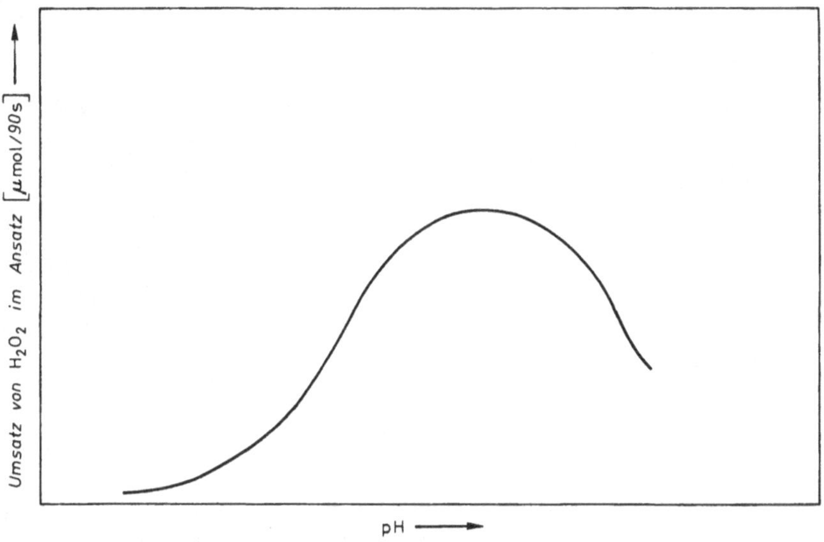

Abb. pH-Abhängigkeit der Katalase-Aktivität

Tabelle

Pufferlösungen

pH				
4,0	3,9	ml 0,1 N Salzsäure	+ 6,1	ml 0,1 N Natriumacetat
5,0	2,3	ml 0,1 N Salzsäure	+ 7,7	ml 0,1 N Natriumacetat
6,0	8,8	ml 0,1 M NaH_2PO_4	+ 1,2	ml 0,1 M Na_2HPO_4
7,0	3,9	ml 0,1 M NaH_2PO_4	+ 6,1	ml 0,1 M Na_2HPO_4
8,0	4,4	ml 0,1 N Salzsäure	+ 5,6	ml 0,2 M Natriumborat
9,0	1,45	ml 0,1 N Salzsäure	+ 8,55	ml 0,2 M Natriumborat

C Potentiometrie

VIII. Bestimmung der Dissoziationskonstanten von Säuren, Basen und Aminosäuren, pH-Messung

Zur Berechnung von Gleichgewichtskonstanten braucht man die Gleichgewichtskonzentrationen. Einsetzen dieser Konzentrationen in das Massenwirkungsgesetz ergibt den gewünschten Zahlenwert von K. Mit den üblichen analytischen Verfahren, bei denen die zu bestimmende Substanz mit dem Reagenz eine Verbindung eingeht, wird das Gleichgewicht jedoch verschoben. Die Gleichgewichtskonstanten lassen sich daher nur dann bestimmen, wenn es gelingt, das Gleichgewicht einzufrieren. Das kann durch rasche Abkühlung eines nur in der Wärme reaktionsfähigen Systems oder durch Inaktivierung eines für die Reaktion notwendigen Katalysators erfolgen. Bei Dissoziationsgleichgewichten von Säuren und Basen ist dies nicht möglich. Hier sind physikalische Methoden erforderlich, bei denen das zu untersuchende Gleichgewicht nicht durch eine zusätzliche chemische Reaktion gestört wird. Die gängige Bestimmungsmethode für Dissoziationskonstanten ist die potentiometrische pH-Bestimmung mit der Glaselektrode in geeigneten Systemen.

Prinzipiell ist es möglich, durch eine einzige pH-Messung in der Lösung einer Säure, deren Gesamtkonzentration bekannt ist, die Dissoziationskonstante zu bestimmen. Das ist aber nicht empfehlenswert, da eine solche Lösung nicht puffert und schon durch geringe Verunreinigungen erhebliche Fehler entstehen können. Zur Bestimmung der Dissoziationskonstanten wird daher die gesamte pH-Titrationskurve aufgenommen. Diese ist bei schwachen Säuren oder Basen mit der Pufferkurve identisch. Wegen der großen Bedeutung der Puffer in der Biochemie wird hier gezeigt, wie solche Kurven aus den Dissoziationskonstanten berechnet werden können. Umgekehrt werden aus den experimentell erhaltenen Kurven die Dissoziationskonstanten ermittelt.

Bei einer schwachen einbasischen Säure, z. B. der Essigsäure, wird das Dissoziationsgleichgewicht durch

$$K_a = \frac{[H^+]\,[CH_3COO^-]}{[CH_3\,COOH]} = 10^{-4,75} \quad {}^{+)}$$

beschrieben.

+) Statt H_3O^+ wird im Folgenden nur H^+ geschrieben, obwohl H^+ in Lösungen stets solvatisiert ist.

K_a (a von acid) ist die Säuredissoziationskonstante, ihr negativer dekadischer Logarithmus wird als der pK_a-Wert der Säure ($-\log K_a = pK_a$) bezeichnet.

Auflösung der Gleichung nach $[H^+]$ und Logarithmierung ergibt

$$[H^+] = K_a \frac{[CH_3COOH]}{[CH_3COO^-]}$$

$$\log [H^+] = \log K_a + \log \frac{[CH_3COOH]}{[CH_3COO^-]}$$

Bei Multiplikation mit -1 und Einsetzen von pH und pK_a erhält man

$$pH = pK_a + \log \frac{[CH_3COO^-]}{[CH_3COOH]},$$

die Puffergleichung nach Henderson-Hasselbalch.

Die Gleichung gilt in dieser Form genau wie die Dissoziationsgleichung für jeden Neutralisationsgrad einer schwachen Säure. Da aber die genauen Konzentrationen von Acetationen und undissozierter Essigsäure in der wäßrigen Lösung nicht bekannt sind, kann mit dieser Gleichung der pH-Wert nicht berechnet werden. Praktisch brauchbar wird die Gleichung erst, wenn $[CH_3COO^-]$ mit der Konzentration von Salz (Acetat) und $[CH_3COOH]$ mit der Konzentration von freier Säure (Essigsäure) gleichgesetzt werden können. Dies gilt aber meist nur im Bereich von 10%iger bis 90%iger Neutralisation. Hier wird durch die Acetationen aus dem Salz die Dissoziation der freien Säure zurückgedrängt und umgekehrt durch die freie Säure die Assoziation von Acetationen mit Wasserstoffionen. Bei einer Titration ergeben sich die Konzentrationen von CH_3COO^- und CH_3COOH aus dem Neutralisationsgrad.

In wäßrigen Lösungen, die nur freie Essigsäure enthalten, ist ein Teil dissoziiert, was man an der sauren Reaktion erkennt. In Lösungen, die nur Natriumacetat enthalten, ist ein Teil der Acetationen mit Wasserstoffionen des Wassers zu undissoziierter Essigsäure assoziiert, was man an der alkalischen Reaktion erkennt.

Zur Berechnung des pH-Wertes für eine Neutralisation von 0% macht man folgende Vereinfachungen:

1. die Konzentration der undissoziierten Säure ist gleich der Gesamtkonzentration c und
2. die Konzentrationen von Wasserstoff- und Acetationen sind gleich.

Mit diesen Annahmen erhält man aus der Gleichung für die Dissoziationskonstante

$$K_a = \frac{[H^+]^2}{c} \quad .$$

Auflösung nach $[H^+]$ ergibt

$$[H^+] = \sqrt{K_a \cdot c} \text{ bzw. } pH = 0{,}5\ pK_a - 0{,}5 \log c$$

Für 0,1 M Essigsäure ($pK_a = 4{,}75$) erhält man daraus einen pH-Wert von 2,87. Dieses Ergebnis zeigt, daß die Näherung erlaubt war, denn pH = 2,87 bedeutet, daß hier nur 1,35% der Essigsäure dissoziiert ist.

Der pH-Wert der vollständig neutralisierten Essigsäure ist gleich dem pH-Wert einer 0,1 M Lösung von Natriumacetat. Ein Teil der Acetationen bildet jedoch mit den Wasserstoffionen des Wassers undissoziierte Essigsäure. Zur Berechnung des pH-Wertes werden hier folgende Vereinfachungen gemacht:

1. in der Bilanz entstehen gleich viele Hydroxylionen wie undissoziierte Essigsäuremoleküle:

$$CH_3COO^- + H_2O \rightleftharpoons CH_3COOH + OH^-$$

2. die Acetationenkonzentration ist gleich der Gesamtkonzentration c von Natriumacetat.

Hieraus folgt

$$K_a = \frac{[H^+]\, c}{[OH^-]} \quad .$$

In wäßrigen Lösungen ist $[H^+]\,[OH^-] = K_w = 10^{-14}$.

Kombination dieser Gleichungen ergibt

$$K_a = \frac{[H^+]^2\, c}{10^{-14}}$$

Auflösung nach $[H^+]$ ergibt $[H^+] = \sqrt{K_a \cdot c \cdot 10^{-14}}$ bzw.

$$pH = 7 + 0{,}5\ pK_a + 0{,}5 \log c.$$

Für eine 0, 1 M Natriumacetatlösung berechnet man mit dieser Gleichung einen pH-Wert von 8, 87.

Tabelle 2 faßt die für die Titration von Essigsäure berechneten pH-Werte zusammen. In Tabelle 1 sind zum Vergleich die entsprechenden pH-Werte für die Neutralisation der starken, in wäßrigen Lösungen vollständig dissoziierten Salzsäure zusammengestellt. Hier gilt pH = - log c, worin c die Konzentration der noch nicht neutralisierten Säure ist. Für die vollständige Neutralisation ist der pH-Wert von reinem Wasser einzusetzen. Für einen Überschuß an Lauge gilt pOH = - log c, wobei c die Konzentration der überschüssigen Lauge im Titrationsansatz und pOH = - log $[OH^-]$ ist. Da in wäßrigen Lösungen pH + pOH = 14 ist, folgt hier für die pH-Werte

$$pH = 14 + \log c.$$

Man entnimmt der Tabelle die außerordentlich starke Abhängigkeit des pH-Wertes von kleinen überschüssigen Säure- oder Laugenmengen in der Gegend des Neutralpunktes. Dies zeigt, daß es praktisch unmöglich ist, in diesem pH-Bereich mit ungepufferten Lösungen zu hantieren, wenn reproduzierbare pH-Werte erforderlich sind.

Bei der Berechnung der Titrations(Puffer)-Kurven schwacher Basen wird die protonierte Base als "Kationensäure" aufgefaßt. Deren Säuredissoziationskonstante (K_a) wird dann zur Berechnung der Kurve benutzt. Die Berechnung erfolgt genau wie bei der Essigsäure.

Dissoziationskonstante der Kationensäure und Basendissoziationskonstante der Base sind wie folgt miteinander verknüpft:

$$K_b = \frac{[BH^+]\,[OH^-]}{[B]} \qquad K_a = \frac{[B]\,[H^+]}{[BH^+]}$$

$$K_b \cdot K_a = [H^+]\,[OH^-] = K_w = 10^{-14}$$

$$pK_b + pK_a = 14 \qquad pK_b = -\log K_b.$$

Glaselektrode

Bei der reversiblen Verdünnung einer Lösung kann (osmotische) Arbeit gewonnen werden. Das gilt auch für Lösungen von Wasserstoffionen. Die hierbei zu gewinnende Arbeit kann nach der allgemeinen Gasgleichung berechnet werden, wobei eine Integration erforderlich ist, da sich der osmotische Druck während der Verdünnung ändert. Wird ein Mol Wasserstoffionen von der

Tabelle 1: Titration von 0,1 N Salzsäure mit Lauge

Neutralisiert	$[H^+]$	pH
0 %	10^{-1}	1
90 %	10^{-2}	2
99 %	10^{-3}	3
99,9 %	10^{-4}	4
100 %	10^{-7}	7
Überschuß an Lauge		
0,1 %	10^{-10}	10
1 %	10^{-11}	11
10 %	10^{-12}	12

Tabelle 2: Titration von 0,1 N Essigsäure mit Lauge

Neutralisiert	$[H^+]$	pH
0 %	$1{,}35 \cdot 10^{-3}$	2,87
10 %	$1{,}6 \cdot 10^{-4}$	3,80
50 %	$1{,}8 \cdot 10^{-5}$	4,75
90 %	$2{,}0 \cdot 10^{-6}$	5,70
99 %	$1{,}8 \cdot 10^{-7}$	6,75
99,9 %	$1{,}8 \cdot 10^{-8}$	7,75
100 %	$1{,}35 \cdot 10^{-9}$	8,87
Überschuß an Lauge		
0,1 %	10^{-10}	10,0
1 %	10^{-11}	11,0
10 %	10^{-12}	12,0

Konzentration c_1 auf die Konzentration c_2 verdünnt, erhält man so für die maximal zu gewinnende Arbeit:

$$|A| = RT \ln \frac{c_2}{c_1}$$

Wird ausschließlich elektrische Arbeit gewonnen, dann gilt auch:

$$|A| = |\Delta E| \cdot F = RT \ln \frac{c_2}{c_1}, \quad |\Delta E| = \frac{RT}{F} \ln \frac{c_2}{c_1}.$$

Hierin bedeuten:

$|\Delta E|$ = Absolutwert der Potentialdifferenz (Volt),

F = Faradaykonstante = 96520 Coulomb (Amperesekunden), d. i. die Ladung eines Mols einwertiger Ionen bzw. Elektronen.

Einsetzen der Zahlenwerte für die Konstanten (25°C) und Übergang zu Zehnerlogarithmen ergibt:

$$|\Delta E| = 0{,}059 \log \frac{[H^+]_1}{[H^+]_2} \quad [\text{Volt}]$$

$$= 0{,}059 \; (pH_1 - pH_2)$$

$$= 0{,}059 \cdot \Delta pH.$$

Es gibt eine Reihe Elektroden, deren Potential nach dieser Gleichung vom pH-Wert abhängt. Die wichtigste, fast universell verwendbare ist die Glaselektrode, die nur bei extremen pH-Werten und hohen Natriumkonzentrationen versagt. Glaselektroden bestehen aus Spezialgläsern, an deren Oberfläche (Gelschicht) eine reversible Aufnahme von Wasserstoffionen in Abhängigkeit von ihrer Konzentration in der Lösung erfolgt.

Sind zwei Lösungen von verschiedenem pH-Wert durch eine solche Glasmembran voneinander getrennt, so entsteht durch die unterschiedliche Adsorption der Wasserstoffionen an den beiden Oberflächen der Glaselektrode zwischen diesen Lösungen eine Potentialdifferenz, die der oben angegebenen Gleichung entspricht. Es werden meist Kugelmembranen benutzt, deren Hohlräume mit Pufferlösung gefüllt sind; sie tauchen in die Lösung, deren pH-Wert gemessen werden soll. Die Ableitung der Potentiale aus dem inneren und äußeren Lösungsraum erfolgt durch unpolarisierbare Elektroden.

Unpolarisierbare Elektroden

Potentialdifferenzen, die zwischen zwei Lösungen bestehen, können bei der Messung nicht einfach mit Metalldrähten abgeleitet werden, denn eine zusätzliche Potentialbildung an der Grenzfläche von Elektrolytlösungen zu metallischen Leitern ist unvermeidlich (Spannungsreihe, Redoxpotentiale); das Meßinstrument gibt aber stets die Summe sämtlicher im Stromkreis vorhandener Potentiale an. Man hilft sich, indem an den Grenzflächen Metall/Elektrolyt ein konstantes, leicht reproduzierbares Potential erzeugt wird, das dann meßtechnisch (zwei gegeneinandergeschaltete gleiche Potentiale) oder rechnerisch eliminiert wird. Bei der pH-Messung mit der Glaselektrode sind zwei Arten solcher "unpolarisierbarer" Hilfselektroden in Gebrauch: die Kalomel (Hg/Hg_2Cl_2) - und die Silber-Silberchlorid (Ag/AgCl)-Elektrode.

Die Potentialbildung bei der Kalomelektrode erfolgt an der Quecksilberoberfläche durch den Übergang von Quecksilber in Quecksilber (I)-ionen bzw. umgekehrt. Dieses Potential ist nur von der Quecksilber(I)-ionen-Konzentration abhängig, die durch Gegenwart von festem Quecksilber(I)-chlorid und Kaliumchlorid (Bodenkörper), entsprechend dem Löslichkeitsprodukt von Quecksilber(I)-chlorid, konstant gehalten wird. Eine durch kleinere Stromentnahmen (oder sonstige Redoxvorgänge) erfolgte Änderung der Quecksilber(I)-ionenkonzentration wird durch Auflösen oder Ausfällen von Quecksilber(I)-chlorid wieder ausgeglichen, und die Elektrode besitzt daher ein konstantes Potential, sie ist "unpolarisierbar". Entsprechend wirkt die Silber-Silberchloridelektrode. Der "Bodenkörper" ist hier Silberchlorid, das meist auf dem zur Ableitung dienenden Silberdraht niedergeschlagen ist. Als Elektrolyt dient 1 M Kaliumchloridlösung.

Der Kontakt mit der zu messenden Lösung wird bei beiden Elektroden durch die Kaliumchloridlösung hergestellt. Da K^+- und Cl^- -Ionen annähernd gleich schnell diffundieren, entsteht an der Grenzfläche zur Meßlösung praktisch kein Diffusionspotential.

Die Standardanordnung zur pH-Messung mit der Glaselektrode besteht aus folgendem System (Abb.):

Innerhalb der Glaskugel: Ag/AgCl als Bodenkörper, Puffer (pH ca. 6) in 1 M KCl-Lösung;

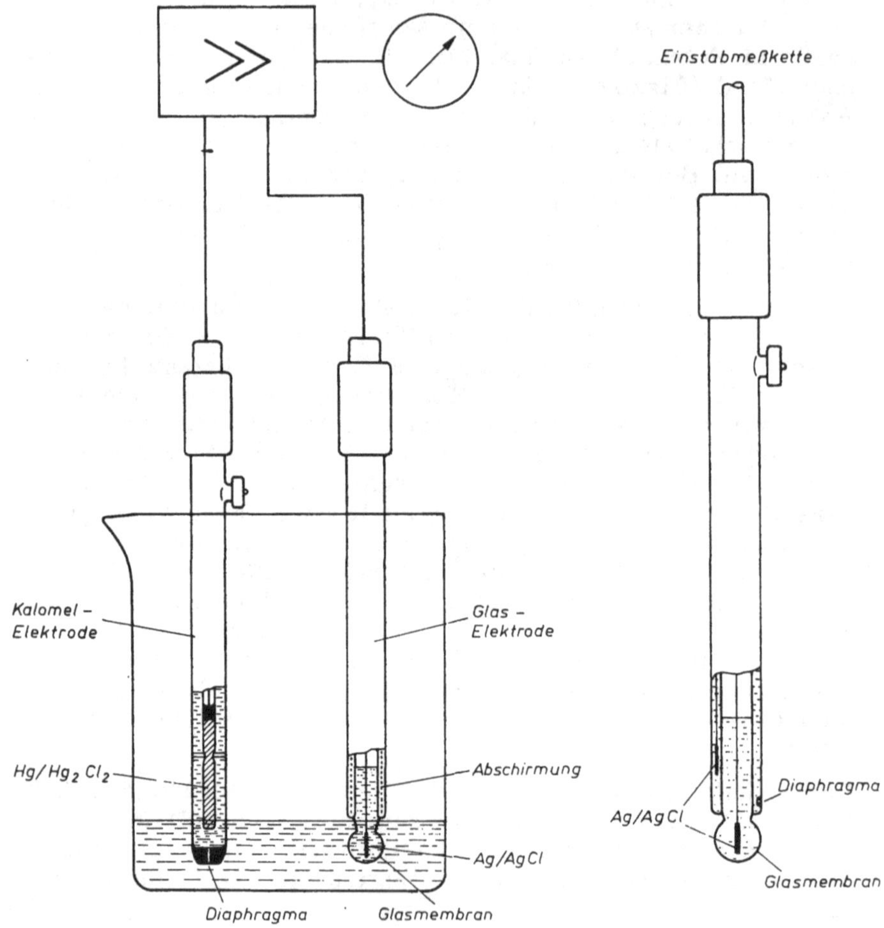

Abb. pH-Wert-Bestimmung

Außerhalb der Glaskugel: Meßlösung/ mit KCl-Lösung getränktes Diaphragma am Boden der Kalomelelektrode/ KCl-Lösung mit KCl und Hg_2Cl_2 als Bodenkörper/Hg.

Der genaue pH-Wert der Pufferlösung in der Glaskugel wird so gewählt, daß in einer Meßlösung von pH 7 die gesamte Potentialdifferenz 0 beträgt. Abweichungen ("Asymmetriepotential") werden am Anzeigegerät kompensiert (Standardpuffer).

Die gesamte Anordnung - bis auf die Meßlösung - ist in den "Einstabmeßketten" zur pH-Messung enthalten (Abb.). Man braucht diese nur in die Meßlösung zu tauchen und an ein pH-Meter anzuschließen. Die Skalen der pH-Meter zeigen wahlweise pH-Werte oder Millivolt an.

Ionenstärke

Gleichgewichtskonstanten (Konzentrationskonstanten) - besonders wenn Ionen an den Reaktionen beteiligt sind - hängen von den in der Lösung vorhandenen elektrischen Feldern ab. Diese werden durch Zahl und Ladung von in der Lösung befindlichen Ionen bestimmt. Ein Maß für diese Ionen-Wirkung ist die Ionenstärke. Sie ist wie folgt definiert:

$$J = \frac{1}{2} \cdot \sum c_i \cdot z_i^2$$

Hierin bedeuten: c_i die Konzentration der Ionenart i, und z_i die zugehörige Wertigkeit. Die Summierung hat über sämtliche in der Lösung vorkommenden Ionenarten zu erfolgen.

Um reproduzierbare Werte für Gleichgewichtskonstanten zu erhalten, muß entweder in Lösungen mit definierten elektrischen Feldern (Ionenkonzentrationen) gearbeitet werden, oder der Einfluß der elektrischen Felder muß rechnerisch eliminiert werden (thermodynamische Gleichgewichtskonstanten).

Eine Möglichkeit, die Bestimmung von Dissoziationskonstanten bei konstanten Ionenkonzentrationen durchzuführen, besteht darin, daß nicht die freie Säure oder Base titriert wird, sondern deren Salz. Wird z.B. Natriumacetatlösung mit Salzsäure titriert, so werden im Verlauf der Titration die Acetationen durch Chloridionen ersetzt, die Konzentration der Natriumionen bleibt unverändert, und die entstehende undissoziierte Essigsäure erzeugt kein elektrisches Feld. Die Ionenstärke bleibt daher im wesentlichen konstant. Entsprechendes gilt bei der Titration von Ammoniumchlorid mit Natronlauge.

Die Bestimmungstitration kann auch in Gegenwart eines Fremdelektrolyten durchgeführt werden - meist 0,1 M Kaliumchlorid, zu bestimmenden Säure 0,01 M -, dann ist die prozentuale Änderung der elektrischen Felder gering. Die Zahlenwerte der Konstanten gelten genau nur für die Ionenstärke, bei der sie ermittelt wurden.

1. Versuch

Acetat

50 ml 0,1 M Natriumacetatlösung werden unter mechanischem Rühren (Magnetrührer) und ständiger pH-Messung mit der Glaselektrode aus einer 10-ml-Bürette mit 1 M Salzsäure titriert. Bis zu einem Verbrauch von 0,5 ml wird der pH-Wert nach Zugabe von jeweils 0,1 ml Säure abgelesen. Dann erfolgt bis zu einem Gesamtverbrauch von 4,5 ml die Ablesung jeweils nach Zugabe von 0,5 ml, dann wieder nach jeweils 0,1 ml, bis die auftretenden pH-Unterschiede nach Zugabe des Titrationsmittels wieder geringer werden (pH-Sprung beendet).

2. Versuch

Imidazol

Der Versuch wird mit 50 ml einer 0,1 M Lösung von Imidazolhydrochlorid wiederholt; als Titrationsmittel wird 1 M Natronlauge verwendet.

3. Versuch

Ammoniak

50 ml 0,1 M Ammoniumchloridlösung werden wie vorher mit 1 M Natronlauge titriert.

Auswertung:

Die bei allen drei Versuchen erhaltenen Werte werden in das gleiche Diagramm eingetragen. Man benutzt zweckmäßigerweise folgende Maßstäbe:
Abszisse: 1 ml Titrationsmittel = 2 cm, die verbrauchten ml Salzsäure vom 1. Versuch werden von rechts nach links (0 ml bei 12 cm), die verbrauchten ml Natronlauge der beiden anderen

Versuche von links nach rechts (0 ml bei 2 cm) aufgetragen (vgl. Abb.).
Ordinate: pH-Einheit = 2cm.
Für die Bestimmung des pK_a-Wertes muß weder die Konzentration des benutzten Titrationsmittels noch die des titrierten Salzes genau bekannt sein. Bezugspunkte sind die pH-Sprünge, von denen ausgehend die 10-%ige, 50-%ige und 90-%ige Neutralisation ermittelt werden kann (vgl. Abb.).

Aus dem Diagramm werden die zugehörigen pH-Werte entnommen. Dann ist

$$(pH)_{10} = pK_a - 1, \ (pH)_{50} = pK_a \text{ und } (pH)_{90} = pK_a + 1.$$

Histidin

Die Titrationskurve des Histidins, das eine Carboxylgruppe, einen Imidazolring und eine Aminogruppe besitzt, bietet eine Kombination der Versuche 1 - 3. Ein Vergleich mit den ermittelten pK_a-Werten von Essigsäure, Imidazoliumionen und Ammoniumionen erlaubt die Zuordnung der verschiedenen pK_a-Werte von Histidin zu den entsprechenden Gruppen. Allerdings fällt auf, daß die Carboxylgruppe des Histidins stärker sauer reagiert (einen kleineren pK_a-Wert besitzt) und die protonierte Aminogruppe einen schwächer sauren Charakter hat. Diese Eigenschaft ist typisch für die Aminosäuren und resultiert aus der gegenseitigen Beeinflussung der funktionellen Gruppen.

4. Versuch

Histidindihydrochlorid

50 ml 0,05 M L-Histidindihydrochloridlösung werden mit 1 M Natronlauge titriert. Die Zugabe des Titrationsmittels sollte, wie bei den vorhergehenden Versuchen, in so kleinen Schritten erfolgen, daß die entstehenden pH-Änderungen möglichst nicht größer als 0,2 sind.

Auswertung:

Das Ergebnis wird in einem Diagramm dargestellt und die pK_a-Werte werden wie bei den Versuchen 1 - 3 ermittelt.

Wenn eine automatische Bürette entsprechenden Volumens (vgl. pH-Stat-Methode) oder ein Mikro-Dosimeter der Fa. Ingold mit 1 ml Fassungsvermögen zur Verfügung steht, lassen sich die beschriebenen Versuche mit 5 ml der zu titrierenden Lösung durchführen.

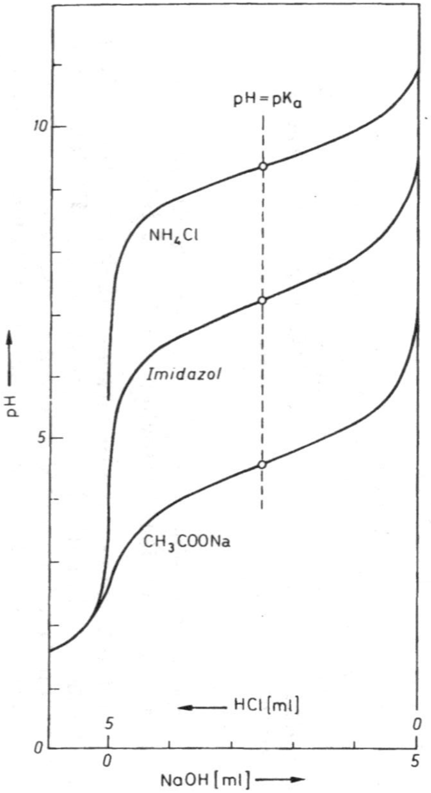

Abb. Pufferkurven

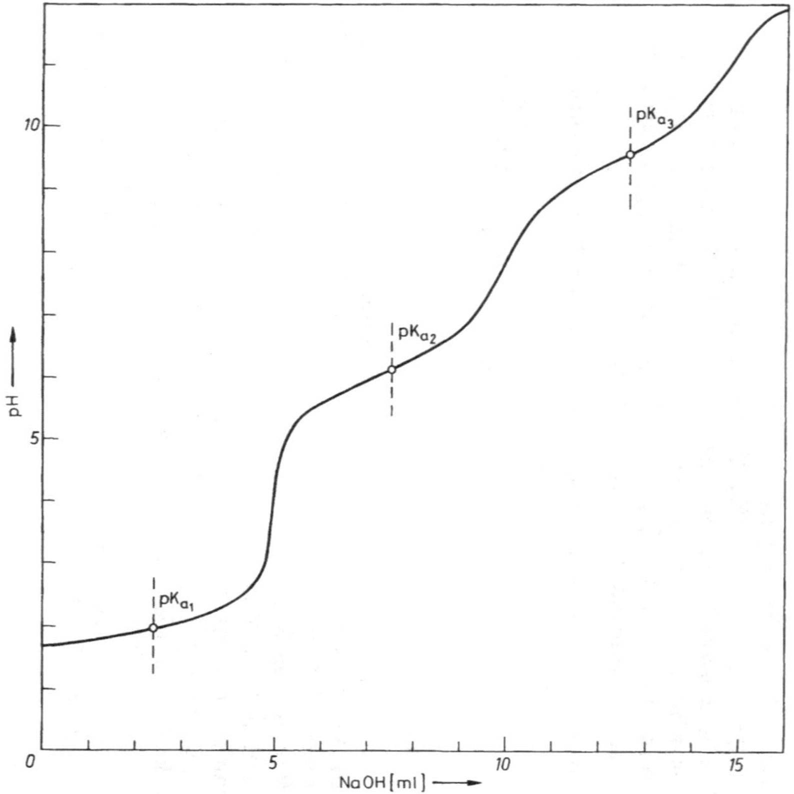

Abb. Titrationskurve von Histidin-dihydrochlorid

IX. Bestimmung der Stabilitätskonstanten von Chelaten

Literatur:

G. Schwarzenbach, H. Flaschka, Die komplexometrische Titration, Stuttgart 1965

Chelate sind Komplexverbindungen, bei denen ein Molekül des Komplexbildners mehrere koordinative Bindungen mit einem Metallion eingeht. So entstehen Ringe unter Beteiligung des Metallions. Gegenüber den einfachen Komplexen mit den gleichen koordinativen Bindungen besitzen Chelate eine höhere Stabilität (Chelateffekt).

Im Organismus gibt es im Verhältnis zu den Metallionen einen großen Überschuß von Substanzen, die im gleichen Molekül mehrere zur Komplexbildung befähigte funktionelle Gruppen besitzen. Dies bedingt, daß in der belebten Natur einfache Komplexe (abgesehen von den nur hydratisierten Kationen der Alkali- und Erdalkalimetalle) nicht vorkommen. Für das Verständnis der biologischen Wirkungen von Metallen ist Kenntnis der Chelatchemie eine wesentliche Voraussetzung.

Die Stabilitäts- (Assoziations- oder Bildungs-) Konstante eines Chelats ist die Gleichgewichtskonstante folgender Reaktion:

$$M + Z \rightleftharpoons MZ \qquad K_{MZ} = \frac{[MZ]}{[M] \cdot [Z]}$$

Hierin bedeuten: Z = nicht protonierter Chelatbildner (alle abdissoziierbaren Wasserstoffionen sind abgegeben),
M = Metallion und MZ = Chelat.

Zur Bestimmung dieser Konstanten kann die Konkurrenz von Wasserstoff- und Metallionen um die gleichen funktionellen Gruppen der Komplexbildner benutzt werden. Da an solchen Gruppen (z. B. Amino- und Carboxylgruppen) nur entweder Wasserstoff- oder Metallionen gebunden sein können, bewirken Metallionen eine vermehrte Abdissoziation von Wasserstoffionen und umgekehrt. Bei vielen Chelaten können daher die Stabilitätskonstanten durch Aufnahme von pH-Titrationskurven in Abwesenheit und Gegenwart der betreffenden Metallkationen ermittelt werden. Bei extrem stabilen Chelaten und sehr langsamer Gleichgewichtseinstellung versagt diese Methode (z. B. bei Porphyrinen). Wir untersuchen die Methode an dem Magnesiumchelat einer unphysiologischen Aminosäure, der Nitrilotriessigsäure (NTA+)) statt des kostspieligen ATP, dessen Magnesiumchelat große physiologische Bedeutung besitzt.

Die rechnerische Auswertung ist hier verhältnismäßig einfach, da sich nur ein einziger Metallkomplex bildet und in dem auszuwertenden pH-Bereich nur ein einziges Wasserstoffion an das nichtprotonierte Anion angelagert wird. Bei der Nitrilotriessigsäure $N(CH_2COOH)_3$ sind, wie bei allen α-Aminosäuren, die Carboxylgruppen verhältnismäßig stark sauer. In einer verdünnten Lösung von NTA in Wasser existiert praktisch nur die Dissoziationsstufe $HN^+(CH_2COO^-)_3$. Das am Stickstoff gebundene Proton wird erst bei stark alkalischer Reaktion abgegeben. Die Titrationskurve von NTA entspricht daher zunächst der einer starken zweibasischen Säure (scharfer pH-Sprung beim Molverhältnis KOH/NTA = 2). Von hier an kann sie wie die Titrationskurve einer schwachen einbasischen Säure behandelt werden. Dieser Teil wird nur durch das folgende Dissoziationsgleichgewicht bestimmt.

$$HN^+(CH_2COO^-)_3 \rightleftharpoons N(CH_2COO^-)_3 + H^+;\ K_a = \frac{[H]\cdot[Z]}{[HZ]}$$

(K_a bedeutet hier die Säuredissoziationskonstante der 3. Stufe !)

Der zugehörige pK_a-Wert wird aus der Titrationskurve wie üblich ermittelt. Er ist gleich dem pH-Wert beim Molverhältnis KOH: NTA = 2, 5 : 1; das entspricht der Ermittlung des pK-Wertes einer schwachen einbasischen Säure aus ihrer Titrationskurve. Gibt man zu einer NTA-Lösung Magnesiumchlorid, so bildet sich in einer Gleichgewichtsreaktion das Chelat:

$$N(CH_2COO^-)_3 + Mg^{2+} \rightleftharpoons [Mg^{2+}N(CH_2COO^-)_3]^-;\ K_{MZ} = \frac{[MZ]}{[M]\cdot[Z]}$$

Abdissoziation von Wasserstoffionen und Chelatbildung sind miteinander gekoppelt, denn bei beiden Reaktionen sind $N(CH_2COO^-)_3$-Ionen (Z) beteiligt. Zusatz von Magnesiumionen verringert [Z] und verursacht eine weitergehende Abdissoziation von Wasserstoffionen, d.h., die Lösung wird saurer. Wird [Z] aus den bei-

+) NTA: International eingeführte Abkürzung für nitrilo-triacetic acid. Die Verbindung ist jedoch kein Nitril, sondern ein tertiäres Amin.

den Gleichungen eliminiert (Multiplikation von K_a mit K_{MZ}), so erhält man:

$$K_a \cdot K_{MZ} = \frac{[H^+] \cdot [MZ]}{[HZ] \cdot [M]}$$

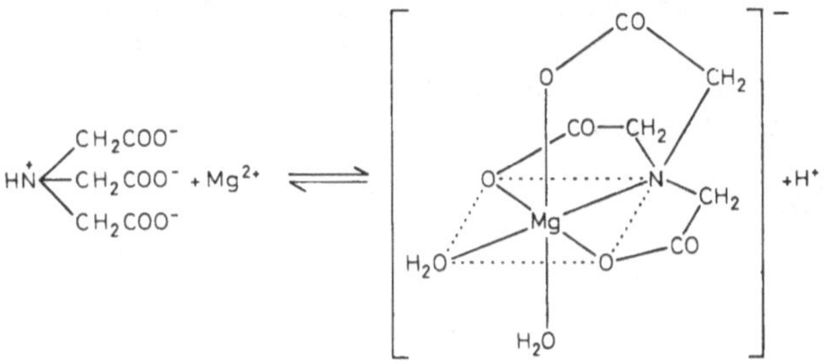

Bei einem großen Überschuß von Magnesiumchlorid wird durch die Komplexbildung die Konzentration der Magnesiumionen im Verhältnis zur Gesamt-Magnesiumionen-Konzentration nur wenig geändert, so daß diese für [M] in die Formel eingesetzt werden kann, und zwar für alle pH-Werte. So kann aus der Gleichung die Stabilitätskonstante K_{MZ} mit Hilfe von pH-Messungen ermittelt werden, wenn die pH-Titrationskurve von NTA in Gegenwart eines Überschusses von Magnesiumchlorid aufgenommen wird.

Zur Auswertung einer solchen Kurve wird die Gleichung umgeformt:

$$K_a \cdot K_{MZ} \cdot [M] = \frac{[H^+] \cdot [MZ]}{[HZ]}$$

und K_a addiert:

$$K_a + K_a \cdot K_{MZ} \cdot [M] = \frac{[H^+] \cdot ([Z] + [MZ])}{[HZ]} = K_a' .$$

Diese neue Konstante, die die Säuredissoziationskonstante des dritten Protons in Gegenwart des Magnesium-Überschusses beschreibt, wird K_a' genannt. Bei der Halbneutralisation der dritten Säurestufe (Molverhältnis KOH/NTA = 2, 5) ist ihr Zahlenwert gleich der gemessenen Wasserstoffionenkonzentration, denn hier ist

$$[Z] + [MZ] = [HZ],$$

da die Hälfte der gesamten NTA noch als $HN^+(CH_2COO^-)_3$ vorliegt. Bei Halbneutralisation in Gegenwart des Magnesium-Überschusses gilt also $pH = pK'_a$.

Auflösung der Gleichung nach K_{MZ} ergibt

$$K_{MZ} = \left(\frac{K'_a}{K_a} - 1 \right) [M]^{-1}$$

Da bei starker Komplexbildung K'_a/K_a sehr viel größer als 1 ist, kann -1 vernachlässigt werden. Logarithmieren, wobei $-\log [M]$ in Analogie zur Definition des pH-Wertes als pM bezeichnet wird, ergibt dann die einfache Bestimmungsgleichung

$$\log K_{MZ} = pK_a - pK'_a + pM.$$

1. Versuch

pK_a - Wert von NTA

50 ml 1 mM NTA (diese Lösung ist auch 0,1 M an Kaliumchlorid zur Einstellung einer konstanten Ionenstärke+)) werden unter mechanischem Rühren und ständiger pH-Kontrolle mit der Glaselektrode mit 10 mM Kalilauge titriert. Nach der Zugabe von jeweils 1 ml wird der pH-Wert gemessen. Das wird bis insgesamt 20 ml Kalilauge fortgesetzt.

Auswertung:

Die erhaltenen Werte werden auf Millimeterpapier aufgetragen (Abszisse: 1 ml Kalilauge = 1 cm; Ordinate: pH-Einheit = 2 cm). Bei dem Molverhältnis KOH/NTA = 2 besitzt die Kurve einen pH-Sprung (Wendepunkt). Man entnimmt der Kurve den pH-Wert für das Molverhältnis 2,5. Dieser entspricht dem pK_a-Wert der 3. Säurestufe. Zur Ermittlung der Lage dieses Molverhältnisses vgl. 2. Versuch.

2. Versuch

pK'_a - Wert von NTA

Die Titration wird mit neuer NTA-Lösung wiederholt, jedoch werden vor Beginn 5 ml 0,1 M Magnesiumchloridlösung hinzugefügt (Magnesium-Überschußkurve), im Ansatz ist dann die Magnesiumionenkonzentration = 0,01 M und pMg = 2.

+) vgl. Kap. VIII

Auswertung:

Die Magnesium-Überschußkurve wird in das Diagramm der einfachen pH-Titrationskurve eingetragen. Zur Ermittlung des Molverhältnisses 2, 5 geht man nicht von der theoretisch zu erwartenden ml-Zahl aus, sondern ermittelt die verbrauchten ml bei dem relativ großen pH-Sprung der Magnesium-Überschußkurve; hier ist das Molverhältnis genau 3, man berechnet hieraus den Abszissenwert für KOH/NTA = 2, 5. Der pH-Wert bei diesem Molverhältnis entspricht dem pK_a' -Wert. So kann man Ungenauigkeiten des Pipettierens und der Titration weitgehend ausschalten.

Aus den Ergebnissen werden pK_a, pK_a' und K_{MZ} bestimmt.

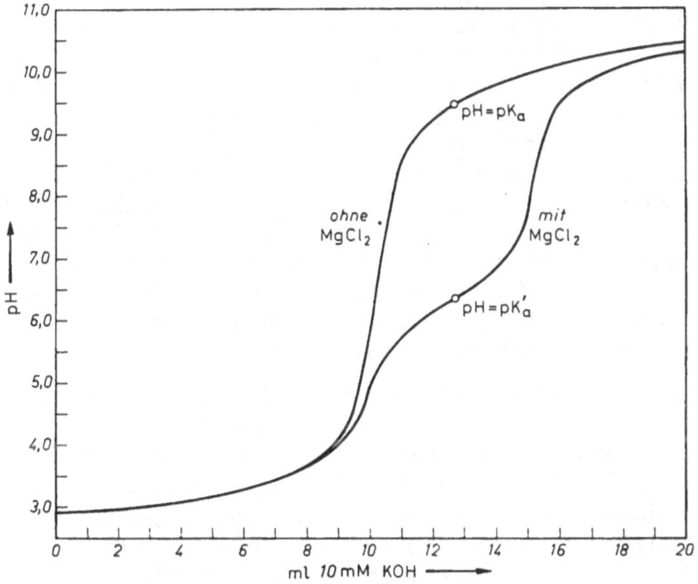

Abb. pH-Titrationskurve von $N(CH_2COOH)_3$

X. pH-Stat-Methoden

Reaktionen, bei denen Wasserstoffionen entstehen oder verbraucht werden, können mit der pH-Stat-Methode verfolgt werden. Dabei wird mit einer Glaselektroden-Meßkette, die in den auf konstanter Temperatur gehaltenen Reaktionsansatz taucht, der pH-Wert der Lösung nicht nur gemessen, sondern das Potential auch zur Steuerung einer motorgetriebenen Bürette benutzt. Die Bürette ist je nach der zu messenden Reaktion mit Lauge oder Säure von bekannter Konzentration gefüllt. An einem Digitalschalter des Gerätes wird der pH-Wert, bei dem die Reaktion ablaufen soll, eingestellt. Dabei wird dem Potential, das die Elektrodenkette in einer Lösung mit diesem pH-Wert bildet, ein gleichgroßes entgegengeschaltet.+)

Wenn der Reaktionsansatz diesen pH-Wert besitzt, ist das resultierende Potential Null und die Bürette erhält kein Signal; weicht der pH-Wert im Reaktionsansatz von dem vorgewählten ab, resultiert ein von Null verschiedenes Potential, das nach entsprechender Verstärkung die Motorbürette in Betrieb setzt. Über einen Polyäthylenschlauch wird die von der Bürette ausgestoßene Titrierflüssigkeit direkt in das Reaktionsgefäß geleitet und durch einen motorgetriebenen Rührer eingemischt. Dadurch wird der pH-Wert wieder auf den Sollwert gebracht und das die Bürette steuernde Potential Null. Die fortschreitende Reaktion ändert den pH-Wert wieder, was die Bürette wieder in Betrieb setzt usw.. Das Volumen der von der Bürette abgegebenen Titrierflüssigkeit entspricht dann in jedem Zeitpunkt den bei der Reaktion entstandenen bzw. verbrauchten H^+-Ionen.

Die Motorbürette besteht aus einem mit Zweiwegehahn (für Titrieren oder Nachfüllen) versehenen Glaszylinder, in den vom Motor ein Verdrängungskolben aus Tantal (korrosionsfest gegen saure und alkalische Titrierflüssigkeiten) geschoben wird. Der Vorschub dieses Tantalkolbens und damit das abgegebene Volumen kann digital abgelesen werden; bei Anschluß eines Schreibers wird es gegen die Zeit aufgetragen. Man erhält so die Zeit-Umsatz-Kurven. Zugabe und Einmischen des Titrationsmittels dürfen nicht aus mechanischen Gründen langsamer erfolgen als dies Bildung oder Verbrauch von H^+-Ionen im Reaktionsansatz erfordern.

+) Da die meisten Glaselektroden eine geringe Fehlweisung (Asymmetriepotential) zeigen, wird die Elektrodenkette zunächst in einen Standardpuffer getaucht, der pH-Wert des Standardpuffers am Digitalschalter eingestellt und durch Betätigen eines zweiten Digitalschalters (s. Abb.) der Galvanometerausschlag auf Null gebracht.

An zahlreichen biochemisch wichtigen Reaktionen sind H^+-Ionen beteiligt. Sie treten nicht nur bei der Bildung freier Säuren durch Spaltung von Estern oder Säureanhydriden, sondern zum Beispiel auch bei allen Reaktionen, bei denen ein Substrat mit NAD dehydriert wird, auf. Bei dem letztgenannten Reaktionstyp wird wegen des geringen Materialbedarfs und der einfacheren Versuchsanordnung zwar die optische Methode (Kap. XV) bevorzugt; wenn aber die Reaktion in stark gefärbten oder trüben Lösungen verfolgt werden soll, kann man auf die pH-Stat-Methode ausweichen.

Hier wird die Messung dreier Reaktionen beschrieben: Die Hydrolyse eines Triglycerids durch Lipase, von Acetylcholin durch Acetylcholinesterase und die Phosphorylierung von Glucose in Hämolysaten (Hexokinasereaktion).

Enzymeinheiten

Bei der pH-Stat-Methode begegnen wir einer exakten quantitativen Bestimmung von Enzymaktivitäten bzw. Enzymkonzentrationen. Aus praktischen Gründen ist nicht das Gewicht einer Enzymmenge das übliche Maß, sondern die unter festgelegten Bedingungen in einer bestimmten Zeit vom Enzym umgesetzte Substratmenge. Diese hängt von zahlreichen Parametern wie pH-Wert, Substratkonzentrationen, verwendeten Puffersubstanzen und deren Konzentrationen sowie sonstigen Bestandteilen (Aktivatoren, Inhibitoren) des Reaktionsansatzes ab. Als Maßeinheit für die Enzymmenge empfahl die "International Union of Biochemistry (IUB)" 1964 die internationale Enzymeinheit (U) als die Enzymmenge, die 1 μmol Substrat in der Minute umsetzt. 1972 wurde von der gleichen Kommission als Einheit der Enzymmenge das katal (kat) eingeführt, das einem Umsatz von 1 Mol Substrat pro Sekunde entspricht. Beide Einheiten sind nebeneinander im Gebrauch. Sie werden wie folgt ineinander umgerechnet:

1 nkat (1 nmol/s) = 10^{-9} kat = 0,06 U (μmol/min) = 60 mU

16,67 nkat = 1 U.

Zur Standardisierung der Meßtemperatur wurde 1961 25° C empfohlen, 1964 eine Temperatur von 30° C. Daher sind heute verschiedene Temperaturen in Anwendung. Die sonstigen Versuchsbedingungen sind naturgemäß für jedes Enzym spezifisch. Man strebt immer Versuchsbedingungen an, bei denen die größtmögliche Aktivität des Enzyms erreicht wird, d. h. pH-Optimum, weitgehende Sättigung des Enzyms mit Substrat, optimale Aktivatoren- und Pufferkonzentrationen. Aus praktischen Gründen (Löslichkeiten, Enzymbeständigkeit) sind die optimalen Bedingungen aber oft nicht zu realisieren.

Bestimmung und pH-Optimum von Lipase (EC 3.1.1.3)

Lipasen gehören zu den Esterasen und spalten die Esterbindung in den Glycerinestern der Fettsäuren. Die frei werdenden Fettsäuren dissoziieren H^+-Ionen ab, die mit der pH-Stat-Methode erfaßt werden können. Das bevorzugte Substrat bei der Lipasebestimmung ist Glycerintributyrat.

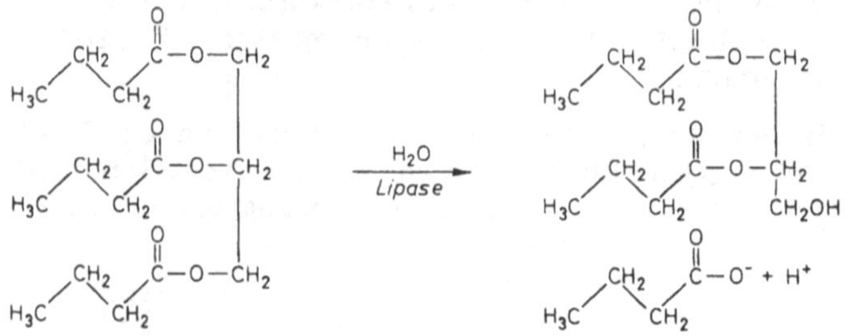

Die im folgenden Versuch benutzte Lipase-Präparation aus Rhizopus arrhizus hat ihr pH-Optimum bei pH 7,0. Andere Lipasen besitzen je nach ihrer Herkunft und dem verwendeten Substrat andere pH-Optima. Die klinisch wichtige Lipase im Serum stammt fast ausschließlich aus dem Pankreas. Wesentlich erhöhte Werte sind daher ein wichtiger Befund bei der Diagnose von Pankreaserkrankungen. Ihr pH-Optimum liegt bei Verwendung von Olivenölemulsion als Substrat bei pH 8,6 - 9,0. Da die Triglyceride der meisten Fettsäuren nicht wasserlöslich sind, müssen sie unter Vermittlung einer oberflächenaktiven Substanz emulgiert werden, bevor sie durch Lipase gespalten werden können (vergleiche die Wirkung der Gallensäuren).

Die Bestimmung des pH-Optimums ist mit der pH-Stat-Methode besonders einfach, da nur die gewünschten pH-Werte am Gerät einzustellen sind, und die Herstellung verschiedener Pufferlösungen entfällt.

1. Versuch

In einem 50-ml-Meßzylinder werden 4,4 ml Glycerintributyrat (Tributyrin) mit 0,1 ml Triton X 100 (Hydroxyäthylpolyäthoxy-octylphenyläther +)) versetzt und mit bidest. Wasser aufgefüllt. Durch 0,5 bis 1 minutenlanges heftiges

---

+)

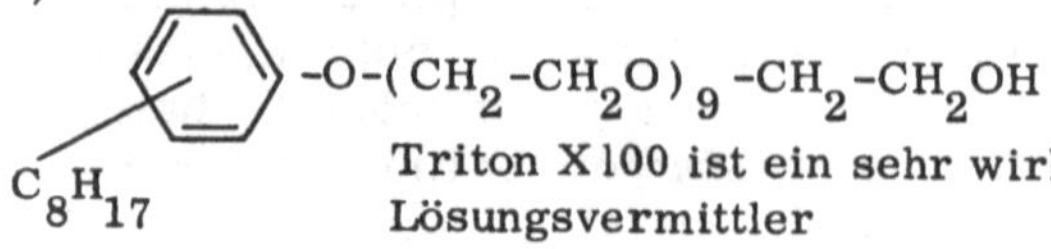

Triton X100 ist ein sehr wirksamer Emulgator und Lösungsvermittler

Rühren in einem Mixgerät (z. B. Starmix, Omnimix usw.) erhält man eine ca. 0,3 M Emulsion von Tributyrin. Die Motorbürette wird mit 0,01 M Natronlauge gefüllt. In das mit einem Rührer versehene, temperierte Reaktionsgefäß des pH-Staten werden 5 ml der Tributyrinemulsion pipettiert und der gewünschte pH-Wert am Gerät eingestellt. Nach Einschalten der Apparatur gibt die Bürette solange Natronlauge in das Reaktionsgefäß, bis der eingestellte pH-Wert erreicht ist. Die Bürette wird wieder gefüllt und die Reaktion durch Zugabe von 50 μl der Lipase-Lösung gestartet. Der Versuch wird bei folgenen pH-Werten durchgeführt: 6,0; 6,5; 7,0; 7,5; 8,0 und 8,5. Bei pH 6,0 werden allerdings nur 94% der freigesetzten Buttersäure (pK_a = 4,82) erfaßt.

Auswertung:

Aus der Steigung der vom Schreiber gezeichneten Kurve bestimmt man unter Berücksichtigung der Schreibereinstellung und des Vorschubs (pro Zeiteinheit transportiertes Papier) +) die Enzymaktivität. In einem Diagramm werden die gemessenen Aktivitäten (μmol/min) gegen die zugehörigen pH-Werte aufgetragen.

Bestimmung von Acetyl-Cholinesterase (EC 3.1.1.7)

Durch dieses Enzym wird Acetylcholin in Essigsäure und Cholin hydrolysiert. Die Essigsäure (pK_a = 4,75) dissoziiert bei pH 7,2 praktisch vollständig in Acetat und H^+-Ionen. Die letzteren werden mit der pH-Stat-Methode erfaßt.

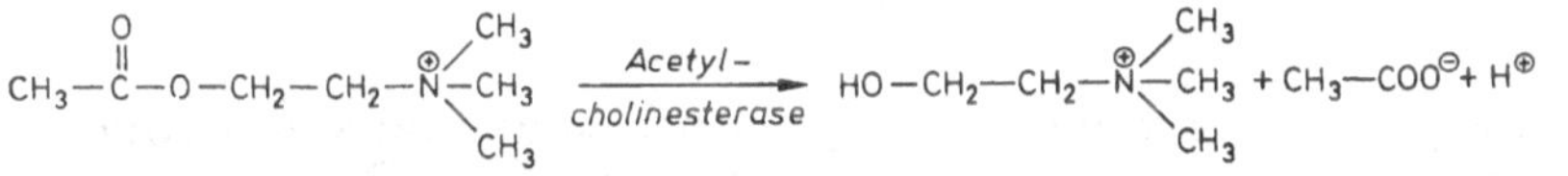

Erythrocyten enthalten eine Acetylcholinesterase in hoher Konzentration, die nur Acetylcholin hydrolysiert. Über ihre physiologische Bedeutung ist nichts bekannt. Im Blutserum läßt sich ein Enzym (Cholinesterase, EC 3.1.1.8) nachweisen, das Acetylcholin, andere Ester des Cholins und Thiocholins sowie weitere Ester hydrolysiert. Dieses Enzym gehört zu den wenigen, die auch in Normalseren erhebliche Aktivitäten besitzen (2000 ± 500 U/l).

+) Die Einstellung des Schreibers ist je nach Gerätetyp verschieden. Es ist anzustreben, Vorschub und Empfindlichkeit so zu wählen, daß bei der benutzten Enzymmenge eine Gerade mit einer Steigung um 1 (45°) resultiert.

Es wird in der Leber synthetisiert, daher sind bei schweren Lebererkrankungen die Werte im Serum erniedrigt. Cholinesterasen werden von zahlreichen Insektiziden (z.B. E 605, p-Nitrophenyl-diäthylester der Thiophosphorsäure) und von Physostigmin stark gehemmt. Das Enzym im Serum läßt sich mit Reagenzpapieren, die Acetylcholin als Substrat und einen pH-Indikator enthalten, nachweisen (Merckognost Cholinesterase). Die Dissoziation der bei der Hydrolyse entstehenden Essigsäure bewirkt eine Erniedrigung des pH-Wertes, die durch den Indikator angezeigt wird.

2. Versuch

Auf die Vertiefung der Testplatte wird 1 Tropfen Serum gebracht und ein Testblättchen daraufgelegt. Man vergleicht die Farbe sofort mit einer Farbskala, notiert die Zahl, vergleicht nach 6, 18 und 30 Minuten und notiert wieder die Zahl. Die Differenz dieser Zahlen zum Anfangswert ist ein ungefähres Maß für die Enzymaktivität.

Der Versuch wird mit Serumproben wiederholt, die zuvor mit E 605 versetzt wurden (Verdünnungen 1 : 2500 bzw. 1 : 25 000).

Quantitativ und auch in stark gefärbten Lösungen wie Hämolysat wird die Acetylcholinesterase mit der pH-Stat-Methode bestimmt. Im folgenden Versuch ist es nicht erforderlich, die gewaschenen Erythrocyten vorher zu hämolysieren, da durch die starke Verdünnung im Reaktionsansatz die Hämolyse schnell genug eintritt.

3. Versuch

Am pH-Stat wird pH 7,2 eingestellt. In der Bürette befindet sich 0,01 M Natronlauge. In das temperierte Reaktionsgefäß werden 5 ml 0,05 M Acetylcholinchloridlösung pipettiert und der Apparat in Gang gesetzt. Nachdem die Lösung den eingestellten pH-Wert erreicht hat, und die Bürette - wenn nötig - wieder gefüllt wurde, kann die Reaktion durch Zugabe von 0,1 ml gewaschenen Erythrocyten (3 mal mit physiol. Natriumchloridlösung waschen und zentrifugieren) bzw. Serum gestartet werden.

Auswertung:

Aus dem Schreiberdiagramm wird die Konzentration der Cholinesterase in U/l Erythrocyten bzw. Serum ermittelt.

Bestimmung von Hexokinase (EC 2.7.1.1) im Hämolysat

Die erste Reaktion in der Glykolyse ist die Hexokinase-Reaktion. Auch sie kann mit der pH-Stat-Methode verfolgt werden, da durch die Spaltung einer Pyrophosphatbindung im ATP eine neue Säuregruppe frei wird. Die Abdissoziation der H^+-Ionen wird im ATP und ADP durch Chelatbildung mit Magnesiumionen gefördert, so daß man diese bei pH 7,6 und 10 mM Magnesiumchlorid als praktisch vollständig ansehen kann. Bei dem entstehenden Glucose-6-phosphat (pK_{a2}= 6,11) sind bei pH 7,6 noch ca. 3% der H^+-Ionen an den Phosphatrest gebunden.

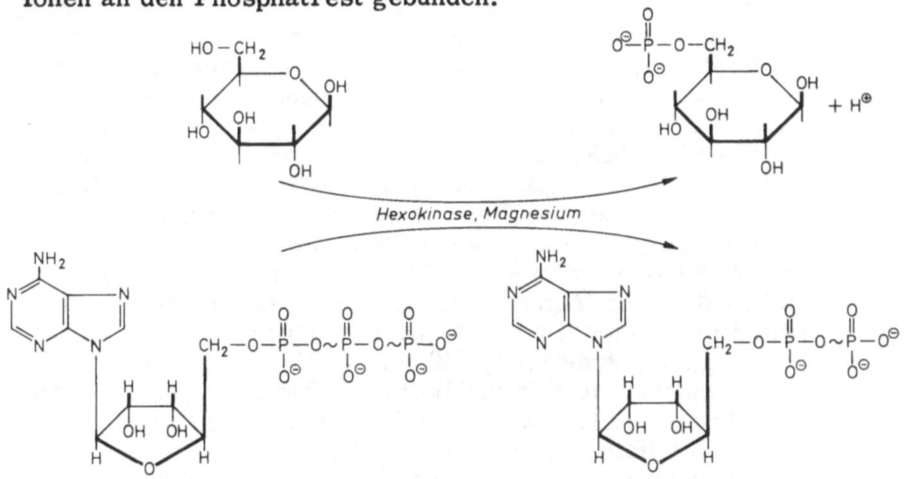

In den Erythrocyten besteht ein enger Zusammenhang zwischen Glykolyse und Sauerstofftransport. Im Gegensatz zu anderen Zellen entsteht hier in einem Seitenweg der Glykolyse in verhältnismäßig großen Mengen Glycerinsäure-2,3-bisphosphat (frühere Bezeichnung: 2,3-Diphosphoglycerinsäure). Es wird von der desoxygenierten Form des Hämoglobins gebunden und fördert auf diese Weise die Abgabe des Sauerstoffs.
Bei (erblichem oder angeborenem) Mangel an Hexokinase in Erythrocyten ist die Konzentration von Zwischenprodukten der Glykolyse erniedrigt. Solche Zellen enthalten auch weniger Glycerinsäure-2,3-bisphosphat und die Sauerstoffabgabe durch oxygeniertes Hämoglobin ist verringert, was man an der Sauerstoffbindungskurve solcher Erythrocyten sehen kann.

Hämolysat enthält auch die anderen Enzyme der Glykolyse. Bei Verwendung des physiologischen Substrats (Glucose) zur Bestimmung der Hexokinase würde daher das entstandene Glucose-6-phosphat weiter umgesetzt werden, wobei z. T. ebenfalls H^+-Ionen entstehen. Um nur die Geschwindigkeit der Hexokinasereaktion zu messen, wird 2-Desoxy-D-glucose als Substrat benutzt. Da hier die Hydroxylgruppe am zweiten C-Atom fehlt, ist eine Weiterreaktion nicht möglich. Unter den gewählten Versuchsbedingungen ist die Oxidation zum 2-Desoxy-6-phosphogluconolacton zu vernachlässigen.

4. Versuch

10 ml Blut werden in einem Zentrifugenglas aufgefangen, das etwas Heparin enthält. Dann wird 10 Minuten bei 2000 bis 3000 g zentrifugiert, das Plasma wird abgesaugt und die Erythrocyten werden zweimal mit eiskalter physiologischer Natriumchloridlösung an der Zentrifuge gewaschen. Zum Hämolysieren werden die Erythrocyten in dem gleichen Volumen 0, 01 M Kaliumphosphatpuffer (pH = 7, 6), der 2, 7 mM an EDTA, 7, 5 mM an Mercaptoäthanol ($HO\text{-}CH_2\text{-}CH_2\text{-}SH$, zur Stabilisierung der Hexokinase, die SH-Gruppen enthält) und 10 mM Glucose ist, suspendiert und eingefroren. Nach dem Auftauen wird in einer Kühlzentrifuge 15 Minuten bei ca. 5000 g zentrifugiert und das Hämolysat von den Zelltrümmern abpipettiert. Der pH-Stat wird auf pH 7, 6 eingestellt und das Reaktionsgefäß auf 37° C +) temperiert. Die Bürette enthält 10 mM NaOH. In das Reaktionsgefäß werden 1 ml 16 mM ATP, 1 ml 0, 5 M KCl, 1 ml 50 mM $MgCl_2$ und 1, 5 ml des Hämolysats gegeben. (Der Zusatz von $MgCl_2$ und KCl ist notwendig, um die Konzentration dieser Ionen im Ansatz der in den Erythrocyten anzugleichen). Man bringt die Lösung auf pH 7, 6, füllt die Bürette wieder und startet nach 5 Minuten (der Umsatz der im Hämolysat enthaltenen Glucose ist dann beendet) die Reaktion durch Zugabe von 2 ml 0, 7 M 2-Desoxy-D-glucose.

Auswertung:

Aus dem Schreiberdiagramm wird die Reaktionsgeschwindigkeit in µmol/min ermittelt und pro Liter Erythrocyten angegeben.

+) Die geringe Aktivität von Hexokinase im Hämolysat erfordert diese Abweichung von der sonst üblichen Meßtemperatur.

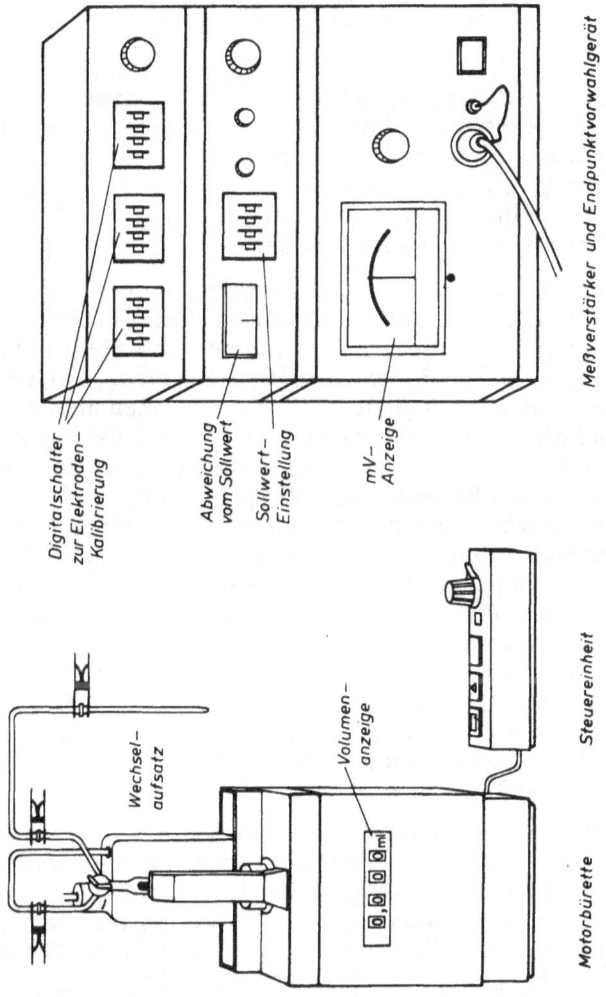

Abb. pH-Stat (Mettler)

XI. Redoxpotentiale

Literatur: A. L. Lehninger, Bioenergetik, Stuttgart 1970

Bei allen chemischen Reaktionen - auch den biochemischen - werden nicht nur Substanzen ineinander umgewandelt, sondern es werden auch Energien umgesetzt. Energie muß dabei teils zugeführt werden, teils wird sie abgegeben. Die Bedeutung des Energiegewinns aus Stoffwechselreaktionen für den Organismus ist augenfällig:

Muskelkontraktion, Stofftransport gegen ein Konzentrationsgefälle, Erzeugung elektrischer Impulse, Synthesen von komplizierten Substanzen aus einfachen gegen die Lage des chemischen Gleichgewichts (z. B. Glucose $\longrightarrow$ Glykogen und Aminosäuren $\longrightarrow$ Protein) und die Aufrechterhaltung einer gegenüber der Umgebung erhöhten Körpertemperatur bedürfen der Energiezufuhr.

Unter den verschiedenen Energiearten kommt der Wärme eine Ausnahmestellung zu, da sie nur unter bestimmten Voraussetzungen (Temperaturdifferenzen) zur Leistung von Arbeit herangezogen werden kann. Die anderen Energiearten lassen sich dagegen in geeigneten Systemen - auch isothermen - ineinander umwandeln. Sie sind also zur Leistung von Arbeit frei verfügbar. Man kann für die Arbeit, die bei einer chemischen Reaktion gewonnen werden kann, keinen konstanten, für die betreffende Reaktion gültigen Wert angeben. Er hängt vielmehr vom Wirkungsgrad eines verwertenden Systems und von den Konzentrationen der reagierenden Substanzen ab. Für ein ideales Verwertungssystem und festgelegte Konzentrationen erhält man einen für die betreffende Reaktion charakteristischen Maximalwert. Für diesen ist ein neuer Begriff eingeführt worden: Die Änderung der freien Energie ΔG. Die Differenz (Δ) bedeutet, daß die Arbeitsfähigkeit des Systems vor und nach Umsatz eines Mols angegeben wird. Die Abkürzung G erinnert an W. Gibbs, der diese Funktion einführte und ihre Bedeutung erkannte.

Die bei einer Reaktion gewonnene Arbeit ist nur dann gleich diesem Maximalwert ΔG, wenn bei dem in entgegengesetzter Richtung verlaufenden Prozeß die gleichen Energiebeträge, nur mit entgegengesetzten Vorzeichen +), benötigt werden (reversible Reaktionsführung). Der Wert von ΔG hängt von der Gleichge-

---

+) Der Energiebetrag, der vom System aufgenommen wird, erhält ein positives Vorzeichen, der vom System abgegebene ein negatives.

wichtskonstanten der Reaktion ab und ist um so größer (positiv oder negativ), je mehr sich die Konzentrationen der reagierenden Substanzen von den Gleichgewichtskonzentrationen unterscheiden. Um einen nur für die Reaktion - unabhängig von den Bedingungen - charakteristischen Wert für ΔG zu definieren, sind Standardbedingungen eingeführt worden. Die Konzentrationen sämtlicher Reaktionsteilnehmer wurden auf 1 mol/l und die Temperatur auf 25° C festgelegt. Der Wert von ΔG bei der Reaktion eines Mols unter diesen Bedingungen wird ΔG^{o} - freie Standardenergie - genannt. +)

Der Energiegewinnung in biologischen Systemen dienen im Wesentlichen Redoxvorgänge, z. B. die Oxidation des Wasserstoffs von Substraten zu Wasser. Sie verläuft stufenweise über verschiedene Redoxpaare (Atmungskette). Da bei Redoxvorgängen Elektronen übertragen werden, kann man durch Messen der elektrischen Potentiale, unter denen diese Elektronenübertragung erfolgt, die freie Energie bestimmen. Aus den Differenzen der Redoxpotentiale zwischen den einzelnen Redoxpaaren der Atmungskette kann man ersehen, daß bei der Elektronenübertragung zwischen bestimmten Redoxpaaren eine Bildung der energiereichen Pyrophosphatbindung (im ATP) energetisch möglich ist.

Gleichgewichtskonstante und freie Energie

Die grundlegende Beziehung zwischen Gleichgewichtskonstante und freier Energie soll an einer einfachen Reaktion in einem Gedankenexperiment abgeleitet werden.
Wir betrachten die Reaktion

$$S \rightleftharpoons P$$

mit der Gleichgewichtskonstanten

$$K = \frac{[P]}{[S]} = 100$$

+) Bei vielen biochemisch wichtigen Prozessen sind H^+-Ionen an der Reaktion beteiligt. In der Biochemie ist die Standardkonzentration für H^+-Ionen abweichend von den Konzentrationen der anderen Reaktionsteilnehmer auf 10^{-7} mol/l (pH = 7) festgelegt worden.

Die Abbildung zeigt die gedachte Versuchsanordnung. In zwei Zylindern, die durch verschiebbare Kolben verschlossen sind, befinden sich die Gase S und P. Sie stehen mit dem Reaktionsraum durch semipermeable Membranen in Verbindung, die nur für das jeweilige Gas durchlässig sein sollen. +)

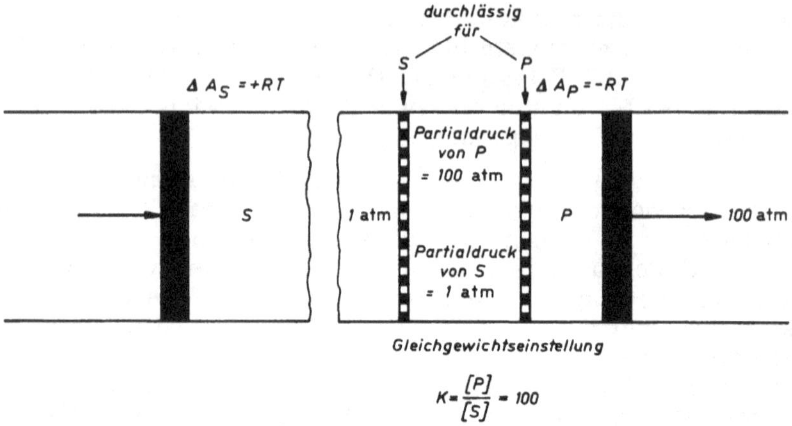

Abb. Zur Ableitung: $-\Delta G^o = RT \cdot \ln K$

Im Reaktionsraum soll ein Katalysator für eine rasche Einstellung des Gleichgewichts sorgen, das durch die Gleichgewichtskonstante K definiert ist. Der Zahlenwert verändert sich nicht, wenn wir statt der Konzentrationen Drucke einsetzen. Das bedeutet, daß der Partialdruck des Gases P im Reaktionsraum 100 x größer als der Partialdruck des Gases S ist und sich das gesamte System im Gleichgewicht befindet, wenn in den entsprechenden Zylindern die Drucke von S 1 atm bzw. von P 100 atm betragen. Denkt man sich nun den Druck von S um einen unmeßbar kleinen Betrag erhöht, so wird es unter Arbeitsaufwand in den Reaktionsraum gedrückt und zu P umgesetzt. Das gebildete P verläßt den Reaktionsraum durch die entsprechende Membran und leistet dabei Volumenarbeit gegen den Druck, der auf dem Kolben lastet. Bei reversibler Zufuhr von 1 Mol S bzw. Entnahme von 1 Mol P werden bei den Partialdrucken des Gleichgewichts die Arbeiten von $+\Delta A_S = P_S \Delta V_S$ bzw. $-\Delta A_P = P_P \Delta V_P$ benötigt $(+\Delta A)$ bzw. abgegeben $(-\Delta A)$.

+) Solche semipermeablen Membranen sind nicht nur rein hypothetisch, sondern können in einigen Fällen experimentell realisiert werden. So ist z. B. ein erhitztes Palladiumblech semipermeabel für Wasserstoffgas.

Da in beiden Fällen 1 Mol zugeführt bzw. entnommen wird, ist das Produkt $P_S \Delta V_S$ gleich $P_p \Delta V_p$ und nach der allgemeinen Gasgleichung gleich RT. Für die Zufuhr von 1 Mol S vom Druck 1 atm in den Reaktionsraum wird demnach die gleiche Arbeit benötigt, wie sie bei der Entnahme von 1 Mol P aus dem Reaktionsraum unter dem Druck von 100 atm anfällt. Wir haben also die Lage des Gleichgewichts (K = 100) dazu benutzt, um den Druck bzw. die Konzentration ohne Arbeitsleistung auf das 100fache zu erhöhen; allerdings unter Umsetzung von S zu P. Wenn wir in einem zweiten Schritt das entnommene Mol der Substanz P dilatieren lassen, kann dabei Volumenarbeit gewonnen werden. Die Dilatation soll bis zum Erreichen des Druckes von 1 atm (dem Partialdruck von S) fortgeführt werden.

Die Größe der zu gewinnenden Arbeit kann unter Verwendung der allgemeinen Gasgleichung durch Integration bestimmt werden. Die Integration wird erforderlich, da hier der Druck während der Arbeitsleistung nicht konstant bleibt.

$$- dA = pdV$$

$$- dA = \frac{RT}{V} dV$$

$$- \int_0^{\Delta A} dA = RT \int_{V=1}^{V=100} \frac{dV}{V}$$

$$- \Delta A = RT \ln \frac{100}{1}$$

Wenn man sich daran erinnert, daß die Volumendilatation von 1 auf 100 durch die Größe der Gleichgewichtskonstanten K = 100 bedingt ist, kann man verallgemeinert schreiben

$$- \Delta A = RT \ln K.$$

Soll die Reaktion in umgekehrter Richtung verlaufen, muß Volumenarbeit (Konzentrationsarbeit) im gleichen Betrage zugeführt werden. (Man kann sich davon rechnerisch leicht überzeugen). Dies ist das Kennzeichen einer "reversiblen" Reaktionsführung. Deshalb ist hier ΔA gleich ΔG, der freien Energie der Umwandlung von 1 Mol S in 1 Mol P vom gleichen Druck.

Wendet man diesen Gedankengang auf Lösungen an, sind die einzelnen Schritte etwas komplizierter, das Ergebnis bleibt im Prinzip das gleiche. Das gilt auch für andere Reaktionstypen, z. B.

$$S_1 + S_2 \rightleftharpoons P_1 + P_2 .$$

Mit den beliebig gewählten Konzentrationen der reagierenden Substanzen: $[S_1]$, $[S_2]$, ..., $[P_1]$, $[P_2]$, ... erhält man auf diese Weise für die freie Energie die Gleichung

$$- \Delta G = RT \ln K - RT \ln \frac{[P_1] \cdot [P_2]}{[S_1] \cdot [S_2]} .$$

Zwei Spezialfälle dieser Gleichung sind besonders wichtig:

1. Wenn die Konzentrationen der Reaktionspartner sämtlich 1 mol/l werden (Standardbedingungen), dann wird $-\Delta G$ zu $-\Delta G^o$, der "freien Standardenergie"

$$- \Delta G^o = RT \ln K - RT \ln 1$$
$$= RT \ln K$$

2. Wenn die Konzentrationen der Reaktionspartner den Gleichgewichtskonzentrationen entsprechen, dann wird der Konzentrationsquotient im zweiten Glied der Gleichung gleich K und $\Delta G = 0$. Das bedeutet, daß bei Umsetzungen, die unter Gleichgewichtsbedingungen ablaufen, keine Arbeit abgegeben oder verbraucht wird. Eine Wärmeabgabe oder -aufnahme erfolgt jedoch auch unter Gleichgewichtsbedingungen.

Freie Energie und Redoxpotentiale

Die freie Energie kann bei Redoxreaktionen unmittelbar als elektrische Energie gewonnen werden. Sie ist dann gleich dem Produkt aus der erzeugbaren Potentialdifferenz (ΔE) und der pro Formelumsatz +) übertragenen Elektrizitätsmenge ($n_e \cdot F$).

+) Unter einem Formelumsatz versteht man den Umsatz der Substanzen in so vielen Molen, wie in der Reaktionsgleichung angegeben ist. Bei der Reaktion

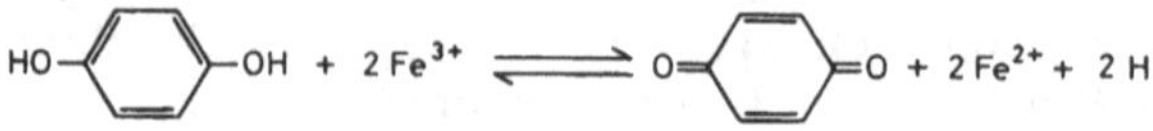

entspricht der Formelumsatz der Reaktion von 2 Mol Fe^{3+} mit 1 Mol Hydrochinon unter Übertragung von 2 Mol Elektronen ($n_e = 2$).

Dabei ist n_e die Zahl der pro Formelumsatz übertragenen Mole Elektronen und F die Faradaykonstante, die Ladung eines Mols Elektronen. Da die freie Energie von der Art der anfallenden Arbeit unabhängig ist, gilt auch die für die Konzentrationsarbeit (Volumenarbeit) hergeleitete Gleichung. Diese Unabhängigkeit der freien Energie von der Art der anfallenden Arbeit ist die Grundlage für die Beziehung zwischen den Konzentrationen der Reaktionsteilnehmer und dem Redoxpotential.

Bei Redoxvorgängen werden Elektronen vom reduzierenden auf den oxidierenden Reaktionspartner übertragen. Um eine direkte Reaktion der beiden Reaktionsteilnehmer miteinander auszuschließen und den Elektronenaustausch über ein Potentiometer zu leiten, müssen beide Oxidationsstufen jedes Reaktionsteilnehmers (Redoxpaares, z. B. Fe^{2+}/Fe^{3+}) in getrennten Gefäßen untergebracht werden. Zur Aufnahme bzw. Abgabe der Elektronen taucht in jede Lösung eine Edelmetallelektrode und die Lösungen werden durch eine "Brücke" mit konzentrierter Kaliumchloridlösung verbunden. In dieser Brücke erfolgt die Stromleitung durch Ionenwanderung und an den Grenzflächen zu den Redoxpaaren entstehen keine Potentiale (s. Kap. VIII).

A_{red}/A_{ox} und B_{red}/B_{ox} sollen solche Redoxpaare sein. Auf die Reaktion dieser Redoxpaare

$$A_{red} + B_{ox} \rightleftharpoons A_{ox} + B_{red}$$

wird die für die Konzentrationsarbeit abgeleitete Gleichung angewandt

$$-\Delta A = RT \ln K - RT \ln \frac{[A_{ox}] \cdot [B_{red}]}{[A_{red}] \cdot [B_{ox}]}$$

und so umgeformt, daß die Redoxpaare in getrennten Summanden stehen.

$$-\Delta A = RT \ln K - RT \ln \frac{[A_{ox}]}{[A_{red}]} + RT \ln \frac{[B_{ox}]}{[B_{red}]}$$

Die abgegebene Arbeit $-\Delta A$ ist aber auch gleich $n_eF\ \Delta E$. In der Gleichung kann daher $-\Delta A$ durch $n_eF\ \Delta E$ ersetzt werden. Diese Substitution und Auflösung nach ΔE ergibt

$$\Delta E = \frac{RT}{n_eF} \ln K - \frac{RT}{n_eF} \ln \frac{[A_{ox}]}{[A_{red}]} + \frac{RT}{n_eF} \ln \frac{[B_{ox}]}{[B_{red}]}$$

Das ist die Gleichung für die Potentialdifferenz, die mit der beschriebenen Anordnung gemessen werden kann. Reproduzierbare Potentialdifferenzen, die von dem jeweiligen Widerstand der Meßanordnung unabhängig sind und durch den Meßvorgang nicht verändert werden, erhält man aber nur bei praktisch stromloser Messung (s. Kap. VIII).

Einzelpotentiale

Man mißt die Potentiale der Redoxpaare - sogenannte Einzelpotentiale - aber nicht unmittelbar gegeneinander, sondern gegen ein drittes, leicht reproduzierbares Einzelpotential, eine unpolarisierbare Bezugselektrode. Rechnerisch ist diese die Normalwasserstoffelektrode (ein Platinblech, das in einer Lösung vom pH-Wert 0 mit Wasserstoff von 1 atm umspült wird), praktisch die gesättigte Kalomelelektrode. Das Potential der Kalomelelektrode gegen die Normalwasserstoffelektrode beträgt + 246 mV. Mit dieser Zahl können die Meßwerte für die beiden Bezugselektroden umgerechnet werden. Dem (nicht meßbaren) Einzelpotential der Normalwasserstoffelektrode ist willkürlich der Wert Null gegeben worden. Daher wird bei der Angabe von Potentialdifferenzen gegen diese Elektrode das Symbol Δ weggelassen und durch das Vorzeichen angegeben, ob das betreffende Redoxpaar bei der Schaltung gegen diese Elektrode der positive oder negative Pol ist. Das Potential eines Redoxpaares gegen die Normalwasserstoffelektrode wird durch die Gleichung

$$E = E_0 + \frac{RT}{n_e F} \ln \frac{[B_{ox}]}{[B_{red}]}$$

beschrieben. Sie wird aus der vorangehenden Gleichung abgeleitet, indem alle konstanten Summanden der rechten Seite zu E_0 (dem Normalpotential des betreffenden Redoxpaares) zusammengefaßt werden. Die E_0-Werte der verschiedenen Redoxpaare ermöglichen einen quantitativen Vergleich ihrer Reduktions- (bzw. Oxidations-) Wirkung und sind charakteristische Zahlenwerte für diese Systeme. Setzt man die Zahlenwerte für R +)

+) Die allgemeine Gaskonstante R hat die Dimension einer Energie (pro Grad und Mol). Sie kann in jedem Energiemaß angegeben werden. Hier wählt man Joule = Watt-Sekunden = Volt-Ampere-Sekunden, um die Potentialdifferenz in Volt zu erhalten.

(8, 309 Joule), T (298 K) und F (96500 Coulomb) ein und geht zu Zehnerlogarithmen über, so erhält man

$$E = E_o + \frac{0,059}{n_e} \log \frac{[B_{ox}]}{[B_{red}]} .$$

Diese Form der Gleichung eignet sich am besten für die experimentelle Prüfung.
Bei den hier beschriebenen Versuchen werden - wegen der geringeren Kosten - nicht die Redoxpotentiale von Cytochromen und Ubichinon/Ubihydrochinon, sondern von Modellsystemen gemessen (Fe^{3+} /Fe^{2+} und Benzochinon/Hydrochinon).

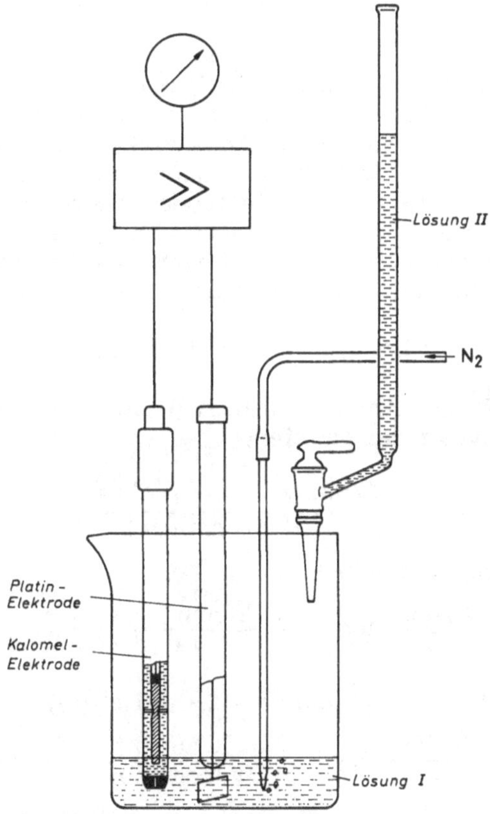

Abb. Messung von Redoxpotentialen

Komplexbildner

Am System Fe^{3+} / Fe^{2+} kann die Abhängigkeit des Potentials von der Komplexbildung der Eisenionen gezeigt werden. Das Potential kann in beiden Richtungen verändert werden, je nachdem dreiwertige oder zweiwertige Eisenionen von dem zugesetzten Komplexbildner bevorzugt gebunden werden. Durch die Komplexbildung wird der Quotient Fe^{3+}/ Fe^{2+} verändert; die Komplexe haben andere Normalpotentiale als die freien Ionen. Dabei wird deutlich, warum verschiedene Cytochrome, bei denen die Elektronenaufnahme oder -abgabe stets durch die Ladungsänderung der Eisenionen erfolgt, je nach dem nichtmetallischen "Komplexbildner" andere Redoxpotentiale besitzen.

pH

Bei vielen physiologisch wichtigen Redoxpaaren ist das Potential vom pH-Wert abhängig, da H^+-Ionen an der Reaktion beteiligt sind. Wir messen eine solche pH-Abhängigkeit im System Chinon/Hydrochinon als Modell für Ubichinon. Aus dem Chinonmolekül entsteht durch Zufuhr von 2 Elektronen das Anion des Hydrochinons. Die Anionen reagieren in neutralen und sauren Lösungen mit Wasserstoffionen zum undissoziierten Hydrochinon. Die Reaktionsgleichung für den Gesamtvorgang lautet daher:

$$\text{Chinon} + 2\,e^- + 2\,H^+ \rightleftharpoons \text{Hydrochinon} \qquad (n_e = 2)$$

Anstelle des einfachen Konzentrationsverhältnisses der Oxidationsstufen muß daher der Quotient

$$\frac{[\text{Chinon}] \cdot [H^+]^2}{[\text{Hydrochinon}]}$$

eingesetzt werden, und man erhält

$$E = E_o + \frac{0{,}059}{2} \log \frac{[\text{Chinon}] \cdot [H^+]^2}{[\text{Hydrochinon}]}$$

Substitution von $\log [H^+]^2$ durch $- 2 \cdot$ pH ergibt

$$E = E_o + \frac{0{,}059}{2} \log \frac{[\text{Chinon}]}{[\text{Hydrochinon}]} - 0{,}059\ \text{pH}$$

Die Gleichung zeigt, daß das Redoxpotential linear vom pH-Wert der Lösung abhängig ist.

In der Biochemie werden die Normalpotentiale E_0' benutzt; das sind die Potentiale bei pH 7 und einem Konzentrationsverhältnis der Oxidationsstufen von 1.
Normalpotentiale hängen wie Gleichgewichtskonstanten auch von der Ionenstärke der Untersuchungslösung ab. Die in den folgenden Versuchen ermittelten Normalpotentiale stimmen daher nicht genau mit den in Tabellen angegebenen Potentialen überein.

1. Versuch

Fe^{3+}/Fe^{2+}

20,0 ml einer Lösung, die 1 mM an Eisen(III)-Ionen und 10 mM an Salpetersäure +) ist, werden aus einer Bürette in ein 100-ml-Becherglas gegeben. Eine Platin- und eine Kalomelelektrode werden in die Lösung getaucht und die Spannung zwischen ihnen wird gemessen. Aus einer 50-ml-Bürette wird eine Lösung, die 1 mM an Eisen(II)-Ionen und 10 mM an Salpetersäure ist, zunächst in Schritten von 0,2 ml und ab 1 ml Zugabe in Schritten von 1 ml zugefügt. Nach jeder Zugabe wird die Spannung abgelesen. Zur Entfernung des Luftsauerstoffs und zur Durchmischung wird während des Versuchs Stickstoff durch die Lösung geleitet. Der Versuch wird bis zu einer Gesamtzugabe von 20 ml der Eisen(II)-Lösung fortgesetzt. Nach Beendigung des Versuches fügt man 2 ml 0,1 M EDTA (Dinatriumsalz)-Lösung hinzu, mischt und mißt erneut das Redoxpotential. In einem zweiten Versuch werden 20 ml der Eisen(II)-Lösung in der gleichen Weise mit Eisen(III)-Lösung versetzt; danach werden 2 ml Phenanthrolinlösung (25 g/l) zugefügt. (Phenanthrolin bildet mit zweiwertigem Eisen besonders stabile Chelate). Das Redoxpotential wird erneut gemessen.

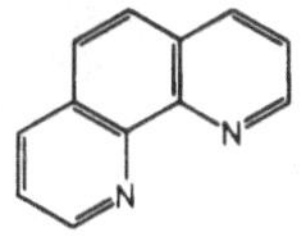

+) Die Lösungen der Eisensalze müssen stark sauer sein, da in neutralen und auch schwach sauren Lösungen Eisen- und Hydroxylionen in verschiedenem Ausmaß an die beiden Wertigkeitsstufen assoziieren, wobei sich das Redoxpotential ändert.

Auswertung:

Aus beiden Meßreihen wird ein Diagramm angefertigt (Ordinate: Redoxpotentiale, 10 mV = 1 cm; Abszisse: Prozentsatz des dreiwertigen vom Gesamt-Eisen, 5 % = 1 cm). Dieser Prozentsatz entspricht dem Quotienten

$$\frac{\text{Volumen der Eisen(III)-Lösung}}{\text{Volumen der Eisen(III)-Lösung + Volumen der Eisen(II)-Lösung.}}$$

In einer zweiten Darstellung werden die mV-Werte gegen log $[Fe^{3+}]/[Fe^{2+}]$ aufgetragen (Halblogarithmenpapier; Ordinate: 10 mV = 1 cm, Abszisse: $[Fe^{3+}]/[Fe^{2+}]$). Der Quotient $[Fe^{3+}]/[Fe^{2+}]$ ist gleich dem Verhältnis der Volumina der Lösungen von Eisen(III)-Ionen und Eisen(II)-Ionen.

2. Versuch

Hydrochinon/Chinon

20,0 ml einer Lösung, die 10 mM an p-Benzochinon und 10 mM an Salzsäure ist, werden unter laufender Kontrolle der Redoxpotentiale mit einer Lösung, die 10 mM an Hydrochinon und 10 mM an Salzsäure ist, versetzt (100-ml-Becherglas). Zur Entfernung von Luftsauerstoff und zur Durchmischung wird Stickstoff durch die Lösung geleitet. Bei Beginn erfolgt die Zugabe in Schritten von 0,5 ml, ab 4 ml in solchen von 2 ml bis zu einem Gesamtverbrauch von 20 ml. In einem zweiten Versuch wird Hydrochinon mit Chinon in der gleichen Weise behandelt.

Auswertung:

Die graphische Darstellung der Versuche erfolgt wie im vorangehenden Versuch.

3. Versuch

pH-Abhängigkeit

In fünf 25-ml-Bechergläsern werden Puffermischungen mit folgenden pH-Werten hergestellt:

1,1 2,0 3,0 3,5 4,5 5,5 (vgl. Tabelle).

Die pH-Werte werden mit der Glaselektroden-Meßkette überprüft. In jedes Becherglas wird eine reiskorngroße Probe Chinhydron (leicht dissoziierbare Molekülverbindung von Chinon und Hydrochinon, 1:1) gegeben. Nach dem Mischen werden die Redoxpotentiale der Lösungen wie oben gemessen.

Auswertung:

Es wird ein Diagramm angefertigt (Ordinate: 100 mV = 5 cm, Abszisse: pH-Einheit = 5 cm). Aus dem Diagramm wird der Wert von E_0 durch Extrapolation auf pH = 0 und Berücksichtigung des Potentials der Referenzelektrode bestimmt.

$$n_e F \cdot \Delta E_0 = RT \ln K$$

Aus den Normalpotentialen für Fe^{3+}/Fe^{2+} und Chinon/Hydrochinon soll gemäß der untenstehenden Gleichung die Gleichgewichtskonstante K für die Reaktion

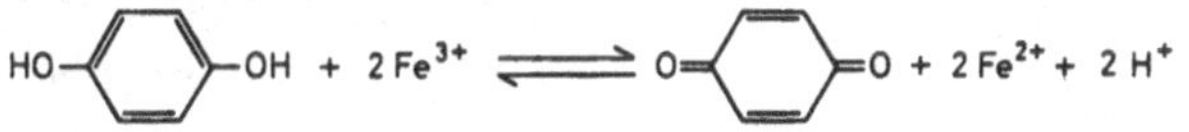

$$K = \frac{[\text{Chinon}] \cdot [Fe^{2+}]^2 \cdot [H^+]^2}{[\text{Hydrochinon}] \cdot [Fe^{3+}]^2}$$

berechnet werden. (F in Coulomb, ΔE in Volt, R in Joule).

Tabelle

Pufferlösungen

pH	
1,1	10 ml 0,1 M Salzsäure
2,0	4,8 ml 0,1 M Salzsäure + 5,2 ml 0,1 M Glycin
3,0	1,8 ml 0,1 M Salzsäure + 8,2 ml 0,1 M Glycin
3,5	9,4 ml 0,1 M Salzsäure + 10,0 ml 0,1 M Natriumacetat
4,5	5,7 ml 0,1 M Salzsäure + 10,0 ml 0,1 M Natriumacetat
5,0	1,3 ml 0,1 M Salzsäure + 10,0 ml 0,1 M Natriumacetat

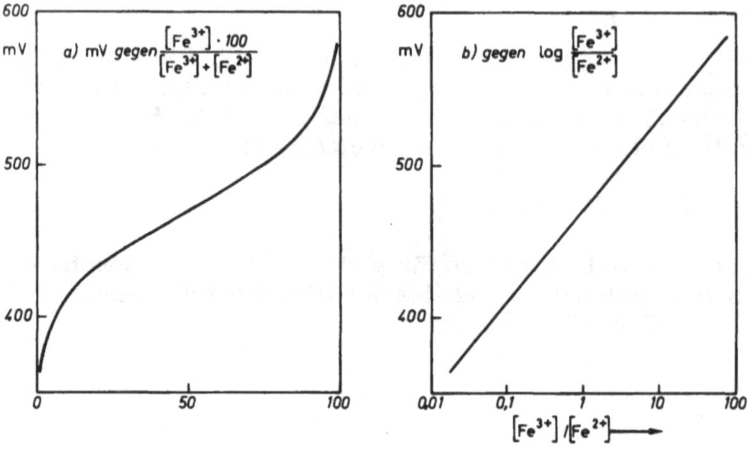

Abb. Konzentrationsabhängigkeit der Redoxpotentiale von $[Fe^{2+}]/[Fe^{3+}]$

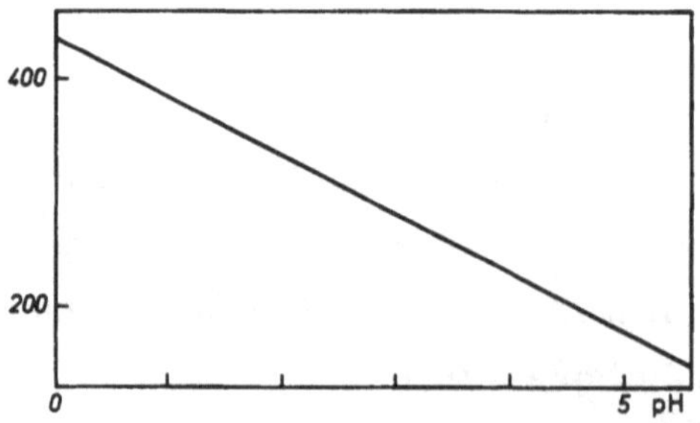

Abb. pH-Abhängigkeit der Redoxpotentiale von [Chinon]/[Hydrochinon]

D Optische Methoden

XII. Absorptionsspektren von Cytochrom c im sichtbaren Licht

Die Absorption von Strahlung durch Moleküle wird nicht wie bei Atomen ausschließlich durch Elektronenanregung (Elektronensprung), sondern auch durch Anregung von Schwingungen (und Rotationen) im Molekül verursacht. In dem Wellenlängenbereich, den wir in den nun folgenden Kapiteln betrachten (200 - 1000 nm), wird die Absorption durch Elektronensprung von Änderungen der Schwingungsenergie überlagert. Das ist die Ursache für die grössere Vielfalt der Molekülspektren im Vergleich zu Atomspektren. Beim Atom entsteht durch einen Elektronensprung eine einfache Spektrallinie, bei einem Molekül wird diese in eine große Anzahl nahe beieinanderliegender Linien aufgespalten. In Lösungen - mit solchen haben wir es bei den folgenden Versuchen ausschließlich zu tun - werden die einzelnen Linien durch Wechselwirkung mit den Lösungsmittelmolekülen verbreitert, und die nahe beieinanderliegenden Linien verschmelzen zu einer Bande. Eine Bande ist zwar weniger spezifisch als eine Linie, ermöglicht aber photometrische Konzentrationsbestimmungen mit monochromatischer Strahlung, deren Wellenlänge vom Bandenmaximum abweicht. Das hat praktische Bedeutung für Konzentrationsbestimmungen mit monochromatischer Strahlung (vgl. Kap. XIII), die durch Ausblenden von Linien aus den diskontinuierlichen Emissionsspektren von Metalldampflampen erzeugt worden ist.

Die Messung von Absorptionsspektren, d.h. die Aufnahme der Absorption in Abhängigkeit von der kontinuierlich veränderten Wellenlänge der Meßstrahlung, ist die hier gestellte Aufgabe.

Voraussetzung hierfür ist die Isolierung von monochromatischen Strahlungen mit dicht beieinanderliegenden Wellenlängen.

Zerlegung von weißem Licht

Die Abbildungen zeigen Aufbau und Strahlengang des Spektralphotometers Beckman ED 1204 . Als Lichtquelle dient eine Glühfadenlampe, die - wie alle zum Glühen erhitzten festen Körper - ein kontinuierliches Spektrum aussendet. Das vom Glühfaden ausgehende Licht tritt durch einen Spalt und wird durch eine Linse parallel gerichtet und das parallele Strahlenbündel von einem Prisma spektral zerlegt. Eine hinter dem Prisma angebrachte

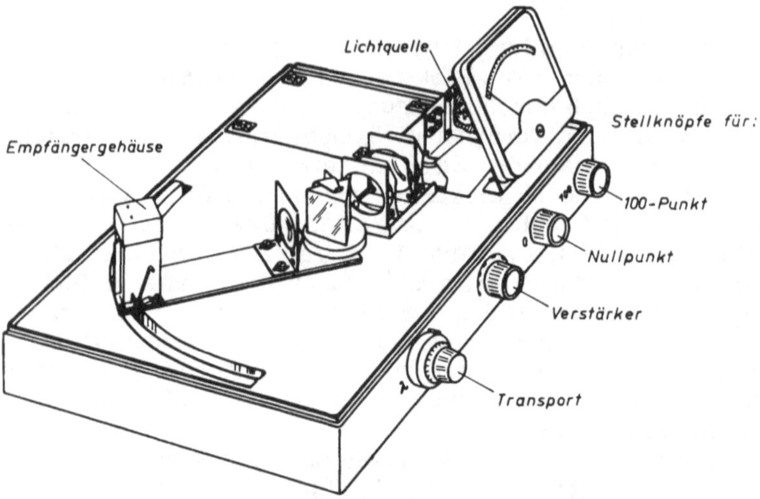

Abb. Spektralphotometer Beckman ED 1204

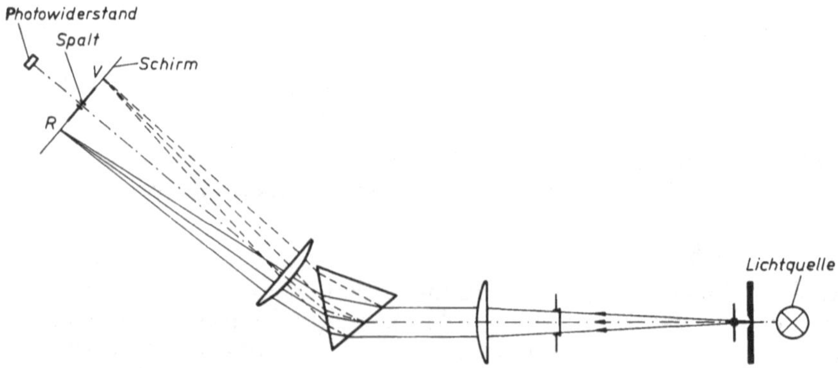

Abb. Schema des Spektralphotometers Beckman ED 1204

Kollektorlinse erzeugt in ihrer Brennebene unendlich viele einfarbige Bilder des Glühfadens. In der Brennebene befindet sich ein kleiner Schirm, in dessen Mitte ein senkrechter Spalt von 0, 15 mm Breite und 4 mm Höhe angebracht ist. Die durch diesen Spalt fallende, annähernd monochromatische Strahlung trifft auf einen Cadmiumsulfid-Photowiderstand. Die gesamte Empfängeranlage (Schirm mit Spalt und dahinterliegender Photowiderstand) kann längs der Brennebene transportiert werden, wobei die Größe der Transportstrecke (in relativen Einheiten) am Einstellknopf abgelesen werden kann. Man kann also durch Transport des Spaltes nacheinander verschiedene Streifen von 0, 15 mm Breite aus dem Spektrum ausblenden und ihre Wirkung auf den Photowiderstand messen. Die zu den abgelesenen Transportstrecken gehörenden Wellenlängen können aus einer Kurve bzw. Tabelle entnommen werden. Diese erhält man durch Aufnahme eines bekannten Absorptionsspektrums (s.S. 100, Abb.) mit dem zu justierenden Apparat.

Messung der Lichtabsorption

Der Photowiderstand liegt in einem Stromkreis mit einem Galvanometer, dessen Ausschlag deshalb von Intensität und Wellenlänge des durch den Spalt eintretenden Strahlenbündels abhängt. Bringt man einen bei der eingestellten Wellenlänge absorbierenden Körper (Glasfilter, Küvette mit gefärbter Lösung) in den Strahlengang, dann wird die auf den Empfänger fallende Strahlungsleistung geschwächt, dessen elektrischer Widerstand vergrößert und damit der Galvanometerausschlag verringert.

Die Intensität des von dem Glühfaden ausgestrahlten Lichtes ändert sich ebenso wie die Empfindlichkeit des Photowiderstandes mit der Wellenlänge. Wenn die Größe des Galvanometerausschlages ein vergleichendes Maß für die Durchlässigkeit eines im Lichtweg befindlichen Körpers sein soll, muß zuvor durch Änderung von elektrischen Widerständen im Stromkreis der 0- und 100-Punkt des Galvanometers eingestellt werden: Bei vollständiger Unterbrechung des Lichtbündels soll die Galvanometernadel auf Null stehen, und wenn das Lichtbündel ohne Hindernis (absorbierenden Körper) zu dem Spalt gelangt, auf 100. Wird jetzt ein absorbierender Körper in den Lichtweg gebracht, zeigt der Galvanometerausschlag die prozentuale Durchlässigkeit an. Nach jeder Änderung der Wellenlänge - also nach jedem Weitertransport des Empfängers - muß die Marke 100 nach Entfernen des absorbierenden Körpers neu eingestellt werden, der Nullpunkt nur nach Betätigung des Stufenschalters für die Empfindlichkeit.

Mit I_0 und I werden die Intensitäten der einfallenden bzw. austretenden Strahlung bezeichnet. Die Durchlässigkeit einer Probe in Prozent der eingestrahlten Lichtintensität ($I/I_0 \cdot 100$) wird Transmission (T) genannt.

Die Verwendung der Extinktion (Auslöschung) als Meßgröße ist jedoch zweckmäßiger, da sie bei monochromatischer Meßstrahlung linear von der Konzentration einer durchstrahlten Lösung und ihrer Schichtdicke abhängt. Das ist die wesentliche Aussage des Lambert-Beerschen Gesetzes, das im folgenden Absatz hergeleitet wird.

Das Lambert-Beersche Gesetz

Voraussetzung für die Absorption von Photonen ist das Zusammentreffen mit den absorbierenden Molekülen. Die Zahl der Zusammenstöße in einem Volumenelement ist proportional zur Zahl der absorbierenden Moleküle und zur Zahl der Photonen, die sich in diesem Volumenelement (mit unendlich kleiner Schichtdicke) befinden. Die erste Größe entspricht der Konzentration (c), die zweite ist der Strahlungsintensität (I) proportional. Das bedeutet Proportionalität der Intensitätsabnahme zum jeweiligen Wert der in das betrachtete Volumenelement eintretenden Strahlungsintensität, d. h. für endliche Schichtdicken - also für Volumina, die sich aus einer sehr großen Zahl solcher Volumenelemente zusammensetzen - muß die Intensitätsabnahme durch eine Integration ermittelt werden. Für die differentiale Abnahme der Strahlungsintensität (dI) im Volumenelement der Schichtdicke (ds) können wir schreiben

$$-dI = \varepsilon_n \cdot c \cdot I \cdot ds$$

ε_n ist ein konstanter Proportionalitätsfaktor, der für die absorbierende Substanz und die Wellenlänge der benutzten Meßstrahlung charakteristisch ist. Die Gleichung wird umgeformt und integriert.

$$-\frac{dI}{I} = \varepsilon_n \cdot c \cdot ds$$

$$-\int_{I_0}^{I} \frac{dI}{I} = \varepsilon_n \cdot c \cdot \int_0^{d^{+)}} ds$$

$$-\ln I + \ln I_0 = \varepsilon_n \cdot c \cdot d^{+)}$$

+) Dieses d darf nicht mit dem Zeichen d für Differential verwechselt werden!

Die Integrationsgrenzen I_0 und I sind die Intensitäten der einfallenden bzw. austretenden Strahlung, d ist die Schichtdicke der gesamten durchstrahlten Lösung. Beim Übergang zu Logarithmen mit der Basis 10 wird dieser Umrechnungsfaktor mit dem Proportionalitätsfaktor ε_n zu dem neuen Proportionalitätsfaktor ε vereinigt ($\varepsilon = 0,4343 \cdot \varepsilon_n$) und die Gleichung entsprechend umgeformt:

$$\log \frac{I_0}{I} = \varepsilon \cdot c \cdot d$$

$\log \frac{I_0}{I}$ wird als Extinktion E definiert und die Gleichung

$$E = \varepsilon \cdot c \cdot d$$

ist das Lambert-Beersche Gesetz, das die Proportionalität der Extinktion zu Konzentration und Schichtdicke aussagt.

Für die Schichtdicke wird als Einheit cm und für die Konzentration (abweichend vom sonstigen Gebrauch!) mol/ml bzw. - bei unbekanntem Molekulargewicht - g/ml gewählt. Der Proportionalitätsfaktor ε (= Extinktionskoeffizient) wird dementsprechend in cm^2 /mol oder Teilen+) davon (= molarer Extinktionskoeffizient) bzw. in cm^2/g (= spezifischer Extinktionskoeffizient) angegeben. Seine Größe hängt von der Wellenlänge der Meßstrahlung, der absorbierenden Substanz, dem Lösungsmittel, der Temperatur und anderen Bestandteilen der Lösung - auch wenn diese selbst die Strahlung nicht absorbieren - ab.

Man erkennt die Bedeutung des Extinktionskoeffizienten ε als Extinktion einer Lösung von der Konzentration c = 1 mol/ml (molarer Extinktionskoeffizient) oder 1 g/ml (spezifischer Extinktionskoeffizient) bei der Schichtdicke d = 1 cm. Da diese Konzentrationen nicht realisierbar sind, ist der Extinktionskoeffizient immer nur eine Rechengröße.

Der Zusammenhang zwischen Transmission und Extinktion folgt aus den Definitionen für T:

$$T = \frac{I}{I_0} \cdot 100 \quad \text{und} \quad E = \log \frac{I_0}{I} .$$

Daraus ergibt sich $E = \log \frac{100}{T}$ oder umgeformt $E = 2 - \log T$.

Die Extinktionen für die zugehörigen Transmissionen können aus der Tabelle (S. 109) entnommen werden.

+) z.B. $cm^2/\mu mol$

Wellenlängen-Justierung des Spektralphotometers Beckman ED 1204

Das Gerät wird eingeschaltet und der Transportknopf auf die Marke 500 gestellt. Bei geöffneter Blende - auf der rechten Seite des Gerätes befindet sich ein Drehknopf für ihre Betätigung - wird durch Stufenschalter und 100-Punkt-Regler die Nadel des Galvanometers auf 100 gestellt, dann wird der Strahlengang durch die Blende unterbrochen, der 100-Punkt-Regler bis zum Anschlag nach rechts gedreht und die Galvanometernadel mit dem 0-Punkt-Regler auf 0 gestellt. Bei geöffneter Blende wird anschließend mit dem 100-Punkt-Regler die Galvanometernadel wieder auf 100 gestellt. Ein Filterglas mit bekanntem Spektrum (Abb.) wird in die vorgesehene Halterung gebracht und am Galvanometer die Durchlässigkeit (T) in Prozenten abgelesen und notiert. Der Empfänger wird jetzt um 20 Skalenteile weitertransportiert, das Filter entfernt und wie vorher verfahren. Sobald für die Einstellung des Zeigers auf 100 der Stufenschalter für die Empfindlichkeitseinstellung betätigt wurde,

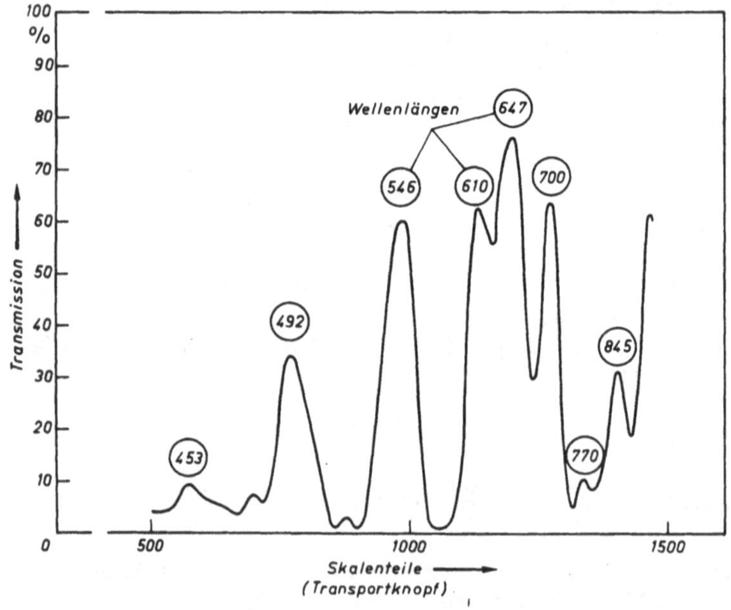

Abb. Transmissionskurve des Filterglases

ist der 0-Punkt bei unterbrochenem Strahlengang neu einzustellen. In den Bereichen der Maxima und Minima wird zwischen den Einzelmessungen jeweils nur um 10 Skalenteile weitertransportiert. Die Justierung wird bis 1400 Skalenteile durchgeführt und ein Diagramm gezeichnet, in dem die Transmissionen auf der Ordinate und die Skalenteile auf der Abszisse aufgetragen werden. Die Transmissionsmaxima entsprechen den Absorptionsminima und umgekehrt. Für die charakteristischen Extremwerte des Diagramms entnimmt man die zugehörigen Wellenlängen der Abbildung und erhält so eine Anzahl Werte-Paare für Skalenteile und zugehörige Wellenlängen. Aus diesen wird ein Diagramm gezeichnet, in dem auf der Abszisse die Skalenteile und auf der Ordinate die Wellenlängen in nm aufgetragen sind. So wird eine leicht gekrümmte Kurve erhalten, aus der für jede Einstellung der Transportskala die zugehörige Wellenlänge abgelesen werden kann (Abb.). Die Justierung ist hinfällig, wenn die Koppelung vom Empfänger mit dem Drehknopf gelöst wurde.

Das Spektralphotometer "Beckman ED 1204" ist speziell für Unterrichtszwecke in besonders übersichtlicher Bauweise gestaltet, aber kein sonderlich genaues Meßinstrument. Wenn ein genaues Gerät zur Verfügung steht, sollten die folgenden Versuche zum Vergleich auch mit diesem durchgeführt werden.

Die beiden Abbildungen (S. 102) zeigen schematisch die Strahlengänge in zwei solchen Spektralphotometern. In beiden kann durch Umschalten zwischen der Wolframglühfadenlampe und einer Deuteriumlampe gewählt werden. Die letztere gibt auch im UV-Bereich ein kontinuierliches Spektrum. Ebenso kann durch Umschalten zwischen zwei Strahlungsdetektoren gewählt werden, die verschiedene - von der Wellenlänge der Meßstrahlung abhängige - Empfindlichkeiten besitzen. Beachtenswert ist weiter die Zerhackung des Meßstrahles durch eine gleichmäßig rotierende Blende. Hiermit wird der Meßstrahl regelmäßig unterbrochen und dadurch im Empfänger eine entsprechende Wechselspannung erzeugt. Ein durch Nebenlicht oder sonstige Störungen erzeugter Gleichstrom der Photozelle kann z. B. durch einen Kondensator oder Transformator "abfiltriert" werden, bevor die Spannung dem Verstärker zugeführt wird. Die Meßanordnung ist für Fehlstrahlungen "blind" (siehe auch Kap. XVIII und XIX). Die Verspiegelung einer Prismenfläche bewirkt bei entsprechender Aufstellung, daß die Strahlung das Prisma zweimal durchläuft, wobei die Dispersion entsprechend verbessert wird. Die Veränderung der Wellenlänge der Meßstrahlung wird hier durch Drehen des Prismas um eine zur Strahlung senkrechte Achse erreicht.

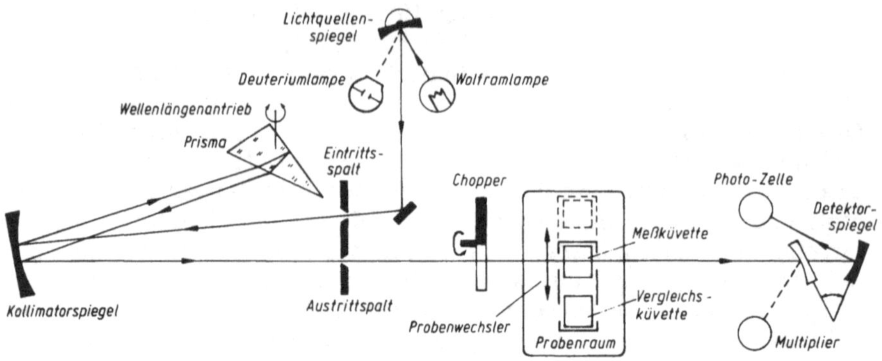

Abb. Schema eines Einstrahl-Photometers

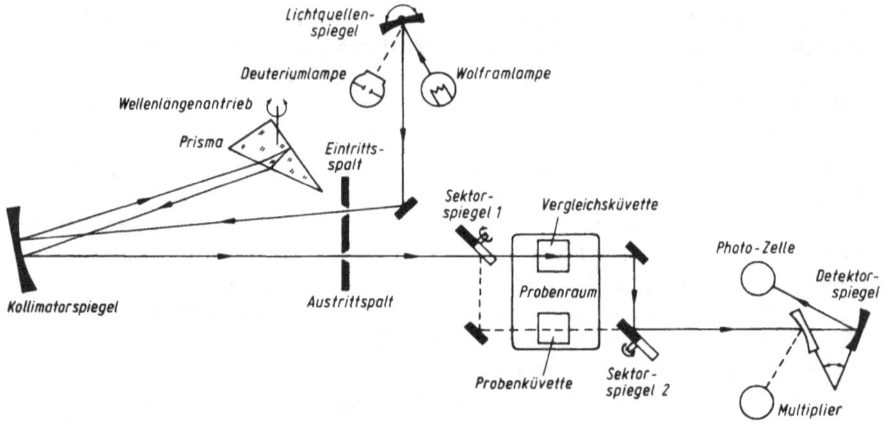

Abb. Schema eines Doppelstrahl-Photometers

Das Einstrahlphotometer wird mit einer Vergleichslösung abgeglichen (Küvettenwechsler).
Beim Doppelstrahlphotometer wird durch zwei synchron rotierende Sektorspiegel der Meßstrahl nicht nur gleichmäßig unterbrochen, sondern abwechselnd durch die Probelösung und eine Vergleichslösung (z.B. destilliertes Wasser) geleitet. Die Geometrie der beiden Strahlengänge - insbesondere die Schichtdicke von Probelösung und Vergleichslösung - sollen gleich sein. Im Empfänger werden so abwechselnd Spannungen, die den Intensitäten I_0 bzw. I entsprechen, erzeugt und das Verhältnis I_0/I wird verstärkt. Eine Nullpunktswanderung, die durch Änderung der von der Lichtquelle ausgehenden Strahlung oder der Empfindlichkeit des Empfängers herrühren könnte, wird so ausgeschlossen. Zur Beurteilung der Leistungsfähigkeit eines Spektralphotometers sind vor allem folgende Eigenschaften zu beachten: Wellenlängenbereich, Wellenlängengenauigkeit (z.B. ± 0,5 nm), photometrische Genauigkeit (z.B. ± 0,005 E) und Extinktionsbereich (z.B. 0 - 1 oder 0 - 3).

Spektren von oxidiertem und reduziertem Cytochrom c

Wir beobachten und messen das Absorptionsspektrum von oxidiertem Cytochrom c im sichtbaren Licht. Nach Zusatz von Ascorbinsäure verfolgen wir die Reduktion. Diese wird an dem Auftreten charakteristischer dunkler Banden in dem kontinuierlichen Spektrum auf dem Empfängerschirm erkannt. Nach vollständiger Reduktion (etwa 30 Minuten) wird das Absorptionsspektrum von reduziertem Cytochrom c aufgenommen.

1. Versuch:

Die Transportskala des Photometers Beckman ED 1204 wird etwa auf den Skalenteil gestellt, der einer Wellenlänge von 500 nm entspricht. 0- und 100-Punkt werden, wie beschrieben, eingestellt. 5 ml einer 40 μM Lösung von oxidiertem Cytochrom c in Phosphatpuffer (pH 7) werden in eine Küvette mit einer Schichtdicke von 1 cm und einer Breite von mindestens 2 cm pipettiert. Die Küvette wird vor den Spalt des Empfängers gestellt. Um immer die gleiche Lage der Küvette zu erreichen, soll die hintere Küvettenwand den Bildschirm berühren. Für den Beobachter (nicht für den Photowiderstand) wird der Küvetteninhalt vom spektral zerlegten Licht zweimal durchstrahlt, die Absorptionsbanden im Spektrum werden dadurch deutlich sichtbar. Die Küvettenbreite von 2 cm ermöglicht die gleichzeitige Beobachtung eines großen Teils des Spektrums; der Galvanometerausschlag hängt jedoch nicht von der Breite, sondern von der Schichtdicke der Küvette ab. Zur quantitativen Aufnahme des Absorptionsspektrums (Diagramm der Extinktion gegen die Wellenlänge) wird wie beschrieben verfahren. Die Messungen erfolgen von 500 bis 600 nm (vgl. Seite 100).

2. Versuch

Die Transportskala wird auf die Marke gestellt, die gemäß Transmissionskurve des Filterglases einer Wellenlänge von 550 nm (Absorptionsbande von reduziertem Cytochrom c) entspricht. Die Transmission wird gemessen und 10 μl 20 mM Ascorbinsäurelösung werden zugegeben. Man beobachtet das allmähliche Auftreten dunkler Banden auf dem farbigen Spektrum und notiert die Abnahme der Transmission bei 550 nm während 30 Minuten alle 3 Minuten. Nun wird wie oben das Spektrum von 500-600 nm aufgenommen.

Auswertung:

Die gemessenen Transmissionen werden in Extinktionen umgewandelt. Da die Galvanometerausschläge den Intensitäten (I) proportional sind, ist die Extinktion

$$E = \log \frac{100}{T} \text{ oder umgeformt: } E = 2 - \log T.$$

(Für I_0 ist der 100 - Punkt eingestellt worden).

Die Werte der Extinktionen für die zugehörigen Transmissionen können auch aus der Tabelle entnommen werden.
Die zugehörigen Skalenteile der Transportskala werden mit Hilfe der Transmissionskurve des Filterglases in Wellenlängen verwandelt. Es wird ein Diagramm gezeichnet, auf dem die Wellenlängen auf der Abszisse und die zugehörigen Extinktionen auf der Ordinate aufgetragen sind. Die Messungen vom 1. und 2. Versuch werden in das gleiche Diagramm eingetragen. Die Lösung wird noch für den 4. - 6. Versuch gebraucht.

Oxidation von reduziertem Cytochrom c mit Cytochrom c-Oxidase und Luftsauerstoff

Reines reduziertes Cytochrom c ist nicht autoxidabel und an der Luft beständig. Es wird aber durch oxidierte Cytochrom c-Oxidase (Atmungsferment), deren reduzierte Form von molekularem Sauerstoff reoxidiert wird, oxidiert.

In Gegenwart auch relativ kleiner Mengen von Cytochrom c-Oxidase gelingt so die Oxidation von Cytochrom c durch den Luftsauerstoff. Eine Lösung, die erhebliche Cytochrom c-Oxidase-Aktivität besitzt, läßt sich aus Rattenherzmuskel gewinnen. Der hierzu erforderliche Aufschluß der Zellen wird mit einem Homogenisator nach Potter-Elvehjem (vgl. Abb.) durchgeführt. In einem solchen Homogenisator wird in einem Glasrohr durch Auf- und Abbewegung eines eingeschliffenen, rotierenden Kunststoffstempels das vorzerkleinerte Organ zusammen mit Pufferlösung mehrfach durch den schmalen Zwischenraum zwischen Stempel und Zylinder getrieben. Beim Homogenisieren von Muskelgewebe muß der Stempel an der Achse eines kräftigen, langsam laufenden Elektromotors befestigt werden. Das Glasrohr wird in einem Eisbad gekühlt. Die Cytochrom c-Oxidase befindet sich in den Mitochondrien, geht aber bei Anwesenheit von Detergentien wie gallensauren Salzen oder Tween in Lösung. Tween beeinträchtigt die Wirkung der Oxidase nicht und muß deshalb nicht wieder entfernt werden. (Tween ist ein Gemisch komplizierter Ester und Ester-Äther mit hydrophilen und lipophilen Regionen im Molekül).

3. Versuch

Ein frisch entnommenes Rattenherz wird mit der 10fachen Menge Phosphatpuffer (pH 7,0), der 5 g/l Tween 80 enthält, homogenisiert. Das Homogenat wird in einer Kühlzentrifuge scharf zentrifugiert. Der klare Überstand behält im Eisschrank mehrere Wochen lang seine Cytochrom c-Oxidase-Aktivität.

4. Versuch

Die Transportskala des Photometers wird wieder auf die Stellung gebracht, die der Wellenlänge 550 nm entspricht; 0- und 100-Punkt werden abgeglichen. Die Küvette mit der im 2. Versuch erhaltenen Lösung von reduziertem Cytochrom c wird vor den Spalt des Empfängers gestellt, und die Stellung der Transportskala ggf. korrigiert, bis sich der Spalt in der Mitte der stärksten Absorptionsbande befindet. Bei einer größeren Korrektur muß nach Entfernung der Küvette das Photometer erneut abgeglichen werden.

Ca. 50 μl des Zentrifugates vom 3. Versuch werden mit einem Kunststoff-Stäbchen in die Cytochrom c-Lösung eingemischt. Der Galvanometerausschlag wird alle Minuten

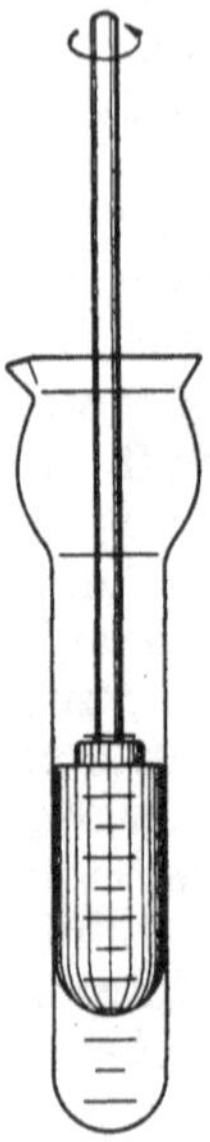

Abb. Homogenisator

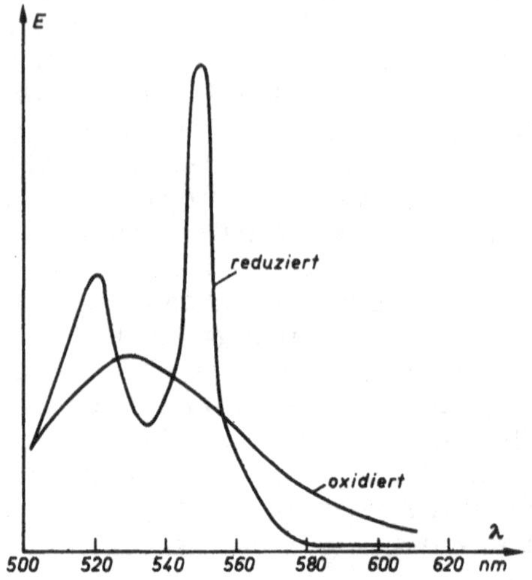

Abb. Absorptionsspektren von Cytochrom c

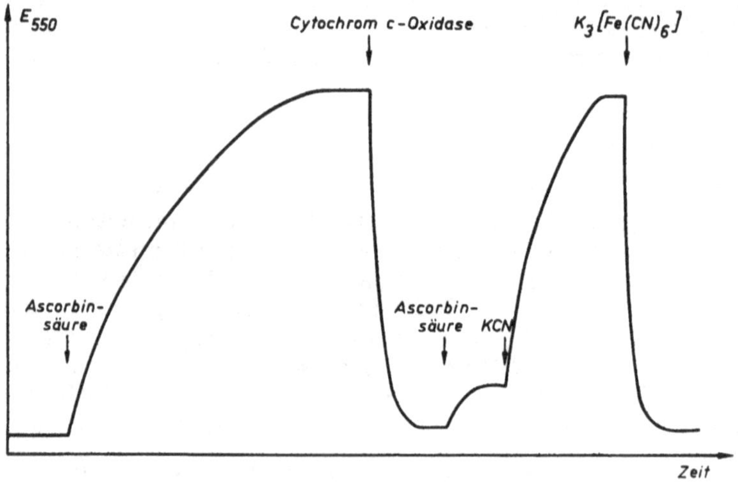

Abb. Reduktion und Oxidation von Cytochrom c

notiert und das Verschwinden der dunklen Streifen im Spektrum beobachtet. Nach etwa 5 Minuten ist der Galvanometerausschlag konstant und hat wieder den Wert für die Lösung von oxidiertem Cytochrom c. Von dem (gelösten) molekularen Sauerstoff ist dann sowohl das Cytochrom c wie auch die überschüssige Ascorbinsäure oxidiert worden.

Jetzt werden ca. 25 µl 20 mM Ascorbinsäurelösung zugemischt. Die Transmission nimmt nur geringfügig ab und stellt sich auf einen neuen, etwas geringeren Wert ein. Dieser entspricht einem stationären Gleichgewicht, bei dem die Geschwindigkeit der Reduktion von Cytochrom c durch Ascorbinsäure gleich der Geschwindigkeit der Reoxidation von Cytochrom c durch Cytochrom c-Oxidase ist.

Vergiftung durch Kaliumcyanid

Durch Zusatz von Kaliumcyanid wird die Cytochrom c-Oxidase vergiftet. Das stationäre Gleichgewicht (4. Versuch) wird gestört und Cytochrom c von der zugesetzten Ascorbinsäure fast vollständig reduziert.

5. Versuch:

In die vor dem Spalt stehende Küvette mit der Lösung vom 4. Versuch werden ca. 10 µl 0,1 M Kaliumcyanidlösung pipettiert (Sicherheitspipette) und gemischt. Man erkennt an der Abnahme der Transmission und am Auftreten der Absorptionsbanden, daß das oxidierte Cytochrom c wieder reduziert wird. Die Reduktion ist in ca. 15 Minuten vollständig (doppelte Ascorbinsäurekonzentration wie im 2. Versuch).

Oxidation mit Kaliumhexacyanoferrat - (III)

Die Vergiftung von Cytochrom c-Oxidase mit Kaliumcyanid verhindert zwar die Oxidation mit molekularem Sauerstoff, nicht jedoch diejenige durch direkt auf Cytochrom c wirkende Oxidationsmittel, wie Kaliumhexacyanoferrat-(III).

6. Versuch:

In die im 5. Versuch erhaltene Lösung, die sich vor dem Schirm des Empfängers befindet, werden ca. 10 µl 0,2 M Kaliumhexacyanoferrat-(III)-Lösung eingemischt. Am Spektrum und Galvanometerausschlag wird eine augenblickliche Reoxidation von Cytochrom c beobachtet.

Auswertung:

Die Ergebnisse der Versuche 4 - 6 werden auf einem Diagramm dargestellt. Als Ordinate wird die Extinktion aufgetragen, als Abszisse die Zeit. Die einzelnen Zusätze werden durch entsprechende Pfeile markiert (Abb.).
Die den gemessenen Transmissionen entsprechenden Extinktionen werden der Tabelle entnommen.

Umrechnung von Transmission in Extinktion

T in %	E	T in %	E	T in %	E	T in %	E	T in %	E
0	∞								
1	2,00	21	0,68	41	0,39	61	0,21	81	0,09
2	1,70	22	0,66	42	0,38	62	0,21	82	0,09
3	1,52	23	0,64	43	0,37	63	0,20	83	0,08
4	1,40	24	0,62	44	0,36	64	0,19	84	0,08
5	1,30	25	0,60	45	0,35	65	0,19	85	0,07
6	1,22	26	0,59	46	0,34	66	0,18	86	0,07
7	1,16	27	0,57	47	0,33	67	0,17	87	0,06
8	1,10	28	0,55	48	0,32	68	0,17	88	0,06
9	1,05	29	0,54	49	0,31	69	0,16	89	0,05
10	1,00	30	0,52	50	0,30	70	0,16	90	0,05
11	0,96	31	0,51	51	0,29	71	0,15	91	0,04
12	0,92	32	0,50	52	0,28	72	0,14	92	0,04
13	0,89	33	0,48	53	0,28	73	0,14	93	0,03
14	0,85	34	0,47	54	0,27	74	0,13	94	0,03
15	0,82	35	0,46	55	0,26	75	0,13	95	0,02
16	0,80	36	0,44	56	0,25	76	0,12	96	0,02
17	0,77	37	0,43	57	0,24	77	0,11	97	0,01
18	0,75	38	0,42	58	0,24	78	0,11	98	0,01
19	0,72	39	0,41	59	0,23	79	0,10	99	0,00
20	0,70	40	0,40	60	0,22	80	0,10	100	0,00

XIII. Photometrische Bestimmungen I: Substrate in Blut und Harn

Literatur:

H. U. Bergmeyer (Herausgeber), Methoden der enzymatischen Analyse, Weinheim 1974 (2 Bände)
Testfibel, Boehringer Mannheim, 1973/74

Die Konzentration eines lichtabsorbierenden Stoffes kann unter geeigneten Bedingungen durch Messung der Lichtschwächung bestimmt werden. Aber nur bei monochromatischer Strahlung besteht eine lineare, von der Strahlungsintensität unabhängige Beziehung zwischen Extinktion und Konzentration.

Die Möglichkeit zur Herstellung von monochromatischer Strahlung durch spektrale Zerlegung von weißem Licht ist in Kapitel XII beschrieben worden. Für Konzentrationsbestimmungen benutzt man dagegen meist Spektrallinienphotometer.

Spektrallinienphotometer

Bei photometrischen Konzentrationsbestimmungen kommt man im Gegensatz zur Aufnahme von Absorptionsspektren mit einigen monochromatischen Meßstrahlungen aus. Deren Wellenlängen können sich beträchtlich voneinander unterscheiden. Zu ihrer Erzeugung verwendet man Metalldampflampen, z.B. Quecksilber- und Cadmium-Dampflampen, deren Licht ein diskontinuierliches Spektrum besitzt. Dieses besteht meist nur aus einer geringen Anzahl von Spektrallinien sehr unterschiedlicher Wellenlängen. Mit lichtabsorbierenden Filtern kann man aus solchem Licht eine monochromatische Strahlung von hoher spektraler Reinheit und Intensität isolieren.

Wir benutzen für die meisten Messungen das Spektrallinien-Photometer "Eppendorf", dessen Aufbau aus dem Blockschema hervorgeht. Die (auswechselbare) Lichtquelle ist eine Quecksilberdampflampe. Durch Betätigen eines Hebels können mehrere Küvetten abwechselnd in den Strahlengang gebracht werden. Der Photostrom wird nach Verstärkung von einem Lichtmarkengalvanometer oder digital angezeigt. Wenn sich die Leerwertküvette im Lichtweg befindet, wird das Photometer so abgeglichen, daß das Galvanometer eine Extinktion von 0 (Transmission 100%) anzeigt. Mit einem anderen Stellknopf erfolgt ein Abgleich bei unterbrochenem Lichtweg (Blende im Strahlengang) auf eine Lichtmarkenstellung für die Extinktion ∞ (Transmission 0 %).

Nach Entfernung der Blende bringt man die Meßwertküvette in den Strahlengang und kann deren Extinktion bzw. Transmission dann auf der Galvanometerskala bzw. digital ablesen.

Es ist empfehlenswert, das Instrument schon eine halbe Stunde vor Beginn der Messung einzuschalten, die Konstanz der Anzeige ist dann besser. Der Abgleich ist öfter zu kontrollieren.

Die Wellenlänge der Meßstrahlung kann durch verschiedene Filter, Metalldampflampen und Detektoren der Aufgabe angepaßt werden.

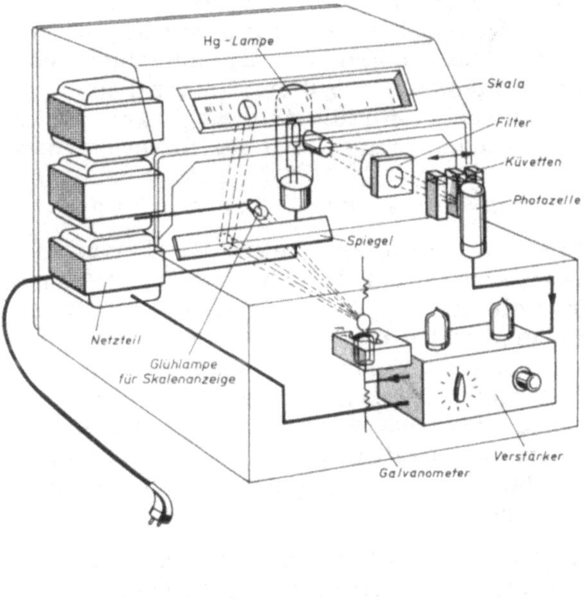

Abb. Photometer Eppendorf

Filterphotometer

Bei Filterphotometern wird die Meßstrahlung durch Filterung aus weißem Licht (Kontinuumstrahlern) erzeugt. Die geringere spektrale Reinheit bedingt oft andere Extinktionskoeffizienten und bei größeren Extinktionen sind diese nicht mehr linear von der Konzentration abhängig.

Beim Arbeiten mit solchen Photometern ist die Anfertigung und häufige Kontrolle von Standardkurven meist unumgänglich.

Küvetten

Da die Extinktion von der Schichtdicke der Lösung abhängt, muß diese genau festgelegt sein. Man benutzt daher bei der Messung Spezialgefäße aus Glas, sogenannte Küvetten, bei denen die Abweichungen der Schichtdicke vom Sollwert 1 % und weniger betragen und deren plangeschliffene Fenster parallel zueinander stehen. Für Messungen mit UV-Strahlung müssen Küvetten aus einem optischen Spezialglas (OS), bei kurzwelliger UV-Strahlung - unter 300 nm - Quarzküvetten benutzt werden, da hier die Eigenabsorption von Glas zu groß ist. Die Schichtdicken der üblichen Küvetten betragen 0,5 - 5,0 cm. In den Photometern sind Halterungen angebracht, die für eine zur Strahlenrichtung senkrechte (stets reproduzierbare) Lage der Küvettenfenster sorgen.

Das Abmessen von Mikrolitermengen

Da bei photometrischen Bestimmungen das Gesamtvolumen des Reaktionsansatzes meist nur 2 - 3 ml beträgt, ist es oft notwendig, Volumina, die kleiner als 100 μl sind, genau zu pipettieren. Je kleiner die abzumessenden Mengen sind, umso größer werden die möglichen Fehler, die durch Zurückbleiben der die Pipette benetzenden Lösung entstehen. Von den verschiedenen Geräten, die für die genaue und doch schnelle Abmessung so kleiner Flüssigkeitsvolumina entwickelt wurden, ist die Mikroliter-Pipette (Mikropipette Marburg und zahlreiche ähnlich konstruierte Pipetten) weit verbreitet.

In diesen Pipetten sind das Meßsystem und das für die Aufnahme der Lösung bestimmte System getrennt. In das Meßsystem kommt nur Luft, die Flüssigkeit in auswechselbare Kunststoffspitzen, die von wäßrigen Lösungen nicht benetzt werden. Die Abbildung zeigt Konstruktion und Gebrauch dieser Pipetten.

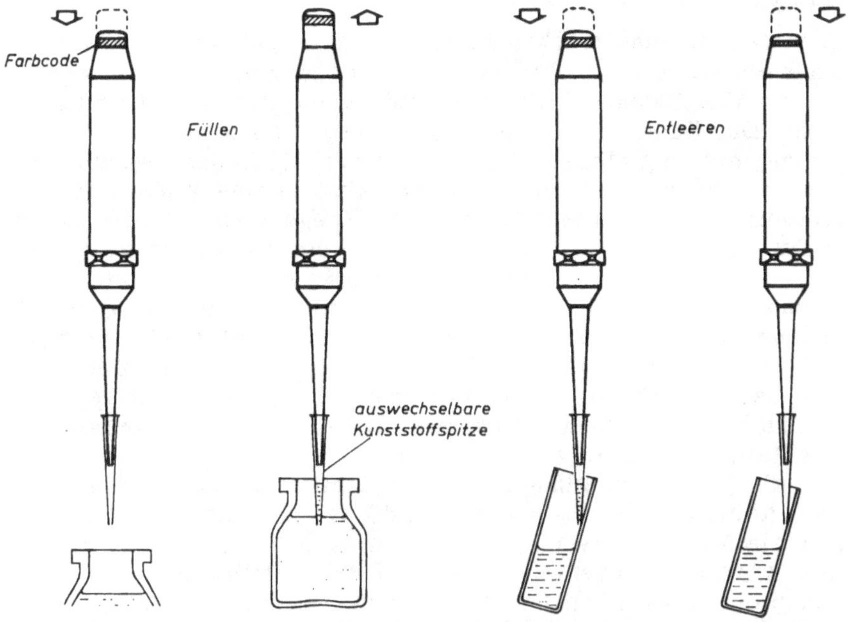

Nach dem Aufsetzen der Spitze Druckknopf bis zum 1. Anschlag drücken, dabei Spitze nicht eintauchen. Ohne Spitze nie Flüssigkeit ansaugen!

Spitze einige mm eintauchen und Druckknopf zurückgleiten - nie zurückschnappen - lassen. Gefüllte Spitze beim Herausnehmen an der Wandung abstreifen. Pipette nie hinlegen!

Zum Entleeren Spitze an die Gefäßwand anlegen und Knopf langsam bis zum 1. Anschlag drücken. Etwa eine Sekunde warten.

Knopf bis zum Endanschlag drücken und in dieser Position an der Wandung aus dem Gefäß ziehen. Knopf langsam zurückgleiten lassen. Spitze wechseln.

Abb. Arbeitsschema der Marburgpipette

Zum Pipettieren kleiner Flüssigkeitsvolumina dienen auch sogenannte Konstriktionspipetten aus Glas, Polyäthylen oder anderen Kunststoffen. Sie besitzen eine feine Spitze und eine stark verjüngte Stelle (Konstriktion). Die abzumessende Flüssigkeit wird etwas über diese Konstriktion gesaugt und dann der Flüssigkeitsmeniskus in der Konstriktion eingestellt. Kleine Abweichungen von der Füllhöhe ergeben wegen des geringen Durchmessers nur minimale Volumenfehler. Außen anhaftende Flüssigkeit muß sorgfältig abgetupft werden. Die Pipetten werden ausgeblasen, wobei die Spitze stets an die Küvettenwand oder dergleichen gehalten wird. Zum Ansaugen und Ausblasen benutzt man einen Schlauch.

Abb. Konstriktionspipette

Farbentwicklungsreaktionen

Bei vielen photometrischen Bestimmungen muß die zu bestimmende Substanz einer chemischen Umsetzung unterworfen werden, um Verbindungen mit geeigneten Absorptionsbanden zu erhalten. Der Bestimmungsansatz wird gegen einen Leerwert gemessen, der in gleicher Weise angesetzt ist, in dem jedoch entweder die Probe oder das Farbentwicklungsreagenz fehlt. Eine eventuelle Lichtschwächung durch die Reagenzien oder die Probe kann durch die Photometereinstellung kompensiert werden. Diese Lichtschwächung durch den Leerwert kann durch Absorption, Streuung (getrübte Lösungen) oder Reflexion an den Küvettenfenstern hervorgerufen werden. Deshalb wird bei allen Messungen die Photometereinstellung auf den Extinktionsnullpunkt stets mit einer Leerwertküvette im Strahlengang, die gegebenenfalls (bei nicht absorbierenden Reagenzien) auch mit destilliertem Wasser gefüllt sein kann, vorgenommen.
Wenn die Farbentwicklungsreaktion quantitativ und stöchiometrisch abläuft, d. h. für jedes Molekül der zu bestimmenden Substanz ein Molekül des absorbierenden Reaktionsproduktes entsteht, wird die Konzentration mit Hilfe des Extinktionskoeffizienten des Reaktionsproduktes nach dem Lambert-Beerschen Gesetz berechnet. Das ist bei den meisten heute üblichen Bestimmungsmethoden der Fall. Es ist zu beachten, daß der Extinktionskoeffizient (mitunter außerordentlich empfindlich) von anderen Bestandteilen der Lösung und besonders vom pH-Wert abhängig sein kann.

Standardkurve und Einzelstandard

Bei nicht stöchiometrisch verlaufenden Farbentwicklungsreaktionen (z. B. Proteinbestimmung mit der Biuretreaktion) kann man auch bei einwandfreier Meßstrahlung nicht mit einem einmal bestimmten Extinktionskoeffizienten arbeiten. Es besteht dann auch oft keine lineare Beziehung zwischen der Extinktion und der Konzentration des zu bestimmenden Stoffes. Bei solchen Reaktionen ist die Verwendung von Standardkurven - die nur für den bei deren Anfertigung benutzten Reagenziensatz gelten - notwendig. Hierzu werden die Extinktionen von Reaktionsansätzen, die aus verschiedenen Verdünnungen einer bekannten Lösung (Standardlösung) durch Zusatz von Farbentwicklungsreagenz erhalten wurden, gemessen und diese Werte (Ordinate) gegen die Konzentration (Abszisse) aufgetragen. Jedem Extinktionswert kann dann eine bestimmte Konzentration zugeordnet werden. Wenn das Lambert-Beersche Gesetz erfüllt ist, wird eine Gerade erhalten, deren Steigung durch den Extinktionskoeffizienten der gefärbten Substanz bestimmt wird.

Bei Bestimmungsmethoden, bei denen die Farbentwicklungsreagenzien oder die gefärbten Reaktionsprodukte leicht zersetzlich sind, benutzt man einen Standard für die Auswertung (z. B. Glucosebestimmung mit Glucoseoxidase). Bei der Herstellung eines Standards unterwirft man eine Lösung mit bekanntem Gehalt an der zu bestimmenden Substanz gleichzeitig in einem Parallelansatz derselben Prozedur wie die eigentliche Probe. Die Extinktionen von Probe und Standard werden gegen den gleichen Leerwert gemessen. Durch Vergleich der Extinktionen (Dreisatz) wird die Konzentration der Probe berechnet.

Bestimmung von ε_{405} von p-Nitrophenol

(Anlage einer Standardkurve, Prüfung des Lambert-Beerschen Gesetzes)

p-Nitrophenol ist ein pH-Indikator, der in der undissoziierten Form farblos ist, als Anion jedoch gelb. Sein Extinktionskoeffizient ist daher stark pH-abhängig. Die Farbänderung beruht auf der Mesomerie des Anions. Bei Derivaten des p-Nitrophenols, bei denen die OH-Gruppe verestert oder glykosidisch gebunden ist, ist diese Ionenbildung (und damit die Farbänderung) nicht möglich. Solche Substanzen dienen als chromogene Substrate bei der Bestimmung von Enzymen. Wir bestimmen ε_{405} unter den Meßbedingungen für alkalische Phosphatase, wobei p-Nitrophenol als Produkt auftritt (Kap. XIV).

1. Versuch

Das Photometer "Eppendorf" ist für diesen Versuch mit der Quecksilberdampflampe, der Photozelle 90 s und dem Filter Hg 405 nm auszurüsten.

10 ml 1 M Diäthanolaminpuffer pH 9, 8 werden in eine Küvette mit der Schichtdicke 4 cm pipettiert. Die Küvette wird in die Halterung des Photometers gesetzt.

Eine zweite 4-cm-Küvette (Leerwert) wird ebenfalls mit 10 ml dieser Pufferlösung gefüllt und in die zweite Halterung gesetzt. Sie wird bei der Einstellung des Extinktions-0-Punktes in den Strahlengang gebracht.

Nach Photometer-Abgleich wird die Extinktion der mit Puffer gefüllten Meßküvette kontrolliert (sie wird bei einwandfreier Küvette kaum von 0 abweichen).

Nun werden 50 μl 0,5 mM p-Nitrophenollösung mit einer Mikroliterpipette in die Küvette gegeben. Mit einem Rührstäbchen aus Kunststoff (Glasstäbe dürfen nicht benutzt werden, da sie die empfindliche Küvettenwand zerkratzen) wird gründlich gemischt und die Extinktion erneut gemessen.

Dann werden weitere 50 μl p-Nitrophenollösung dazu pipettiert und wie vorher verfahren. Dies wird 5 mal wiederholt. Dann werden die beiden Küvetten aus der Halterung genommen. Die Meßlösung wird in eine 1-cm-Küvette gefüllt und deren Extinktion gegen eine mit Diäthanolaminpuffer gefüllte 1-cm-Küvette gemessen.

Auswertung:

Es wird ein Diagramm angefertigt, in dem die gemessenen Extinktionen gegen die p-Nitrophenolkonzentration der in der Küvette befindlichen Lösung aufgetragen sind. Die Zunahme des Flüssigkeitsvolumens in der Küvette, die durch Zugabe der p-Nitrophenollösung verursacht wird, kann für die Berechnung der Konzentrationen vernachlässigt werden.

Ordinate: E_{405}, 0,1 = 2 cm, Abszisse: Konzentration, 1 μmol/l = 2 cm. ε_{405} für p-Nitrophenol wird in $cm^2/\mu mol$ berechnet.

Die bei verschiedenen Schichtdicken gemessenen Extinktionen werden verglichen.

Hämoglobin-Bestimmung als Hämiglobin-cyanid

Hämoglobin wird durch Kaliumferricyanid (Kaliumhexacyanoferrat-III) zu Hämiglobin oxidiert, das mit Kaliumcyanid ein stabiles Cyanid mit einem Absorptionsmaximum bei 540 nm gibt. Durch diese Umwandlung von Hämoglobin wird die Absorption von der Sauerstoffbeladung unabhängig und besitzt eine große Konstanz.
Wir messen mit Filter 546 nm. Der molare Extinktionskoeffizient ε_{546} beträgt 44 $cm^2/\mu mol$.

2. Versuch

In ein Reagenzglas werden (Sicherheitspipette) 5,0 ml Cyanid-Ferricyanid-Hydrogencarbonat-Reagenz und 20 μl frisch aus der Fingerbeere entnommenes Blut (20-μl-Pipette) pipettiert. Die Pipette wird durch wiederholtes Aufziehen und Ausblasen nachgespült.

Es wird gemischt und nach 20 Minuten die Extinktion in einer 1-cm-Küvette gegen eine nur mit Reagenz gefüllte 1-cm-Küvette (Reagenzienleerwert) bei 546 nm gemessen.

Auswertung:

Die Konzentration von Hämiglobin-cyanid in μmol/ml Ansatz wird nach dem Lambert-Beerschen Gesetz berechnet. Wird dieser Wert mit dem Volumen des Reaktionsansatzes (5,02 ml) multipliziert, so ergibt sich das im Ansatz enthaltene Hämiglobincyanid in μMol, das gleich dem Hämoglobingehalt von 20 μl Blut ist. Multiplikation mit dem Molekulargewicht von Hämoglobin (64500) ergibt die Hämoglobinmenge in μg/20 μl Blut. Division durch 20 ergibt den Hämoglobingehalt in g/l.

Blutzucker mit Glucoseoxidase

Die in Kapitel I beschriebene Reaktionsfolge wird für die photometrische Bestimmung von Glucose im Blut benutzt. In der Indikatorreaktion wird hier jedoch o-Dianisidin (3, 3'-Dimethoxybenzidin) durch Wasserstoffperoxid zu einem roten Farbstoff oxidiert. Der Bestimmungsansatz wird im Photometer mit einer Standardprobe (bekannte Glucosemenge) verglichen und aus den Extinktionsmessungen der Glucosegehalt der eingesetzten Blutprobe berechnet. Dieses Verfahren ist erforderlich, da Reagenz (Eigenfarbe) und entstehender Farbstoff wenig stabil sind und nur ein Vergleich der gleichzeitigen Farbentwicklung von Probe und Standard mit demselben Reagenz zu verwertbaren Resultaten führt.

Das Blut muß zuvor enteiweißt werden, wozu hier am besten Uranylacetat benutzt wird, da es die Eiweißkörper bei neutraler Reaktion ausfällt und die nachfolgenden enzymatischen Reaktionen nicht stört. Das Glucosereagenz wird täglich aus zwei Stammlösungen bereitet. Diese Mischung ist auch beim Aufbewahren im Kühlschrank nur einen Tag verwendbar.

3. Versuch

Enteiweißung

In ein Zentrifugenspitzglas werden 1,0 ml Uranylacetatlösung (1,6 g Uranylacetat und 9,0 g Natriumchlorid pro Liter) und 0,10 ml frisch entnommenes Blut pipettiert, wobei die Mikroliter-Pipette durch mehrmaliges Aufziehen und Ausblasen mit der Uranylacetatlösung gespült wird

(Blutverdünnung 1:11). Der entstandene Niederschlag wird abzentrifugiert und der Überstand zur Glucosebestimmung benutzt.

Farbentwicklung

In drei Reagenzgläser werden je 5,0 ml des fertigen Glucosereagenz' pipettiert, dazu in das

1. Reagenzglas 0,20 ml destilliertes Wasser (Leerwert),
2. Reagenzglas 0,20 ml der Standard-Glucoselösung,
3. Reagenzglas 0,20 ml des Zentrifugats von der Enteiweißung (s. o.).

Nach dem Mischen bleiben die Proben 30 Minuten bei Raumtemperatur stehen und sollen dabei nicht dem direkten Sonnenlicht ausgesetzt werden. Dann werden die Extinktionen der Lösungen bei 436 nm gegen den Leerwert gemessen. (Auch eine andere Meßstrahlung mit einer Wellenlänge zwischen 430 und 480 nm ist brauchbar).

Auswertung:

Da der Standard einer Glucosekonzentration von 1 g/l entspricht, ist

$$\frac{E_{Probe}}{E_{Standard}} = \text{Glucose im Blut in g/l.}$$

Das Molekulargewicht von Glucose ist 180,16.
Division der gefundenen g/l durch dieses Molekulargewicht und Multiplikation mit 1000 ergibt die Glucosekonzentration in der Blutprobe in mmol/l.

Serumprotein mit der Biuretreaktion

Die violetten Komplexe, die aus Protein und Kupfer(II)-ionen in alkalischer Lösung entstehen, dienen zur photometrischen Proteinbestimmung. Zur Herstellung des Reagenzes werden 45 g Kalium-natrium-tartrat, 5 g Kupfersulfat und 5 g Kaliumjodid in 0,2 M Natronlauge zu einem Liter gelöst. Der Tartratzusatz verhindert die Ausfällung von Kupferhydroxid. Kaliumjodid erhöht die Haltbarkeit.

4. Versuch

In 3 Reagenzgläser werden je 5,0 ml Natriumchloridlösung (9 g/l) pipettiert, dazu mit Mikroliter-Pipetten in das

1. Reagenzglas 0,1 ml Serum,
2. Reagenzglas 0,1 ml destilliertes Wasser (Leerwert),
3. Reagenzglas 0,1 ml Proteinstandardlösung (Serumalbuminlösung oder standardisiertes Serum).

Dann wird in jedes Reagenzglas 5,0 ml Biuretreagenz pipettiert und gemischt.

Nach 30 Minuten Stehen bei Raumtemperatur werden die Extinktionen von Meßlösung und Standard bei 546 nm in 1-cm-Küvetten gegen den Leerwert gemessen.

Auswertung:

Für die Berechnung gilt

$$\text{Konzentration}_{\text{Probe}} = \frac{E_{\text{Probe}}}{E_{\text{Standard}}} \cdot \text{Konzentration}_{\text{Standard}}$$

Das Resultat wird in g/l Serum angegeben.

Bestimmung von Harnsäure

Harnsäure ist beim Menschen und den anderen Primaten Endprodukt des Purinstoffwechsels (also auch des mit der Nahrung als Nucleinsäuren aufgenommenen Purins). Sie entsteht durch schrittweise Oxidation der Purinbasen Hypoxanthin und Xanthin mit molekularem Sauerstoff unter der Wirkung von Xanthinoxidase (vgl. Kap. III):

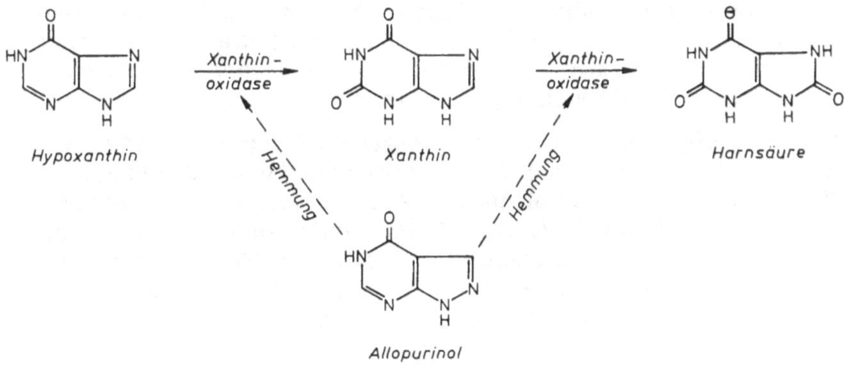

Harnsäure und Mononatriumurat sind schwer löslich. Bei Stoffwechselstörungen kann diese geringe Löslichkeit zu Ablagerungen von Uraten (Gicht, Nierensteine) führen. Zur Therapie der Gicht wird u. a. Allopurinol (1 H-Pyrazolo(3, 4-d)-pyrimidin-4-ol), ein kompetitiver Hemmstoff der Xanthinoxidase, angewandt. Der Gehalt des Serums an Harnsäure ist bei der Diagnose und Überwachung solcher Krankheiten von Bedeutung.
Bei den meisten Säugetieren wird die Harnsäure durch das Enzym Uricase unter gleichzeitiger Bildung von Wasserstoffperoxid weiter zu Allantoin abgebaut:

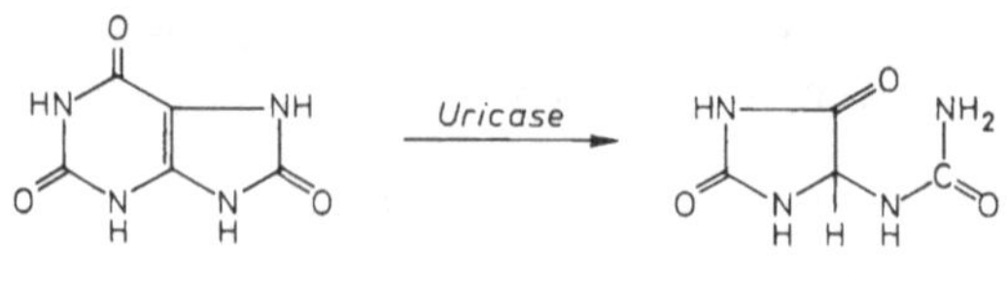

Da Urate in alkalischer Lösung eine Absorptionsbande mit dem Maximum bei 293 nm besitzen, das Allantoin aber nicht, kann diese Reaktion zur Harnsäurebestimmung benutzt werden.

Mit einem Spektralphotometer oder mit den mit einem Multiplier ausgerüsteten Modellen des Photometers Eppendorf, die ein Arbeiten mit der schwachen Hg-Linie bei 302 nm erlauben, kann die Abnahme der Lichtabsorption bei diesen Wellenlängen direkt zur Bestimmung benutzt werden.

Aber auch mit sichtbarer Strahlung ist eine Bestimmung möglich, wenn man - wie bei der Glucosebestimmung mit Glucoseoxidase/ Peroxidase - das entstandene Wasserstoffperoxid, das der umgesetzten Harnsäuremenge äquivalent ist, zur Erzeugung eines Farbstoffes verwendet. Da die Harnsäurekonzentrationen (Normalwert 150 - 400 μmol/l) viel geringer als die Glucosekonzentrationen im Serum sind, muß ein empfindlicherer Farbtest ohne vorangehende Enteiweißung angewendet werden.

Wasserstoffperoxid oxidiert in Gegenwart von Katalase und hohen Methanolkonzentrationen eine äquivalente Menge Methanol zu Formaldehyd. Dieser bildet mit Ammoniumionen und Acetylaceton (Pentandion-2, 4) ein intensiv gelbgefärbtes Dihydropyridinderivat, dessen Konzentration mit einer Meßstrahlung von 405 nm gemessen werden kann. Die Extinktion ist der zu bestimmenden Harnsäuremenge proportional.

Es laufen folgende Reaktionen ab:

Substratreaktion:

$$\text{Harnsäure} + 2\,H_2O + O_2 \xrightarrow{\text{Uricase}} \text{Allantoin} + CO_2 + H_2O_2$$

Hilfsreaktion:

$$H_2O_2 + CH_3OH \xrightarrow{\text{Katalase}} HCHO + 2\,H_2O$$

Indikatorreaktion:

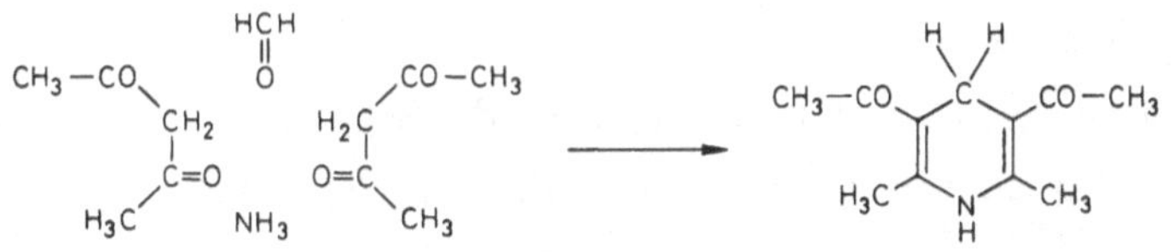

5. Versuch

Löslichkeit von Harnsäure

In einem Reagenzglas werden 200 µl einer gesättigten, wäßrigen Lösung von Harnsäure bzw. Na-Urat mit 10 ml 0,1 M Boratpuffer, pH 9,5, verdünnt. Etwa 3 ml dieser Verdünnung werden in eine 1 cm Quarzküvette gegeben. Die Extinktion wird mit einer Meßstrahlung der Wellenlänge von 293 nm oder 302 nm gegen destilliertes Wasser gemessen.

Zur Kontrolle, daß die gemessene Extinktion nur durch Urate bedingt ist, werden 20 µl Uricase eingemischt. Die Extinktionsabnahme wird bis zur Konstanz (etwa 10 Minuten) verfolgt.

Auswertung:

Mit Hilfe des Extinktionskoeffizienten ($\varepsilon_{293} = 12,6\ cm^2/\mu mol$, $\varepsilon_{302} = 7,1\ cm^2/\mu mol$) kann die Konzentration berechnet werden.

6. Versuch

Harnsäure in Serum und Harn (UV-Test)

Zur Bestimmung der Harnsäure im Serum oder Harn werden 200 µl unverdünntes Serum bzw. 1 : 10 verdünnter Harn in 10 ml 0,1 M Boratpuffer, pH 9,5, eingemischt. 3 ml dieser Verdünnung werden in eine 1 cm Quarzküvette gegeben. Die Extinktion wird mit einer Meßstrahlung von 293 nm oder 302 nm gegen destilliertes Wasser gemessen. Danach werden 20 µl Uricaselösung eingerührt und die Extinktionen während 10 Minuten verfolgt.

Auswertung:

Aus der Differenz des Anfangs-Extinktionswertes und des konstanten Endwertes wird die Harnsäurekonzentration in Serum bzw. Harn in µmol/l berechnet.

7. Versuch

Bildung von Harnsäure; Hemmung mit Allopurinol

Die Substratpufferlösung (50 mM Phosphat, pH 7,5; 100 µM EDTA; 50 µM Hypoxanthin) wird 10 Minuten mit Sauerstoff durchperlt.
3,0 ml der sauerstoffgesättigten Substratpufferlösung werden in eine 1-cm-Quarzküvette pipettiert. Die Extinktion wird gegen destilliertes Wasser bei 25^{0} C mit einer Meßstrahlung der Wellenlänge 302 nm gemessen. Durch Zugabe von 50 µl Xanthinoxidase (1 g/l) wird die Reaktion gestartet. Die Extinktion wird während etwa 10 Minuten alle 30 Sekunden gemessen.
Zum Nachweis, daß die gemessene Extinktionszunahme durch die Bildung von Harnsäure bedingt ist, werden 50 µl Uricase (10 kU/l) eingemischt. Die Extinktionsabnahme wird etwa 10 Minuten lang verfolgt.

Der Versuch wird wiederholt, jedoch werden vor dem Start mit Xanthinoxidase 10 µl Allopurinol-Natrium-Lösung (1,5 mM) in die Küvette pipettiert.

Auswertung:

Die gemessenen Extinktionen werden in einem Diagramm gegen die Zeit aufgetragen. Ordinate: E_{302}, 0,1 = 5 cm; Abszisse: Zeit, 1 Minute = 1 cm (s. Abb. Seite 125).
Aus den Zeitumsatzkurven für Xanthinoxidase wird die Enzymkonzentration (U/l) und der Hemmungsgrad (%) berechnet.

8. Versuch

Harnsäure in Serum und Harn nach Farbentwicklung

In ein Reagenzglas werden zu 0,5 ml Serum bzw. 1 : 10 mit bidest. Wasser verdünntem Harn 5,0 ml Harnsäurereagenz (2,5 M Methanol, 20 mM Acetylaceton, 670 kU/l Katalase in 0,48 M Ammoniumphosphatpuffer, pH 7,0) pipettiert und gemischt. Davon werden 2,5 ml entnommen und in ein zweites Reagenzglas gegeben, in welches man zuvor 20 µl Uricase pipettiert hat. Die restlichen 3 ml dienen als Probenleerwert. Beide Ansätze werden 60 Minuten bei 37° C im Wasserbad inkubiert. Die Extinktion der Probe wird gegen den Probenleerwert mit einer Meßstrahlung der Wellenlänge von 405 nm in einer Glasküvette von 1 cm Schichtdicke gemessen.

Auswertung:

Aus der Extinktion wird die Harnsäurekonzentration für Serum bzw. Harn in µmol/l berechnet. Bei pH 7,6 beträgt der Extinktionskoeffizient des Farbstoffes $\varepsilon_{405} = 7{,}4\ cm^2/\mu mol$.

Bestimmung von Cholesterin (im Serum)

Die Serumwerte von Gesamtcholesterin (freies Cholesterin und Cholesterinester) sind von großer praktischer Bedeutung, gelten doch erhöhte Werte als besonderer Risikofaktor für die Entstehung der Arteriosklerose (F. Lynen, Naturwiss. Rdsch. 25, 382 (1972)).

Zur enzymatischen Bestimmung von Gesamtcholesterin im Serum werden die Enzyme Cholesterinesterase und Cholesterinoxidase (aus Mikroorganismen) benutzt. Die Spaltung der Cholesterinester in freies Cholesterin und Fettsäure ist notwendig, da für die Oxidation die Hydroxylgruppe des Cholesterins nicht verestert sein darf. Die Hydroxylgruppe wird durch das Enzym Cholesterinoxidase zur Ketogruppe oxidiert.

Hilfsreaktion:

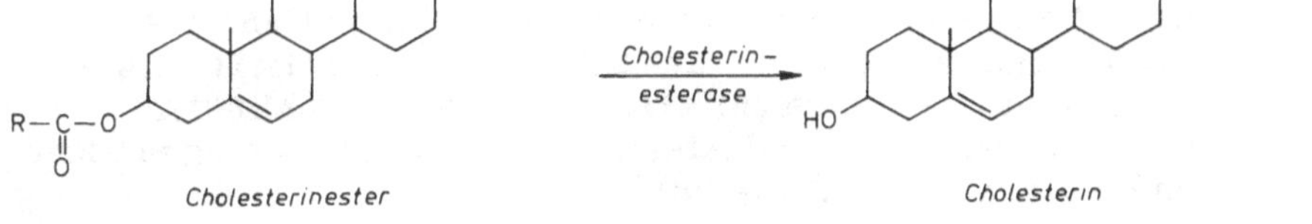

Substratreaktion:

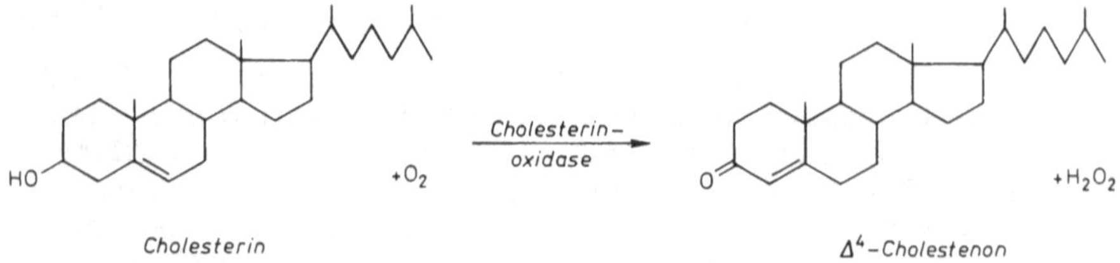

Diese Reaktionen verlaufen nur rasch und quantitativ, wenn der Ansatz mindestens 4 g/l Hydroxyäthyl-polyäthoxy-dodecan (Thesit, $C_{12}H_{25}O\text{-}(CH_2CH_2O)_{8-9}\text{-}C_2H_4OH$) enthält. Dieser Lösungsvermittler, in dessen wäßriger Lösung Cholesterin klar gelöst werden kann (z. B. 0, 4 g Cholesterin in 10 g Thesit + 90 g Wasser), löst wahrscheinlich das Cholesterin aus der Lipoproteinbindung und macht es so dem enzymatischen Angriff zugänglich.
Mit einem Spektralphotometer, dessen Meßbereich ins kurzwellige Ultraviolett reicht, kann bei 240 nm die Entstehung des Δ^4-Cholestenons direkt gemessen werden. Da das hydrierte Enzym mit molekularem Sauerstoff reagiert, wobei eine äquivalente Menge Wasserstoffperoxid entsteht, kann auch das entstandene Wasserstoffperoxid zur Bildung eines Farbstoffs dienen (vgl. Harnsäurebestimmung).

9. Versuch

In einem kleinen Reagenzglas werden 100 µl Serum mit 500 µl 0, 5 M Kaliumphosphatpuffer (pH 7, 5; 4 g/l Thesit) verdünnt.
100 µl dieser Verdünnung oder 20 µl unverdünntes Serum werden zu 3 ml 0, 5 M Kaliumphosphatpuffer (pH 7, 5; 4 g/l Thesit) in eine 1-cm-Quarzküvette pipettiert.

Bei einer Meßstrahlung der Wellenlänge 240 nm wird das Spektralphotometer abgeglichen (Bedienungsanleitung). Mit diesem Reaktionsansatz im Strahlengang wird auf $E_{240} = 0$ eingestellt.

Durch Zugabe von 50 µl Cholesterinoxidase (2, 5 kU/l) wird die Oxidation des freien Cholesterins in Gang gesetzt. Die Extinktionswerte werden alle 2 Minuten notiert, bis ein konstanter Wert erreicht wird (mindestens 10 Minuten). Dann werden 20 µl Cholesterinesterase (5 kU/l) eingemischt und die Extinktionen wie oben notiert.

Zur Korrektur für die Absorption der Enzymproteine werden in einer zweiten Quarzküvette 3 ml 0, 5 M Kaliumphosphatpuffer (pH 7, 5; 4 g/l Thesit) in den Strahlengang des Photometers gebracht. Das Photometer wird wie oben abgeglichen. Jetzt werden 50 µl Cholesterinoxidaselösung eingemischt. Die Extinktion wird notiert. Danach werden 20 µl Cholesterinesteraselösung eingemischt. Die Extinktion wird wieder notiert.

Auswertung:

In einem Diagramm werden die gemessenen Extinktionen gegen die Zeit (Minuten) aufgetragen.
Die Extinktionsdifferenz von 0 Minuten bis zur ersten Konstanz des Wertes, vermindert um die durch das Enzymprotein (Cholesterinoxidase) bedingte Extinktionszunahme (2. Küvette) dient zur Berechnung des freien Cholesterins im Serum.
Die Extinktionsdifferenz bis zur zweiten Konstanz des Wertes, vermindert um die durch beide Enzymproteine bedingte Extinktionszunahme dient zur Berechnung des Gesamtcholesterins im Serum.
ε_{240} für Δ^4-Cholestenon beträgt unter den Meßbedingungen 15,5 $cm^2/\mu mol$. Der Gehalt an freiem und Gesamtcholesterin wird damit in mmol/l berechnet. Die Konzentration kann mit Hilfe des Molekulargewichts (386,6) in mg/100 ml umgerechnet werden.

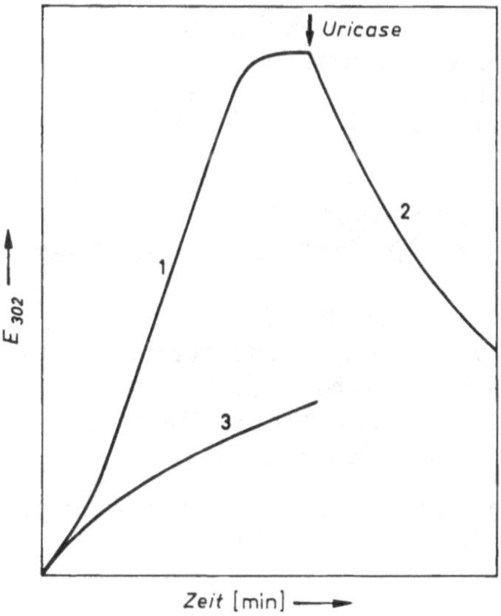

Abb.

1 Bildung von Harnsäure durch Oxidation von Hypoxanthin mit Xanthinoxidase

2 Abbau von Harnsäure zu Allantoin mit Uricase

3 Hemmung der Xanthinoxidase mit Allopurinol

XIV. Photometrische Bestimmungen II: Enzymbestimmungen mit chromogenen Substraten

Die physiologischen Substrate der meisten Enzyme sind farblos und ergeben farblose Produkte. Daher werden zur Bestimmung von Enzymen, die nicht streng substratspezifisch sind, oft synthetische Substrate eingesetzt, die ein photometrisch meßbares, farbiges Reaktionsprodukt ergeben. Die Extinktionsänderung pro Minute ist dann ein Maß für die Enzymaktivität. Der Ansatz eines Leerwertes ist meist nicht erforderlich. Es genügt, wenn man mit dem Reaktionsansatz im Strahlengang vor (oder unmittelbar nach) der Zugabe des Enzyms das Photometer auf Extinktion = 0 einstellt. Der Abgleich bei unterbrochenem Strahlengang ($E = \infty$, $T = 0\,\%$) hat vorher zu erfolgen.

Das bekannteste Beispiel für ein solches Reaktionsprodukt ist das p-Nitrophenol, dessen Extinktionskoeffizient nach der Vorschrift in Kapitel XIII bestimmt wurde.

OH-, SH- und NH_2-Gruppen, deren freies Elektronenpaar in die Konjugation der π-Elektronen des Nitrobenzols einbezogen werden kann, bewirken eine bathochrome (farbvertiefende) Verschiebung des Absorptionsmaximums bis in den sichtbaren Bereich des Spektrums. Deshalb besitzen die Ionen von p-Nitrophenol, 2-Nitro-5-mercaptobenzoesäure und das p-Nitranilin eine gelbe Farbe. Die Ladungsverteilung in diesen Molekülen läßt sich durch die in der Tabelle angegebenen mesomeren Grenzstrukturen beschreiben. Die wahre Elektronenverteilung liegt jedoch irgendwo zwischen diesen Grenzstrukturen.

Diese Mesomerie wird verhindert, wenn die Hydroxylgruppe des p-Nitrophenols durch Ester- oder Glycosidbindungen blockiert ist. Bei der enzymatischen Spaltung dieser Bindungen entsteht das freie p-Nitrophenol und die Reaktion kann, sofern sie in neutralem oder alkalischem Milieu abläuft, mit einer Meßstrahlung der Wellenlänge 405 nm unmittelbar verfolgt werden. Die gebräuchlichsten Derivate von p-Nitrophenol sind Acetat, Phosphat und Glycoside. Sie dienen zur Bestimmung von Esterasen, Phosphatasen und Glycosidasen.

Derivate von p-Nitranilin, bei denen die Aminogruppe als Amid an Aminosäuren gebunden ist, sind geeignete Substrate für Peptidasen und Proteasen.

ENZYMATISCHE REAKTIONEN MIT CHROMOGENEN SUBSTRATEN

Chromogenes Substrat bzw. Reagenz	Farbiges Produkt	Enzyme
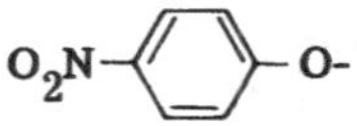 $-CO-CH_3$ $-PO_3H_2$ -Zucker	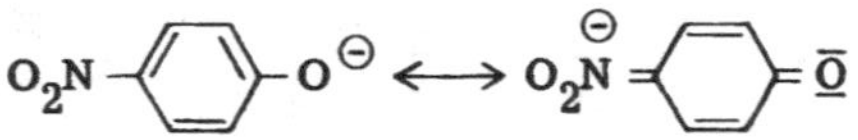	Esterasen Phosphatasen Glycosidasen
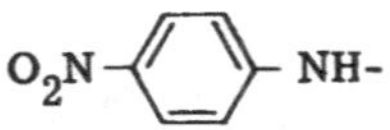 -Arg-Nα-benzoyl -Leu -γ-Glu+Gly-Gly[1)]	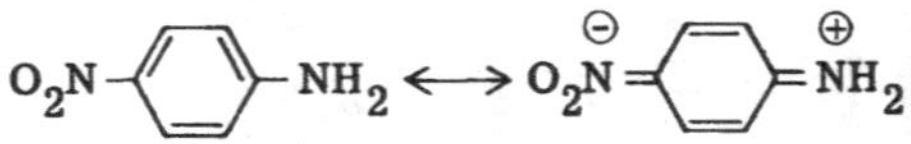	Trypsin (-Inhibitoren) Leucinarylamidase[2)] γ-Glutamyltransferase[3)]
Acetylthiocholin ↓ Enzym Thiocholin + 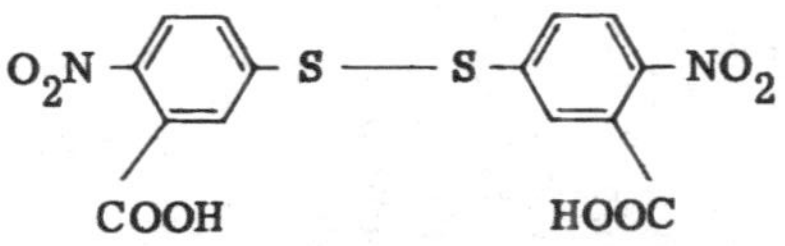	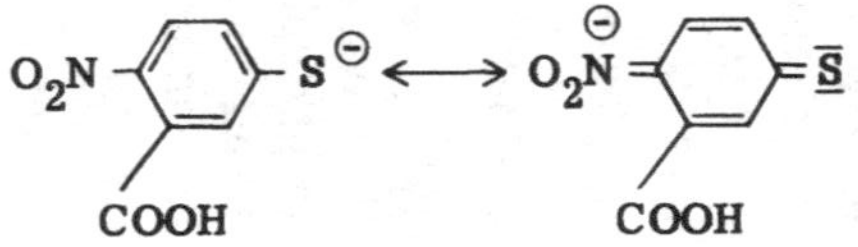	Cholinesterase

1) Der γ-Glutamylrest wird auf Glycyl-glycin übertragen

2) Diese Reaktion dient zur Bestimmung der Oxytocinaseaktivität im Serum

3) Bestimmung im Serum dient zum Screening auf Lebererkrankungen

5,5'-Dithio-bis-(2-nitrobenzoesäure) (Ellmanns Reagenz) dient zur Bestimmung von SH-Gruppen (s. Kap. I). Die bei der Reaktion entstehende 2-Nitro-5-mercaptobenzoesäure kann mit einer Meßstrahlung der Wellenlänge 405 nm quantitativ erfaßt werden.

Die Cholinesterase des Serums hydrolysiert nicht nur Acetylcholin, sondern auch Acetylthiocholin. Dabei entsteht Thiocholin, das eine freie SH-Gruppe besitzt. Sorgt man durch eine ausreichende Konzentration von Ellmanns Reagenz für eine vollständige Reaktion des Thiocholins, so kann die Cholinesterase ebenfalls durch Messen der Extinktionsänderung pro Minute bestimmt werden.

Bestimmung von Michaeliskonstante +) und pH-Optimum +) von alkalischer Phosphatase

(Optimierung einer Enzymbestimmung)

In den folgenden Versuchen wird die Abhängigkeit der Aktivität der alkalischen Phosphatase von der Substratkonzentration (p-Nitrophenylphosphat) und dem pH-Wert bestimmt.
Die Bestimmung der alkalischen Phosphatase im Serum hat praktische Bedeutung; erhöhte Werte treten bei Erkrankungen von Leber und Knochen auf.

Die Kenntnis der Abhängigkeit der Enzymaktivitäten von der Konzentration des Substrats und dem pH-Wert ist von großer praktischer Bedeutung für die klinische Chemie (s. Kap. XV). Die pH-Aktivitätskurven haben meist einen glockenförmigen, im Maximum flachen Verlauf. Die Wahl optimaler Konzentrationen von Substrat und Wasserstoffionen als Standardbedingungen für die Messung der Enzymkonzentrationen verringert daher wesentlich Fehlermöglichkeiten, die sich aus kleinen Schwankungen der Zusammensetzung der Testansätze ergeben könnten.

+) pH-Optimum
vgl. auch Katalase, Kapitel VII,
Lipase, Kapitel X,
K_m-Bestimmung
vgl. auch Lactat-Dehydrogenase, Kapitel XV,
Invertase, Kapitel XIX.

Die Michaeliskonstante K_m

Michaelis und Menten haben 1913 ihre zuerst bei der enzymatischen Saccharose-Hydrolyse erhobenen Befunde wie folgt gedeutet: Vor dem Umsatz des Substrats wird dieses an das Enzym gebunden; es handelt sich um eine Gleichgewichtsreaktion.

$$E + S \underset{k_{-1}}{\overset{k_{+1}}{\rightleftharpoons}} ES \qquad (1)$$

$$\frac{[E]\,[S]}{[ES]} = \frac{k_{-1}}{k_{+1}} = K_s \qquad (2)$$

In den Gleichungen bedeuten k_{+1} und k_{-1} die Geschwindigkeitskonstanten für Bildung und Zerfall des Enzym-Substratkomplexes, und K_S seine Dissoziationskonstante, die als Substratkonstante des Enzyms bezeichnet wird. Der Komplex kann aber nicht nur in freies Enzym und unverändertes Substrat dissoziieren, sondern auch in Enzym und Produkt.

$$E + S \underset{k_{-1}}{\overset{k_{+1}}{\rightleftharpoons}} ES \xrightarrow{k_{+2}} E + P \qquad (3)^{+)}$$

Deshalb sind die tatsächlichen Beziehungen zwischen den einzelnen Konzentrationen im reagierenden System mit Gleichung (2) nicht genau beschrieben. Während ES nur in der Reaktion von E mit S entsteht, zerfällt es nach Gleichung (3) sowohl in E und S als auch in E und P. Im stationären Gleichgewicht sind die Geschwindigkeiten von Bildung und Spaltung einander gleich, d.h.

$$k_{+1}\,[E]\,[S] = (k_{-1} + k_{+2})\,[ES] \qquad (4)$$

$$\frac{[E]\,[S]}{[ES]} = \frac{(k_{-1} + k_{+2})}{k_{+1}} = K_m \qquad (5)$$

K_m wird als Michaeliskonstante bezeichnet. Um diese Konstante aus einfach meßbaren Parametern bestimmen zu können, werden folgende Überlegungen gemacht:
Die Reaktionsgeschwindigkeit v (Produktbildung) ist unmittelbar der Konzentration von **ES** proportional.

+) Die Gleichung gilt nur, solange die Konzentration von P vernachlässigt werden kann.

$$v = k_{+2}\,[ES] \tag{6}$$

Die Summe der Konzentrationen von E und ES ist von der Konzentration des Substrats unabhängig und konstant. Diese Summe wird als $[E]_t$ (totale Enzymkonzentration) bezeichnet. Wird in die Gleichung (5) für [E] jetzt $[E]_t$ - [ES] eingesetzt und die Gleichung nach [ES] aufgelöst, so erhält man:

$$[ES] = \frac{[E] \cdot [S]}{K_m + [S]} \tag{7}$$

Kombination mit Gleichung (6) ergibt:

$$v = k_{+2}\,[E]_t\,\frac{[S]}{K_m + [S]} \tag{8}$$

Da $[E]_t$ sich nicht ändert, kann man schreiben:

$$v = \text{const} \cdot \frac{[S]}{K_m + [S]} \tag{9}$$

Das ist die Beziehung zwischen Reaktionsgeschwindigkeit und Substratkonzentration. Aus der Gleichung folgt, daß bei sehr kleinen Substratkonzentrationen ($[S] \ll K_m$) die Reaktionsgeschwindigkeit linear mit [S] ansteigt, bei sehr großer Substratkonzentrationen ($[S] \gg K_m$) konstant und von [S] unabhängig wird (Sättigung des Enzyms mit Substrat). Die Maximalgeschwindigkeit (V) beträgt dann:

$$V = \text{const} \tag{10}$$

Kombination von Gleichung (9) und (10) ergibt:

$$v = V\,\frac{[S]}{K_m + [S]} \tag{11}$$

Das ist die Bestimmungsgleichung für K_m: Man mißt die Reaktionsgeschwindigkeiten bei verschiedenen (vorgegebenen) Substratkonzentrationen, aber stets bei derselben Enzymkonzentration und zeichnet das Diagramm v als Funktion von [S].

Man entnimmt Gleichung (11), daß die Substratkonzentration, bei der die Reaktionsgeschwindigkeit halb so groß ist wie der maximal mögliche Wert ($v = 0,5\ V$), den Zahlenwert von K_m angibt.

$$K_m = [S] \quad \text{bei} \quad v = 0,5\ V \tag{12}$$

Das folgt auch aus Gleichung (5), denn bei der halbmaximalen Reaktionsgeschwindigkeit muß die Hälfte des Enzyms als reaktionsfähiger Enzymsubstratkomplex vorliegen ($[E] = [ES]$). Die Aufnahme einer Sättigungskurve und die hinreichend genaue Ermittlung des Maximalwertes erfordern viele Meßpunkte. Wenn außerdem bei größeren Substratkonzentrationen eine Enzymhemmung auftritt, entspricht die maximale Reaktionsgeschwindigkeit nicht dem Zustand der Sättigung des Enzyms mit Substrat. Beide Nachteile sind zu vermeiden, wenn man die reziproken Werte der Reaktionsgeschwindigkeiten gegen die reziproken Werte der Substratkonzentrationen aufträgt. Man erhält dann eine Gerade. Das folgt aus der Umformung von Gleichung (11).

$$\frac{1}{v} = \frac{K_m}{V} \cdot \frac{1}{[S]} + \frac{1}{V} \tag{13}$$

Man entnimmt der Gleichung (13), daß für $\frac{1}{v} = 0$ (Schnittpunkt der Geraden mit der Abszisse) $\frac{1}{K_m} = -\frac{1}{[S]}$ ist und für $\frac{1}{[S]} = 0$ (Schnittpunkt der Geraden mit der Ordinate) $\frac{1}{V} = \frac{1}{v}$ ist. Für die Bestimmung einer Geraden genügen wenige Meßpunkte.

Dieses Gleichungssystem gilt exakt nur für Ein-Substrat-Reaktionen. Hydrolysen in verdünnten, wäßrigen Lösungen können aber wegen der praktisch konstanten Wasserkonzentration als solche behandelt werden. Die im folgenden getestete alkalische Phosphatase aus Kälberdarm wird bei größeren Substratkonzentrationen gehemmt (Substrathemmung). Bei der klinisch wichtigen alkalischen Phosphatase im Serum, die aus Leber oder Knochen stammt, ist das nicht der Fall.

1. Versuch:

pH-Optimum von alkalischer Phosphatase

In fünf 25 ml Bechergläser werden jeweils 10 ml 2 M Diäthanolaminlösung pipettiert. Aus einer 10 ml Bürette, die mit 2 M Salzsäure gefüllt ist, werden die in der folgenden Tabelle angegebenen Milliliter 2 M Salzsäure hinzugegeben. In jedes Becherglas werden 0,2 ml 50 mM Magnesiumchloridlösung pipettiert. Das Volumen wird aus einer mit bidest. Wasser gefüllten Bürette auf 20 ml ergänzt.

ca. pH	2 M Diäthanolamin (ml)	2 M HCl (ml)	50 mM $MgCl_2$-Lösung (ml)	bidest. Wasser (ml)
8,0	10,0	8,80	0,2	1,0
9,0	10,0	5,70	0,2	4,1
9,5	10,0	2,00	0,2	7,8
10,0	10,0	0,70	0,2	9,1
10,5	10,0	0,20	0,2	9,6

Man kontrolliert die pH-Werte mit einer Glaselektrodenmeßkette und beschriftet die Bechergläser entsprechend. Jeweils 50 µl Enzymlösung werden in kleinen Reagenzgläsern mit 0,5 ml einer der hergestellten Pufferlösungen verdünnt und bis zum Versuch in einem Eisbad aufbewahrt.
Es ist notwendig, das Enzym mindestens 10 Minuten vor Beginn der Messung mit der entsprechenden Puffer/$MgCl_2$-Lösung zu mischen, da sonst eine wesentlich kleinere Anfangsgeschwindigkeit gemessen wird.

In 1 cm Glasküvetten pipettiert man 3,0 ml der jeweiligen Pufferlösung, 50 µl 0,25 M p-Nitrophenylphosphatlösung und 20 µl der zugehörigen Enzymlösung.
Man mißt bei 25^0 C alle 30 Sekunden die Extinktionszunahme mit einer Meßstrahlung der Wellenlänge 405 nm.

Auswertung:

Die abgelesenen Extinktionswerte werden in einem Diagramm gegen die Zeit aufgetragen. Die Reaktionsgeschwindigkeiten berechnet man aus der Steigung (ΔE/min) mit dem Extinktionskoeffizienten als µmol/min gebildetes p-Nitrophenol.

Bei pH 8,0 ist p-Nitrophenol nicht vollständig dissoziiert. Deshalb muß hier mit einem niedrigeren Extinktionskoeffizienten ($\varepsilon = 17,3\ cm^2/\mu mol$) gerechnet werden. Für die übrigen pH-Werte gilt $\varepsilon = 18,4\ cm^2/\mu mol$.
Die Reaktionsgeschwindigkeiten werden in einem zweiten Diagramm in Abhängigkeit von den gemessenen pH-Werten dargestellt.

2. Versuch

K_m von alkalischer Phosphatase

Es wird eine Verdünnungsreihe mit folgenden p-Nitrophenylphosphatkonzentrationen hergestellt: 16, 8, 4, 2, 1 und 0,5 mM. Hierzu gibt man in 5 Reagenzgläser je 1,0 ml 1 M Diäthanolaminpuffer vom pH-Wert des ermittelten pH-Optimums.
In das erste Reagenzglas pipettiert man 1,0 ml 16 mM p-Nitrophenylphosphatlösung in 1 M Diäthanolaminpuffer, mischt gut, entnimmt 1 ml der Lösung, überführt sie in das zweite Reagenzglas, entnimmt nach dem Mischen wieder 1 ml usw. Jeweils 0,5 ml dieser Lösungen pipettiert man zu 2,5 ml 1 M Diäthanolaminpuffer in eine 1 cm Küvette und gibt 50 μl Phosphataselösung zu. Man mißt bei 25° C jeweils alle 30 Sekunden die Extinktion mit einer Meßstrahlung der Wellenlänge 405 nm während 5 Minuten.

Auswertung:

In einem Diagramm werden die abgelesenen Extinktionswerte gegen die Zeit aufgetragen. Die aus den Steigungen ermittelten Δ E/min werden in mmol/l · min umgerechnet. Trägt man diese Werte als Funktion der zugehörigen Konzentrationen auf, erhält man eine Enzymsättigungskurve nach Michaelis und Menten. Aus der Kurve wird die Substratkonzentration, die zu der halbmaximalen Reaktionsgeschwindigkeit gehört, entnommen. Sie ist gleich dem Wert der Michaeliskonstante.
Bildet man dagegen zuvor die Reziprokwerte dieser Größen, so erhält man gemäß Gleichung (13) für einen Teilbereich der Konzentrationen eine Gerade (Lineweaver-Burk-Plot).
Zur Ermittlung von K_m und V verfährt man, wie nach Gleichung (13) angegeben. Aus den ermittelten Werten für pH-Optimum und Michaeliskonstante ergeben sich für die Bestimmung der alkalischen Phosphatase aus Kälberdarm folgende optimale Bedingungen:

Konzentrationen im Test:

Diäthanolaminpuffer	pH = x	1 M
p-Nitrophenylphosphat		y mM
$MgCl_2$		0, 5 mM

Meßtemperatur: 25° C
Meßstrahlung: 405 nm

3. Versuch

Cholinesterase (vgl. Kap. X)

Konzentrationen im Test:

Phosphat-Puffer	pH = 7, 2	50 mM
5, 5'-Dithio-bis-(2-nitrobenzoesäure)		0, 25 mM
Acetylthiocholinjodid		5 mM

Meßtemperatur: 25° C
Meßstrahlung: 405 nm; ε = 13, 3 $cm^2/\mu mol$

In eine 1 cm Glasküvette werden zu 3, 0 ml 0, 25 mM 5, 5'-Dithio-bis-(2-nitrobenzoesäure) in 50 mM Phosphatpuffer(pH 7, 2) 20 μl Serum oder Plasma und 100 μl 156 mM Acetylthiocholinjodidlösung pipettiert. Nach dem Mischen wird alle 30 Sekunden die Extinktion während 3 Minuten gemessen.

Auswertung:

Man trägt die abgelesenen Extinktionswerte in einem Diagramm gegen die Zeit (t) auf und ermittelt $\Delta E/min$. Mit Hilfe des Extinktionskoeffizienten ε_{405} = 13, 3 $cm^2/\mu mol$ berechnet man die Cholinesterase-Aktivität in U/l.

4. Versuch

Protease

Konzentrationen im Test:

Phosphat-Puffer	pH = 8, 0	30 mM
N-α-Benzoyl-D, L-arginin-p-nitranilid-hydrochlorid		3, 33 mM

Meßtemperatur: 25° C
Meßstrahlung: 405 nm; ε = 9, 32 $cm^2/\mu mol$

In eine 1 cm Glasküvette werden 2, 5 ml 4 mM N-α-Benzoyl-D, L-arginin-p-nitranilid-hydrochlorid, 0, 3 ml 0, 3 M Phosphatpuffer pH 8, 0 und 0, 2 ml Proteaselösung (Trypsin, Boehringer) pipettiert. Nach dem Mischen wird während 6 Minuten die Extinktion alle Minuten gemessen.

Auswertung:

Man trägt die abgelesenen Extinktionswerte in einem Diagramm gegen die Zeit (Ordinate: Extinktion 0, 01 = 1 cm; Abszisse: 1 Minute = 1 cm) auf und ermittelt $\Delta E/min$. Mit Hilfe des Extinktionskoeffizienten $\varepsilon_{405} = 9,32\ cm^2/\mu mol$ berechnet man die Proteaseaktivität in U/l.

Proteaseinhibitoren

Proteaseinhibitoren sind in der Natur weit verbreitet. Trasylol (Aprotinin, Bayer) ist ein Proteaseninhibitor aus Rinderlunge, der Trypsin und andere Proteasen hemmt. Es findet in der Klinik Anwendung, wenn beim Gewebeabbau im Verlauf von Erkrankungen Proteasen freigesetzt und aktiviert werden (z. B. Pankreatitis).
Der quantitative Nachweis von Trasylol in biologischem Material ist durch Messung der Hemmwirkung, z. B. gegenüber Trypsin, möglich.

5. Versuch

1 ml der Trypsinlösung (s. 4. Versuch) wird mit 10 μl Trasylollösung (250 mg/l) versetzt und 20 Minuten lang stehengelassen. 0, 2 ml dieser Lösung werden für den Protease-Test (s. 4. Versuch) eingesetzt.

Auswertung:

Man trägt die abgelesenen Extinktionswerte in das Diagramm aus Versuch 4 ein. Die in Gegenwart des Proteaseinhibitors gefundene Proteaseaktivität (U/l) wird von der Aktivität des ungehemmten Enzyms subtrahiert. Die Differenz entspricht dem zugesetzten Trasylol in IU. Eine Inhibitoreinheit (IU) ist die Menge Inhibitor, die die Aktivität der Protease um eine Einheit (U) vermindert.

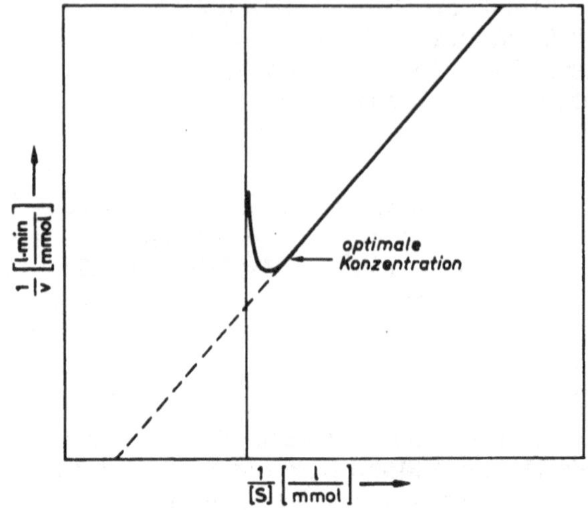

Abb.
Alkalische
Phosphatase

a)
Lineweaver-
Burk-
Diagramm

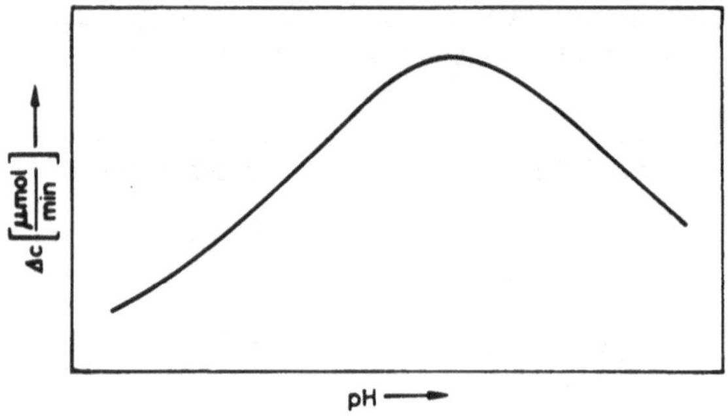

b)
pH-Optimum

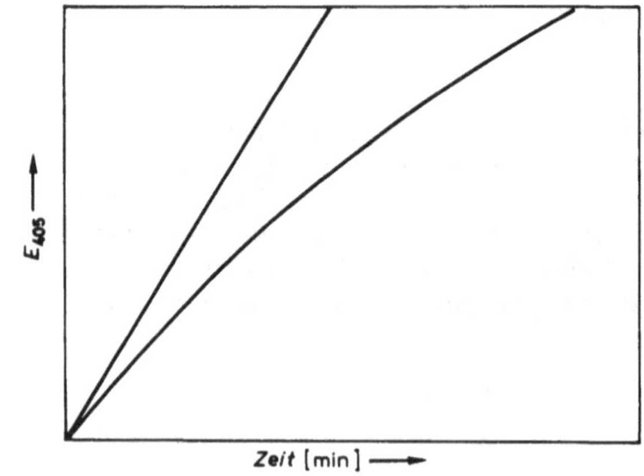

Abb.
Trypsin,
Hemmung durch
Trasylol

Bestimmung von ß-Galaktosidase nach Induktion in E. coli

Die Zelle besitzt Enzyme, die ständig gebildet werden (konstitutive Enzyme), und solche, deren Synthese erst durch Zusatz bestimmter Substanzen (Induktoren) eingeleitet wird. Die Synthese nicht-konstitutiver Enzyme wird meist durch Beeinflussung der Transkription (Synthese der zugehörigen m-RNA) reguliert. Wirksame Induktoren sind bei Bakterien meist Substrate oder Substratanaloge, aber auch Antibiotika. Das bekannteste Beispiel für diese Wirkung von Antibiotika ist die Induktion des Enzyms Penicillinase durch Penicillin. Penicillinase spaltet den ß-Lactamring des Penicillins, wobei ein antibiotisch unwirksames Produkt entsteht. Die Induktion erfolgt nur, wenn sich die Bakterien in einer Phase raschen Wachstums befinden, d. h., nur dann, wenn die Penicillinkonzentration so klein ist, daß das Wachstum nicht gehemmt wird. Das ist der Grund dafür, daß bei zu geringen Penicillingaben Penicillinresistente Bakterien entstehen!

Das klassische Modell für die Regulation der Enzymsynthese durch Induktion ist das Jacob-Monod-Schema des Lac-Operon von Escherichia coli. Als Ausschnitt aus dem ringförmigen Chromosom von E. coli zeigt die Abbildung die Lac-Region.

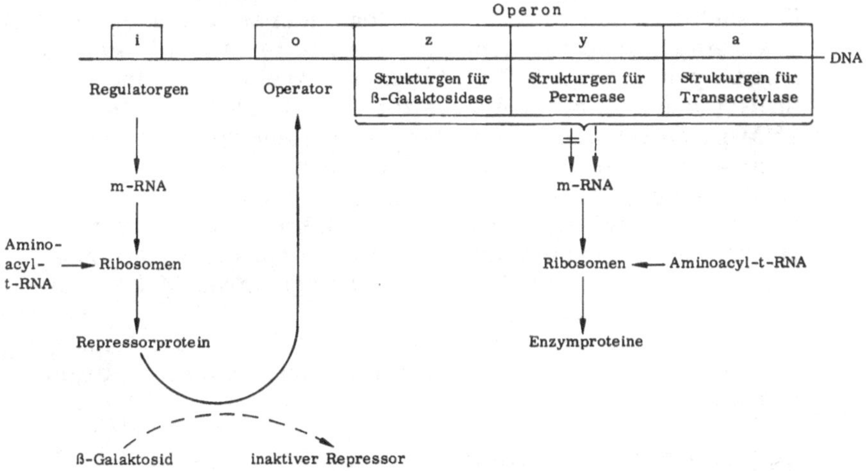

Abb. Funktionsschema der Lac-Region des Chromosoms von E. coli. Permease und Transacetylase regeln die Lactoseaufnahme.

Die Lac-Region umfaßt das Regulatorgen für die Bildung des Repressorproteins und das Lac-Operon, das aus Operatorgen und Strukturgenen für die Enzymsynthese besteht. Das Regulatorgen kontrolliert die Aktivität des Operon, indem es die Bildung des Repressors codiert. Der Repressor wird an das Operatorgen gebunden und verhindert so die Transkription der Strukturgene. Setzt man einer Kultur von E. coli ein ß-Galaktosid als Induktor zu, so wird dieses vom Repressor gebunden. Dadurch wird der Repressor inaktiv und die Strukturgene können abgelesen werden. Die Induktion kann durch Lactose erfolgen, besonders wirksam sind Thio-ß-galaktoside, z. B. das hier verwendete Isopropyl-thio-ß-galaktosid (IPTG).
Eine Enzyminduktion ist nur nachzuweisen, wenn die Bakterienkultur sich in einer Phase raschen (logarithmischen) Wachstums befindet, denn nur dann erfolgt die Synthese von Enzymproteinen. Die induzierende Wirkung von ß-Galaktosiden ist in Gegenwart von Glucose aufgehoben (Katabolitrepression).

6. Versuch

a) Anzucht von E. coli

E. coli (Wildtyp) wird in 0, 5 l Minimalmedium mit Glycerin als Kohlenstoff- und Ammoniumionen als Stickstoffquelle (M 9-Glycerin) überimpft und über Nacht im Brutschrank (37° C) mit Carbogen (Gasgemisch aus 5 Volumenteilen Kohlendioxid und 95 Volumenteilen Sauerstoff) begast (Fritte). Etwa eine Stunde vor dem Versuch werden 300 ml der Bakteriensuspension mit 300 ml frischem Medium verdünnt und im Brutschrank bei 37° C weiter begast. In Abständen von 15 Minuten werden 2, 5 ml der Bakteriensuspension in eine 1-cm-Küvette pipettiert. Die Extinktion wird gegen eine mit Wasser gefüllte Küvette mit einer Meßstrahlung der Wellenlänge 578 nm gemessen. Die Extinktion wird hier durch die von den suspendierten Bakterien verursachte Trübung (Lichtstreuung) bedingt. Sie ist ein ungefähres Maß für die Zahl der Bakterien pro Liter.
Sobald die Zunahme der Extinktion den Beginn der Wachstumsphase anzeigt, kann mit dem Induktionsversuch begonnen werden.

b) Induktion von ß-Galaktosidase

Folgende Substratlösungen werden auf ihre Wirkung auf das Wachstum der Bakterienkultur und die Bildung von ß-Galaktosidase untersucht:

1. 1 ml 50 mM IPTG (Isopropyl-thio-ß-galaktosid)
2. 1 ml 50 mM IPTG + 1ml 100 mM Glucose
3. 1 ml 100 mM Glucose
4. 1 ml 100 mM Lactose
5. 1 ml 100 mM Lactose + 1 ml 100 mMGlucose.

Für jeden Ansatz werden ein 200-ml-Erlenmeyerkolben und vier Reagenzgläser mit der Nummer des Versuchsansatzes und die Reagenzgläser auch mit der Entnahmezeit beschriftet.
Je 100 ml der wachsenden Bakterienkultur werden in einen der 200-ml-Erlenmeyerkolben gegeben, der sich in einem Wasserbad von 37° C befindet. Die Bakteriensuspensionen werden weiter mit Carbogen begast. Unmittelbar vor Zugabe des auf seine Wirkung zu prüfenden Substrats werden 5 ml der Bakteriensuspension zur späteren Bestimmung der Extinktion ($E_{578\ nm}$) und der ß-Galaktosidaseaktivität in das erste Reagenzglas (t = 0 min) pipettiert und im Eisbad aufbewahrt. Mit der Zugabe des Substrats wird eine Stoppuhr in Gang gesetzt. In Abständen von 20 Minuten werden aus jedem Ansatz je 5 ml entnommen und im Eisbad aufbewahrt.

c) Zellaufschluß

Fein emulgiertes Toluol, das mit den Zellen in Kontakt kommt, schädigt die Zellmembranen, so daß diese für Enzyme und Substrate durchlässig werden. Zum Aufschließen der Zellen für die ß-Galaktosidase-Bestimmung werden in vier weitere wie vorher beschriftete Reagenzgläser je 0,1 ml Toluol pipettiert (Meßpipette). Von den Proben werden 2,0 ml in das zugehörige Reagenzglas pipettiert. Nach kurzem, kräftigem Schütteln, wobei sich eine milchig-trübe Emulsion bilden muß, wird 60 Minuten im Wasserbad von 37° C inkubiert.

d) Bestimmung der Zellkonzentration

Die Bestimmung der Zellkonzentration erfolgt durch Messung der durch die Trübung bedingten Extinktion mit einer Meßstrahlung der Wellenlänge 578 nm. Dazu wird jeweils die restlische Zellsuspension aus dem Reagenzglas in eine 1-cm-Küvette gegeben und die Extinktion notiert. (Eine Extinktion von 1,0 entspricht etwa $3 \cdot 10^{11}$ Bakterien pro Liter.)

Auswertung:

In einem Diagramm werden die Extinktionen gegen die Zeit aufgetragen. Ordinate: Zeit, 20 min = 5 cm, Abszisse: Logarithmen der mit 10 multiplizierten Extinktion, 0,1 = 10 cm +).

c) Bestimmung der ß-Galaktosidase

Konzentrationen im Test:

Phosphatpuffer	pH 7,0	86 mM
o-Nitrophenyl-ß-galaktosid		1,72 mM
Magnesiumsulfat		0,86 mM

Meßtemperatur: 25° C
Meßstrahlung: 405 nm, $\varepsilon = 2,0\ cm^2/\mu mol$

In eine 1-cm-Küvette werden 2,5 ml 100 mM Phosphatpuffer pH 7,0, der auch 1 mM Magnesiumsulfat ist, und 200 µl 25 mM o-Nitrophenyl-ß-galaktosid pipettiert.
Die Reaktion wird durch Zugabe von 200 µl der mit Toluol behandelten Bakteriensuspension gestartet.
Die Extinktion wird alle 30 Sekunden während 5 Minuten gemessen. (Zur Theorie der Galaktosidasebestimmung s. S. 126-128).

Auswertung:

Die gemessenen Extinktionen werden gegen die Zeit aufgetragen. Ordinate: 1 min = 2 cm, Abszisse: Extinktion 0,1 = 5 cm. Aus den Steigungen dieser Zeit-Umsatzkurven werden die ΔE/min-Werte ermittelt. Mit Hilfe des Extinktionskoeffizienten, des Volumens des Bestimmungsansatzes und des Probevolumens (200 µl) wird die Enzymkonzentration in U/l Bakteriensuspension berechnet. Die ermittelten Enzymkonzentrationen werden auf gleiche Zellzahl bezogen. Dazu wird die jeweils gemessene Enzymkonzentration durch die zugehörige Extinktion bei 578 nm dividiert. Man erhält so Werte, die auf $E_{578\ nm} = 1,0$, d.h. eine Konzentration von etwa $3 \cdot 10^{11}$ Zellen pro Liter bezogen sind. Diese werden gegen die Inkubationszeiten aufgetragen. Ordinate: Enzymkonzentration von 1 kU/$3 \cdot 10^{11}$ Zellen = 20 cm, Abszisse: Zeit, 20 min = 5 cm.

Eine Enzyminduktion läßt sich an der Zunahme dieser Werte feststellen. Bei konstitutiver Enzymsynthese hätte sich die Enzymkonzentration pro Liter Ansatz auch vergrößert, auf gleiche Zellzahl bezogen wäre sie jedoch konstant geblieben.

+) Multiplikation mit 10 erfolgt, um positive Logarithmen zu erhalten.

XV. Photometrische Bestimmungen III: Bestimmungen, die auf der UV-Absorption der hydrierten Pyridinnucleotide beruhen (Optischer Test)

Literatur:

H. U. Bergmeyer (Herausgeber), Methoden der enzymatischen Analyse, Weinheim 1974 (2 Bände)

Testfibel, Boehringer Mannheim, 1973/74

E. und F. W. Schmidt, Kleine Enzymfibel, Boehringer Mannheim 1973

Die für die Biochemie und klinische Chemie wichtigste photometrische Methode ist der optische Test, den O. Warburg 1935 bei der Erforschung des Mechanismus der wasserstoffübertragenden Enzyme entwickelte. Besonders auf Grund der Arbeiten von Th. Bücher, der 1951 zunächst eine auf diesem Verfahren beruhende Blutalkoholbestimmung beschrieb, haben diese Methoden Eingang in das ärztliche Laboratorium gefunden.

Der optische Test beruht darauf, daß NADH und NADPH im langwelligen Ultraviolett zwischen 300 und 400 nm eine Absorptionsbande mit dem Maximum bei 340 nm besitzen (s. Abb. u. Tab.). Die oxidierten Formen NAD und NADP absorbieren in diesem Bereich dagegen nicht. Man kann also Änderungen der Konzentration von NADH bzw. NADPH mit dem Photometer messen.

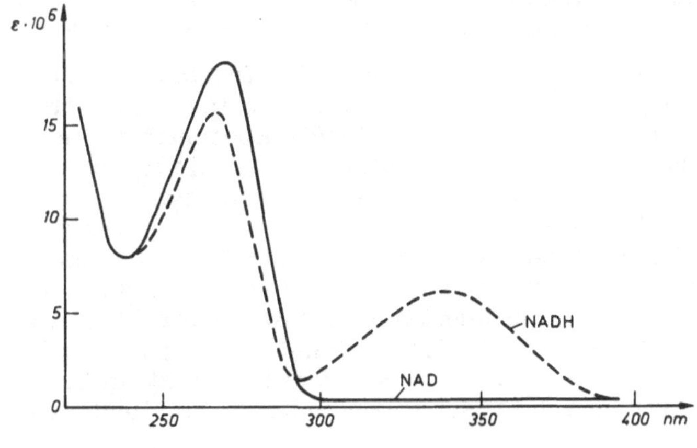

Abb. Absorptionsspektren von NAD und NADH

Tab. Extinktionskoeffizienten der hydrierten Pyridinnucleotide für die Temperaturen 25 - 37° C.
Dimension:
$cm^2/\mu mol = 10^6 \; cm^2/mol = 10^3 \; l/mol \cdot cm$

	Hg 334 nm	Hg 340 nm	Hg 365 nm
NADH	6,18	6,30	3,40
NADPH	6,18	6,30	3,50
APADH			9,10

Mit einem Spektralphotometer mit UV-Bereich (s. Kap. XII) arbeitet man mit einer Meßstrahlung, deren Wellenlänge dem Absorptionsmaximum entspricht.

Die Absorptionsbande ist aber so breit, daß auch eine Meßstrahlung mit der Wellenlänge von 365 nm benutzt werden kann. Das hat praktische Bedeutung, da die Hg-Dampflampe bei dieser Wellenlänge eine intensive Spektrallinie besitzt, die leicht mit einem Filter isoliert werden kann. Bei den neueren Modellen der Spektrallinienphotometer, z.B. beim Photometer Eppendorf (s. Kap. XIII) kann auch mit der sehr schwachen Linie Hg 334 nm, die näher am Absorptionsmaximum liegt, gearbeitet werden, was die Empfindlichkeit der Methode erhöht. Die Möglichkeit, mit einer so schwachen Meßstrahlung exakt zu messen, ist insbesondere durch den Ersatz der Photozelle durch einen empfindlicheren Detektor (Photomultiplier) erreicht worden.

Die Filterphotometer (s. Kap. XIII) "Tecometer" und "Calbiometer" sind zwei einfache (wenig kostspielige), speziell für die Messung von NADH- und NADPH-Konzentrationen konstruierte Photometer (s. Abb.). Strahlungsquelle ist eine Gasentladungslampe mit Lichtfilter, deren Strahlungsmaximum bei 350 nm liegt. Diese Strahlung ist aber nicht monochromatisch, der Wellenlängenbereich erstreckt sich von 320 - 400 nm.
Als Strahlungsempfänger werden zwei Photowiderstände benutzt, deren elektrischer Widerstand sich mit der Bestrahlungsintensität ändert. Sie sind mit anderen Widerständen zu einer Wheatstone' schen Brücke geschaltet. Mit dem Leerwert im Strahlengang wird die Wheatstone' sche Brücke bei Nullstellung des Meß-

zählwerkes mit Hilfe einer Blende, die die Bestrahlung des einen Photowiderstandes verringert, abgeglichen. Jetzt wird der Leerwert durch eine mit dem Bestimmungsansatz gefüllte Küvette ersetzt. Die Galvanometernadel wird erneut auf die Nullstellung gebracht, was jetzt mit dem Zählwerk erfolgt. Das Zählwerk zeigt dann die Zahlen hinter dem Komma für eine Extinktion mit einer Meßstrahlung von 365 nm bzw. 340 nm an, wenn die Lichtabsorption durch NADH oder NADPH bedingt ist. Bei kinetischen Messungen - Ermittlung von $\Delta E/min$ - wird eine kleine Extinktionsänderung vorgegeben und die Zeit notiert, bei der die Galvanometernadel die Nullinie passiert.

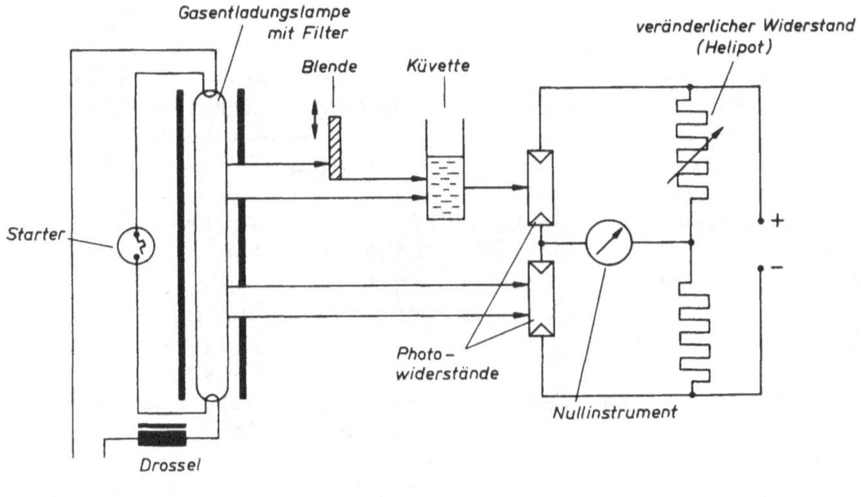

Abb. Filterphotometer

In der lebenden Zelle sind die Nicotinsäureamidnucleotide NAD und NADP nur in kleinen Mengen vorhanden und werden bei zahlreichen Reaktionen umgesetzt. Wird eine spezifische Dehydrogenase in hinreichender Reinheit isoliert, so kann man die durch dieses Enzym katalysierte Reaktion im Reagenzglas isoliert ablaufen lassen und - bei entsprechender Lage des Gleichgewichts - einen stöchiometrischen Umsatz von Nucleotid und Substrat erzielen. Da keine Weiterreaktion der umgesetzten Nucleotide mit anderen Substraten erfolgen kann, ist die gemessene Extinktionsänderung nicht nur der Änderung der NADH-Konzentration, sondern auch dem umgesetzten Substrat proportional.

Das Verfolgen solcher Reaktionen mit dem Photometer erlaubt auch die Bestimmung der beteiligten Enzyme. Beide Fragestellungen können in der klinischen Chemie von großem diagnostischen oder prognostischen Interesse sein. So kann einmal nach der Konzentration der Brenztraubensäure (Substratbestimmung) zum anderen nach der der Lactat-Dehydrogenase (Enzymbestimmung) gefragt sein: In beiden Fällen wird die Extinktionsänderung im Reaktionsansatz mit Meßstrahlungen der Wellenlängen 340, 334 oder 365 nm gemessen. Auch die zugrunde liegende Reaktion ist dieselbe: Die von Lactat-Dehydrogenase katalysierte Umsetzung von Brenztraubensäure mit NADH und Wasserstoffionen zu Milchsäure und NAD. Die Unterschiede liegen im Reaktionsansatz (s. Tab.).

Art der Bestimmung	Substratbestimmung	Enzymbestimmung
Gesuchter Wert	Substratkonzentration	Enzymkonzentration
Zusammensetzung der Reaktionsansätze und Meßbedingungen	Probe NAD bzw. NADH Puffer (pH-Optimum) Enzymprotein Temperaturkonstanz nicht erforderlich	Probe NAD bzw. NADH Puffer (pH-Optimum) Substrat, meist Sättigung des Enzyms mit Substrat Temperaturkonstanz 25 °C
Messung	Gesamt-ΔE von Anfang bis Ende der Reaktion	Reaktionsgeschwindigkeit (ΔE/Zeit)

Bei der Substratbestimmung sorgt man durch Zugabe von Enzymprotein für einen hinreichend schnellen Ablauf der Reaktion und gegebenenfalls durch weitere Zusätze für einen möglichst quantitativen Umsatz.

Enzymbestimmungen werden bei möglichst optimalen (standardisierten) Reaktionsbedingungen durchgeführt. Hierzu gehören möglichst weitgehende Sättigung des Enzyms mit Substrat, pH-Optimum im Reaktionsansatz und konstante Temperatur (25° C).

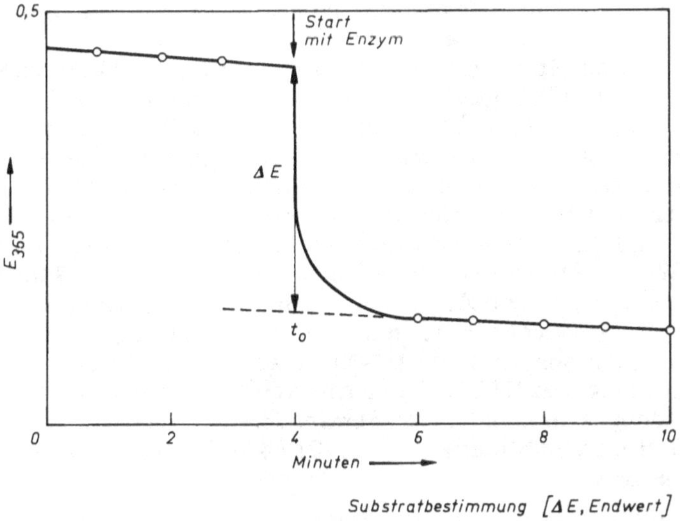

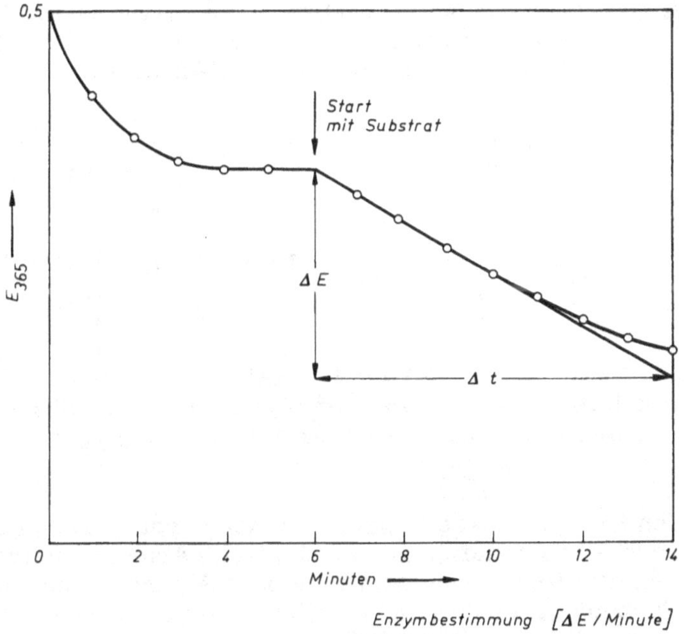

Abb. Substrat- und Enzymbestimmung mit dem optischen Test

Da Dehydrogenasen - wie alle Katalysatoren - die Reaktionen in beiden Richtungen beschleunigen, können sie sowohl zur Bestimmung des oxidierten wie auch des reduzierten Substrats (z.B. Brenztraubensäure und Milchsäure) eingesetzt werden. Es muß aber immer dafür gesorgt werden, daß die Reaktionen quantitativ in der gewünschten Richtung verlaufen. Bei der Bestimmung von Pyruvat ist das bereits der Fall, wenn ein Überschuß von NADH vorhanden ist. Soll jedoch die Reaktion in der anderen Richtung verlaufen und zur Bestimmung von Milchsäure benutzt werden, so muß für eine Weiterreaktion der entstandenen Produkte Wasserstoffionen und Pyruvat gesorgt werden. Die Wasserstoffionenkonzentration wird durch den Puffer konstant gehalten. Die Anwendung eines Puffers mit möglichst hohem pH-Wert verschiebt das Gleichgewicht zugunsten der Reaktionsrichtung, bei der H^+-Ionen entstehen, begünstigt also die Bildung von NADH. Pyruvat kann durch Zusatz von Hydrazin oder dem Hydrazinderivat Semicarbazid (H_2N-CO-NH-NH_2), die unter Hydrazonbildung mit der Carbonylgruppe reagieren, abgefangen werden.

Eine andere Möglichkeit, die von Holzer u.a. für die Lactat- und Alkoholbestimmung angegeben wurde, ist die Reaktion mit dem NAD-Analogen Acetyl-Pyridin-Adenin-Dinucleotid (APAD), das ein positiveres Redoxpotential als NAD besitzt.

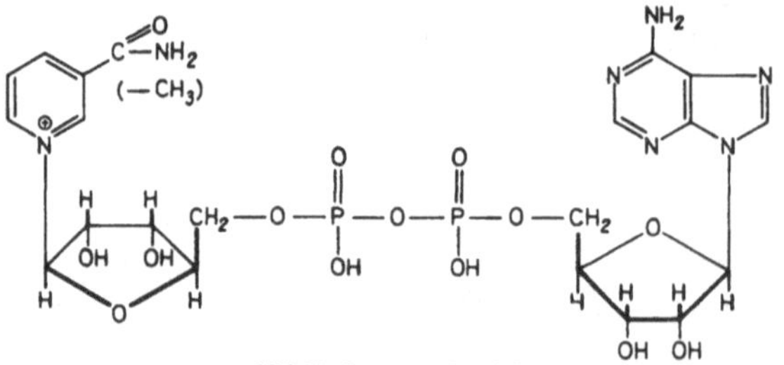

NAD bzw. APAD

Bei Acetyl-Pyridin-Adenin-Dinucleotid = APAD ist die NH_2-Gruppe im Nicotinsäureamidteil des Moleküls durch die CH_3-Gruppe ersetzt.

Mit den Enzymen Lactat- bzw. Alkoholdehydrogenase kann der Wasserstoff auch auf dieses synthetische Analoge übertragen werden. Die Reaktionen sind dann ohne Abfangen der entstehenden Carbonylverbindungen quantitativ durchzuführen; allerdings ist ein erheblicher Überschuß von APAD erforderlich.

Die Lage der Gleichgewichte bei der Oxidation von alkoholischen Hydroxylgruppen mit NAD erfordert immer diese oder ähnliche Kunstgriffe, wenn die Reaktionen quantitativ ablaufen sollen. Anders verhalten sich die acetalischen Hydroxylgruppen von Glucose, Glucose-6-phosphat und Galaktose. Durch NAD bzw. NADP werden sie in Gegenwart der entsprechenden Enzymproteine leicht vollständig zu den zugehörigen Lactonen dehydriert.

Es ist auch möglich, die Konzentration von Substraten zu bestimmen, die selbst nicht mit NAD(P)-abhängigen Dehydrogenasen reagieren, wenn es gelingt, sie durch Hilfsreaktionen in Substrate umzuwandeln, die mit solchen Dehydrogenasen reagieren. Wir werden als Beispiele die Bestimmung von Kreatinin und Triglyceriden beschreiben.

Pyruvat-Bestimmung

Brenztraubensäure wird in Gegenwart von Lactat-Dehydrogenase mit NADH zu Milchsäure reduziert:

$$\text{Pyruvat} + \text{NADH} + H^+ \rightleftharpoons \text{Lactat} + \text{NAD}^+$$

Die Gleichgewichtskonstante dieser Reaktion bei 25° C beträgt:

$$K = \frac{[\text{Lactat}]\,[\text{NAD}^+]}{[\text{Pyruvat}]\,[\text{NADH}]\,[H^+]} = 3{,}6 \cdot 10^{11}\ (\text{l/mol})$$

Dementsprechend wird Pyruvat auch bei einem geringen Überschuß von NADH vollständig reduziert, wobei die äquivalente Menge NADH oxidiert wird.

1. Versuch:

Leerwert: 1-cm-Küvette mit destilliertem Wasser.
Reaktionsansatz: In eine 1-cm-Küvette werden 2,0 ml 0,05 M Phosphatpuffer (pH 7,5), in dem das zu bestimmende Pyruvat gelöst ist und 50 µl 7 mM NADH pipettiert.

Nach dem Mischen mit dem Rührstäbchen wird die Extinktion 2-4mal im Abstand von 1 Minute gemessen und notiert (Stoppuhr!). Die Werte sollen übereinstimmen. Danach gibt man 50 µl Lactat-Dehydrogenase (1-2 g/l) hinzu, mischt und mißt 5 Minuten lang in Abständen von 1 Minute (Stoppuhr) die Extinktionen.

Auswertung:

Das nicht vom Pyruvat oxidierte NADH unterliegt manchmal einer langsamen Zersetzung, was sich in einer langsamen Extinktions-

abnahme bemerkbar macht. Diese darf nicht in die Berechnung eingehen! Man trägt deshalb die Werte der gemessenen Extinktionen gegen die Zeit (1 Minute = 1 cm) auf und extrapoliert die Extinktionsdifferenz auf den Zeitpunkt der Lactat-Dehydrogenase-Zugabe (Beginn der Reaktion, vgl. Abb.).
Aus ΔE, dem molaren Extinktionskoeffizienten von NADH und dem Volumen des Meßansatzes wird die Menge Pyruvat in µmol im Reaktionsansatz berechnet.

Lactat-Bestimmung

Trotz der extremen Lage des Gleichgewichts kann man die Reaktion auch in umgekehrter Richtung laufen lassen und zur Bestimmung von Lactat benutzen. Dazu werden die entstehenden Wasserstoffionen durch einen alkalischen Puffer und Pyruvat mit Hydrazin (unter Bildung des entsprechenden Hydrazons) abgefangen:

$$\text{Lactat} + NAD^+ + H_2N\text{-}NH_2 + OH^- \rightleftharpoons \text{Pyruvat-Hydrazon} + NADH + H_2O$$

Da die Reaktion von Pyruvat mit Hydrazin langsam verläuft und die Dehydrierung von Lactat nur in dem Maße abläuft wie Pyruvat abgefangen wird, muß bei der Lactat-Bestimmung 60 Minuten inkubiert werden.

Bei Lactat-Bestimmungen im Serum wird vorher mit dem gleichen Volumen ca. 0,6 M Perchlorsäure enteiweißt, die proteinfreie Probe ist dann ca. 0,3 M an Perchlorsäure. Die zur Bestimmung ausgegebene Lactatlösung ist ebenfalls ca. 0,3 M an Perchlorsäure.

Auch NAD reagiert langsam mit Hydrazin, und das Reaktionsprodukt absorbiert ebenfalls Licht im nahen Ultraviolett. Man muß deshalb beim Reaktionsansatz und beim Leerwert genau die gleichen Zeitspannen zwischen NAD-Zugabe und Extinktionsmessung einhalten, damit die Konzentration dieses Nebenproduktes in beiden Ansätzen gleich ist.

2. Versuch

Leerwert und Reaktionsansatz werden zunächst in Reagenzgläsern angesetzt.
Leerwert: 2,0 ml Pufferlösung pH 9,0 (enthält 0,5 M Glycin-Puffer und 0,4 M Hydrazin)
0,1 ml 0,3 M Perchlorsäure
30 µl Lactat-Dehydrogenase (2 g/l)

Reaktionsansatz (Doppelbestimmung ansetzen!):
2,0 ml Pufferlösung
0,1 ml Lactat-Lösung (0,3 M an Perchlorsäure)
30 µl Lactat-Dehydrogenase (2 g/l)
Dann werden in genau eingehaltenen Zeitabständen von z. B. 5 Minuten in jeden Ansatz
0,20 ml ca. 27 mM NAD-Lösung pipettiert und dadurch die Reaktion gestartet. Man mischt und inkubiert 60 Minuten im Wasserbad von 25° C.
Danach werden die Extinktionen von Leerwert und Reaktionsansätzen in der gleichen Reihenfolge und mit den gleichen Zeitabständen wie oben in 1-cm-Küvetten gegen eine mit destilliertem Wasser gefüllte 1-cm-Küvette gemessen. Von den Extinktionen der Bestimmungsansätze wird die Extinktion des Leerwertes abgezogen.

Auswertung:

Mit Hilfe des molaren Extinktionskoeffizienten von NADH wird zunächst die Lactatkonzentration im Bestimmungsansatz und daraus die Konzentration in der ausgegebenen Probe in mmol/l berechnet.

Äthanol-Bestimmung

Die Bedeutung von Alkoholbestimmungen im Blut ist heute allgemein bekannt. Die hier benutzte Methode wurde von Holzer und Söling beschrieben. Als Enzym wird Alkohol-Dehydrogenase aus Hefe verwendet. Die Gleichgewichtskonstante für die Hydrierung von Acetaldehyd mit NADH beträgt für 25° C:

$$K = \frac{[\text{Äthanol}]\,[\text{NAD}^+]}{[\text{Acetaldehyd}]\,[\text{NADH}]\,[\text{H}^+]} = 10^{11}\ (\text{l/mol}) \qquad \text{x)}$$

Das Gleichgewicht liegt also wieder ganz auf der Seite des reduzierten Substrats. Bei Verwendung des Coenzym-Analogons APAD, dessen Normalpotential bei pH 7 um 60 mV positiver als das von NAD ist (d. h. APAD ist ein stärkeres Oxidationsmittel als NAD), wird die Gleichgewichtskonstante aber um zwei Zehnerpotenzen verringert. Für 25° C beträgt sie:

$$K = \frac{[\text{Äthanol}]\,[\text{APAD}^+]}{[\text{Acetaldehyd}]\,[\text{APADH}]\,[\text{H}^+]} = 10^{9}\ (\text{l/mol}) \qquad \text{x)}$$

x) In diese Gleichungen sind für $[H^+]$ die Wasserstoffionen-Konzentrationen der benutzten Pufferlösungen einzusetzen.

Dieses Gleichgewicht liegt zwar auch auf der Seite von Äthanol, durch Einstellung des pH-Wertes auf 10 und der etwa 100-fachen Konzentration von APAD zu Äthanol im Reaktionsansatz gelingt es aber, über 99% des Alkohols zu dehydrieren.

Es ist ein Leerwert anzusetzen, der Puffer, Coenzym und Enzymprotein in gleichen Konzentrationen wie der Reaktionsansatz enthält, da auch hier eine gewisse Extinktionszunahme erfolgt. Die Extinktion des Reaktionsansatzes ist entsprechend zu korrigieren (s. Abb.). Das Absorptionsmaximum von APADH liegt bei 363 nm. Der molare Extinktionskoeffizient beträgt für 363 wie für 365 nm 9,1 $cm^2/\mu mol$.

3. Versuch

Reaktionsansatz: In eine 1-cm-Küvette werden 2,0 ml 0,1 M Glycinpuffer (pH 10,0), der 5 mM an EDTA ist, 50 µl ca. 45 mM APAD-Lösung und 0,10 ml wäßrige Äthanollösung (20-40 mg/l)oder 50 µl einer Probe, die durch Enteiweißung von 0,5ml Blut und 4 ml 0,3 M Perchlorsäure erhalten wurde +), pipettiert.

Nach dem Mischen mit dem Rührstäbchen wird die Extinktion 2-4mal im Abstand von 1 Minute (Stoppuhr) gegen eine mit Wasser gefüllte 1-cm-Küvette gemessen und notiert. Die Werte sollen übereinstimmen. Danach gibt man 30 µl Alkohol-Dehydrogenase (30 g/l) hinzu, mischt und mißt 15 Minuten lang in Abständen von 1 Minute (Stoppuhr) die Extinktionen.
Leerwert: Dieser wird wie für den Reaktionsansatz beschrieben angesetzt, jedoch werden statt 0,1 ml Probe 0,1 ml Wasser hinzupipettiert.

Auswertung:

Die gemessenen Extinktionen werden in ein Diagramm gegen die Zeit (1 Minute = 1 cm) eingetragen. Es wird, wie aus der Abbildung ersichtlich, der auf die Zeit der Enzymzugabe extrapolierte Wert von ΔE ermittelt.
Aus ΔE und dem Extinktionskoeffizienten von APADH wird die Alkoholkonzentration in der Probe berechnet. Die ausgegebene Probelösung entspricht einer 1 : 9 verdünnten und enteiweißten

+) Zur Vermeidung von Alkoholverlusten sollte die Perchlorsäure, in die das Blut eingemischt wird, eisgekühlt sein. Anschließend wird 5 Minuten zentrifugiert; das Zentrifugenglas wird mit einem Gummistopfen verschlossen.

Blutprobe nach Alkoholgenuß. Der Gehalt der Blutprobe in Promille (g/l) Äthanol wird berechnet (Molekulargewicht $C_2H_5OH = 46$).

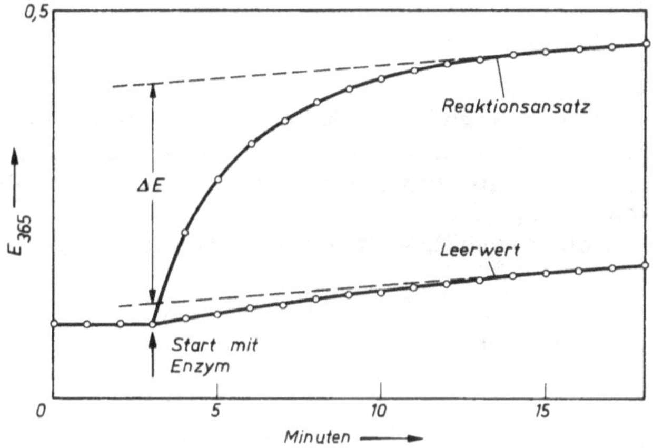

Abb. Bestimmung von Äthylalkohol mit Alkohol-Dehydrogenase und APAD

Glucose und Galaktose im Blut

Die Glucosebestimmung im Blut ist für die Diagnose und Überwachung des Diabetes mellitus von Bedeutung.

Die Galaktosebestimmung im Blut ist für die Erkennung angeborener Störungen des Galaktosestoffwechsels wichtig +).

Aus Mikroorganismen sind die Enzyme Glucose-Dehydrogenase (aus Bacillus megaterium M 1286) und Galaktose-Dehydrogenase (aus Pseudomonas-Arten) isoliert worden. Sie übertragen den Wasserstoff vom C_1 der (nicht phosphorylierten!) Monosaccharide auf NAD. Glucose bzw. Galaktose können so unmittelbar durch photometrische Messungen der NADH-Bildung erfaßt werden.

+) Am häufigsten tritt ein Mangel an Hexose-1-phosphat-Uridylyltransferase auf. Dieses Enzym katalysiert die Reaktion von Galaktose-1-phosphat mit Uridindiphosphatglucose. Nur in dieser Form kann die Galaktose zu Glucose an C-4 epimerisiert werden, was die Voraussetzung für die Verwertung der Galaktose im Stoffwechsel ist. Wenn diese Verwertung gestört ist, treten - bei Ernährung mit Milch - erhebliche Galaktosekonzentrationen im Blut auf (Galaktosämie), die zu schweren Schädigungen führen können.

Die Enzyme reagieren aber nur mit den ß-Formen der Zucker, so daß deren Nachbildung aus den übrigbleibenden α-Formen, die in annähernd neutralen Lösungen nur langsam verläuft, zu dem die Geschwindigkeit bestimmenden Schritt wird. Diese Reaktion läßt sich wesentlich beschleunigen, wenn dem Reaktionsansatz Mutarotase (z. B. aus Rindernieren) zugesetzt wird.

Bei beiden Bestimmungen muß Blut oder Serum vorher mit Perchlorsäure enteiweißt werden, um eine Weiterreaktion des entstehenden NADH mit anderen Dehydrogenasen und Substraten auszuschließen.
In den Bestimmungsansätzen laufen folgende Reaktionen ab:

Glucose-Bestimmung:

Hilfsreaktion

$$\alpha\text{-D-Glucose} \xrightarrow{\text{Mutarotase}} \beta\text{-D-Glucose}$$

Substratreaktion

$$\beta\text{-D-Glucose} + NAD^+ \xrightarrow{\text{Dehydrogenase}} \text{Gluconolacton} + NADH + H^+$$

Galaktose-Bestimmung:

Hilfsreaktion

$$\alpha\text{-D-Galaktose} \xrightarrow{\text{Mutarotase}} \beta\text{-D-Galaktose}$$

Substratreaktion

$$\beta\text{-D-Galaktose} + NAD^+ \xrightarrow{\text{Dehydrogenase}} \text{Galaktonolacton} + NADH + H^+$$

4. Versuch

0,1 ml frisch entnommenes Blut werden in einem Zentrifugenröhrchen mit 1,0 ml 0,30 M Perchlorsäure gemischt und 5 Minuten zentrifugiert.
0,2 ml des Überstandes oder der ausgegebenen Glucose-Lösung werden in einer 1 cm Küvette zu 2,0 ml einer Lösung pipettiert, die

0,12 M Phosphatpuffer (pH 7,6)
0,15 M Natriumchlorid
10 kU/l Glucose-Dehydrogenase und
0,35 kU/l Mutarotase

enthält.

In einer zweiten Küvette wird ein Reagenzienleerwert+) hergestellt. Dieser hat die gleiche Zusammensetzung wie der Bestimmungsansatz einschließlich der 20 μl 0,22 M NAD-Lösung, die beim Reaktionsansatz erst zum Start dazugegeben wird. Statt der Probe wurden hier jedoch 0,2 ml 0,30 M Perchlorsäure hinzupipettiert. Nach dem Mischen wird mit diesem Leerwert im Strahlengang am Photometer die Extinktion 0 eingestellt.
Dann wird die Reaktion im Bestimmungsansatz durch Zugabe von 20 μl 0,22 M NAD-Lösung gestartet. Man mißt die Extinktion gegen den Leerwert bis zur Konstanz (etwa 5 Minuten).

5. Versuch

50 μl der ausgegebenen Galaktose-Lösung++), 20 μl 0,22 M NAD-Lösung und 50 μl Mutarotase-Lösung (20 kU/l) werden in einer 1-cm-Küvette zu 3,0 ml 0,2 M Phosphatpuffer (pH 7,5) pipettiert und gemischt. Mit einer Meßstrahlung der Wellenlänge 365 nm und dem unvollständigen Reaktionsansatz im Strahlengang wird die Photometeranzeige auf 0 gestellt. Dann wird die Reaktion durch Zugabe und Einmischen von 50 μl Galaktosedehydrogenase (25 kU/l) gestartet. Man verfolgt die Extinktion bis zur Konstanz (etwa 10 Minuten) und notiert ΔE. Bei dieser Reihenfolge der Zugabe ist ein Reagenzienleerwert nicht erforderlich.

Auswertung (Versuch 4 und 5):

Aus der gemessenen (konstanten) Extinktion und dem Extinktionskoeffizienten wird unter Berücksichtigung der Verdünnungen die Glucose- bzw. Galaktosekonzentration im Blut in mmol/l berechnet.

+) Der verwendete Reagenziensatz Merckotest Glucose enthält sämtliche Enzyme als Lyophilisat. Sie werden in Puffer gelöst als Enzym-Pufferlösung eingesetzt. Daher muß der Start der Reaktion mit konzentrierter NAD-Lösung erfolgen. Diese besitzt bei der verwendeten Meßstrahlung eine geringe Extinktion (Verunreinigungen?), um die der Meßwert korrigiert werden muß.

++) Falls galaktosämisches Blut zur Verfügung steht, wird dieses wie in Versuch 4 enteiweißt. 0,2 ml vom Überstand werden eingesetzt.

Bestimmung von Kreatinin

Kreatinin wird im Muskel laufend in kleiner Menge aus Kreatinphosphat gebildet und im Stoffwechsel des Menschen nicht weiter umgesetzt, sondern im Urin ausgeschieden.
Kreatininwerte im Serum und Urin sind für die Beurteilung der Nierenfunktion zuverlässiger als die entsprechenden Harnstoffwerte, da sie unabhängig von der Eiweißzufuhr sind. Wird Kreatinin in Serum und Harn bestimmt und außerdem das Harnvolumen von 24 h gemessen, so kann man die Kreatinin-Clearance (s. Lehrbücher der Physiologie) berechnen. Die Kreatinin-Clearance ist das Plasmavolumen (in ml), aus dem pro Minute (bzw. Sekunde) das Kreatinin entfernt wird.

Aus Mikroorganismen (Alcaligenes species) wurde eine Hydrolase isoliert, die Kreatinin mit Wasser zu Kreatin umsetzt. Mit dem Muskel-Enzym Kreatin-Kinase und den Glykolyse-Enzymen Pyruvatkinase und Lactatdehydrogenase erfolgt der weitere Umsatz, der schließlich in der Umwandlung von NADH in NAD endet. Die dehydrierte NADH-Menge ist der ursprünglich vorhandenen Kreatinin-Menge äquivalent. Die Kreatininhydrolyse verläuft langsam, deshalb muß der Reaktionsansatz 30 min bei 37° C inkubiert werden.

Substratreaktion

$$\text{Kreatinin} + H_2O \xrightarrow{\text{Kreatininase}} \text{Kreatin}$$

Hilfsreaktionen

$$\text{Kreatin} + \text{ATP} \xrightarrow{\text{Kreatinkinase}} \text{Kreatinphosphat} + \text{ADP}$$

$$\text{ADP} + \text{Phosphoenolpyruvat} \xrightarrow{\text{Pyruvatkinase}} \text{ATP} + \text{Pyruvat}$$

Indikatorreaktion

$$\text{Pyruvat} + \text{NADH} + H^+ \xrightarrow[\text{dehydrogenase}]{\text{Lactat-}} \text{Lactat} + \text{NAD}^+$$

Bei dieser Bestimmung ist ein Reagenzienleerwert erforderlich, da Phosphoenolpyruvat in geringem Maße auch spontan hydrolysiert, was zu einer zusätzlichen Dehydrierung von NADH führt.

6. Versuch

Das Kreatininreagenz enthält in 0,1 M Glycinpuffer (pH 8,5) 0,23 mM NADH; 1,27 mM ATP; 0,42 mM Phosphoenolpyruvat; 1,9 mM Magnesiumchlorid; ca. 8 kU/l Lactatdehydrogenase; ca. 4 kU/l Pyruvatkinase und ca. 10 kU/l Kreatinkinase.
Es ist nur beschränkt haltbar und muß jeden Tag neu angesetzt und im Eiswasserbad aufbewahrt werden.

0,5 ml Serum (oder 1:50 mit bidest. Wasser verdünnter Harn) werden in einem Reagenzglas zu 5,0 ml Kreatininreagenz pipettiert und nach dem Mischen ca. 5 Minuten bei 37°C vorinkubiert.
Je 2,0 ml des Ansatzes werden in einem Reagenzglas mit 0,20 μl Kreatininase-Lösung (Probe) bzw. 0,20 μl bidest. Wasser (Reagenzienleerwert) versetzt, gemischt und 30 Minuten bei 37°C inkubiert. In einer 1-cm-Küvette werden die Extinktionen von Leerwert und Probe mit einer Meßstrahlung der Wellenlänge von 365 nm gegen dest. Wasser gemessen.

Auswertung:

Aus der Differenz berechnet man mit Hilfe des Extinktionskoeffizienten von NADH die Konzentration des Kreatinins in mmol/l Serum bzw. Harn.

Triglyceride (Neutralfette) im Serum

Eine Hypertriglyceridämie gilt als Risikofaktor für Arteriosklerose und Herzinfarkt. Eine zuverlässige Methode zur Bestimmung der Triglyceride im Serum hat daher praktische Bedeutung.

Die Triglyceride liegen im Serum an Proteine "gebunden" vor, d.h. sie lagern sich als wasserunlösliche Substanzen an die lipophilen Bereiche von Proteinen an und können so "in Lösung" gehalten werden. Diese Bindung an Proteine erschwert aber den enzymatischen Angriff durch Lipasen und macht den Zusatz des Lösungsvermittlers Dodecylsulfat notwendig. Dodecylsulfat bewirkt die Entfaltung der Proteine. Der lipophile Anteil des Dodecylsulfats löst sich in den lipophilen Teilen des Proteins; so erhalten diese Bereiche eine Vielzahl negativer Ladungen, was zur Entfaltung der hauptsächlich durch hydrophobe Bindungen stabilisierten globulären Struktur des Proteins führt.

Offenbar werden dadurch die Triglyceride dem enzymatischen Angriff zugänglich.

Als Enzyme werden eine aus Mikroorganismen (Rhizopus arrhizus) gewonnene Lipase und eine Esterase (aus Schweineleber) eingesetzt. Die Abspaltung des ersten Säurerestes aus den Triglyceriden erfolgt durch die Lipase verhältnismäßig rasch, bei den anderen Säureresten jedoch langsam. Es ist daher zweckmäßig noch Esterase zuzusetzen, so daß in kurzer Zeit eine vollständige Spaltung in Fettsäure und Glycerin erfolgt.

Das freigesetzte Glycerin wird mit ATP und Glycerin-Kinase zum Glycerin-3-phosphat phosphoryliert. Die dabei entstehende äquivalente Menge ADP wird von Phosphoenolpyruvat wieder zu ATP phosphoryliert, wobei die gleiche molare Menge Pyruvat entsteht. Das Pyruvat wird dann schließlich mit Lactatdehydrogenase und NADH zu Lactat hydriert. Dabei wird für jedes Molekül Triglycerid ein Molekül NADH dehydriert. Durch Messen der Extinktion mit einer Meßstrahlung der Wellenlänge 365 nm vor und nach dem Ablauf der Reaktionen kann so die Konzentration der Triglyceride ermittelt werden.

Bei der Bestimmung laufen folgende Reaktionen nacheinander ab:

Substratreaktion:

$$\text{Triglycerid} \xrightarrow[\text{(Dodecylsulfat)}]{\text{Lipase}} \text{1,2-Diglycerid} + \text{Fettsäure}$$

Hilfsreaktionen:

$$\text{1,2-Diglycerid} \xrightarrow{\text{Lipase, Esterase}} \text{2-Monoglycerid} + \text{Fettsäure}$$

$$\text{2-Monoglycerid} \xrightarrow{\text{Esterase}} \text{Glycerin} + \text{Fettsäure}$$

$$\text{Glycerin} + \text{ATP} \xrightarrow{\text{Glycerinkinase}} \text{Glycerin-3-phosphat} + \text{ADP}$$

$$\text{ADP} + \text{Phosphoenolpyruvat} \xrightarrow{\text{Pyruvatkinase}} \text{ATP} + \text{Pyruvat}$$

Indikatorreaktion:

$$\text{Pyruvat} + \text{NADH} + H^+ \xrightarrow{\text{Lactatdehydrogenase}} \text{Lactat} + \text{NAD}^+$$

Freies unverestertes Glycerin im Serum liegt gegenüber Neutralfetten in geringer Konzentration (ca. 0,11 mmol/l) vor. Man subtrahiert diesen Wert von der gefundenen Konzentration für Triglyceride oder führt eine gesonderte Bestimmung durch, wobei die Vorinkubation mit Lipase und Esterase unterbleibt.

7. Versuch

Konzentrationen im Test (Test-Combination Boehringer):

Phosphatpuffer	pH = 7,0	47	mM
Magnesiumsulfat		3,8	mM
Natriumdodecylsulfat		0,33	mM
NADH		0,19	mM
ATP		0,41	mM
Phosphoenolpyruvat		0,34	mM
Lactatdehydrogenase		110	kU/l
Pyruvatkinase		19	kU/l
Lipase		1,5	MU/l +)
Esterase		11	kU/l
Glycerinkinase		56	kU/l

Meßtemperatur: 20 - 25°C
Meßstrahlung: 365 (334, 340) nm.

In die erste Küvette - sie dient als Reagenzleerwert - werden 50 µl bidest. Wasser gegeben und in die zweite Küvette 50 µl Serum bzw. andere Probelösung. Man läßt die Küvetten 15 Minuten lang bei Raumtemperatur stehen und mißt dann die Extinktionen mit einer Meßstrahlung der Wellenlänge 365 nm gegen dest. Wasser. In jede Küvette werden dann 10 µl Glycerinkinaselösung gegeben und die Extinktionen werden während 7 Minuten alle 30 Sekunden abgelesen.

Auswertung:

Die Extinktionsänderung im Reaktionsansatz wird um die Extinktionsänderung im Leerwert vermindert. Dadurch wird die durch spontane Hydrolyse von Phosphoenolpyruvat bedingte Dehydrierung von NADH berücksichtigt. Aus der Extinktionsdifferenz wird die Triglyceridkonzentration im Serum in mmol/l berechnet. Zur Umrechnung in g/l benutzt man ein mittleres Molekulargewicht von 885.

+) MU = Mega-Unit

In den Kapiteln X und XIV sind bereits Enzymbestimmungen beschrieben worden. Die praktisch wichtigsten Enzymbestimmungen - weil sie auf eine sehr große Anzahl von Enzymen angewandt werden können - sind aber die Bestimmungen, die auf Konzentrationsänderungen von NAD(P)H beruhen. Solche Enzymbestimmungen im Serum sind von großer, praktischer Bedeutung, weil die meisten Enzyme ihren normalen Wirkungsort in der Zelle haben und im Serum gesunder Personen nicht in nennenswerten Mengen vorkommen. Bei Schädigungen von Zellen im Zusammenhang mit Erkrankungen (Herzinfarkt, Hepatitis u. a. m.) treten solche Enzyme aus den Zellen aus und können dann im Serum bestimmt werden.

Enzymbestimmungen im Serum erlauben auch Rückschlüsse, in welchem Organ eine Zellschädigung eingetreten ist. Die Enzymmuster einzelner Organe besitzen nämlich charakteristische Merkmale (Abb.):

1. In einigen Organen kommen spezielle Enzyme vor.
2. In einigen Organen bestehen typische Relationen der Hauptkettenenzyme (Enzyme in einem Hauptweg des Stoffwechsels).
3. In einigen Organen bestehen typische Relationen von Isoenzymen, die z. B. durch Elektrophorese oder Elektrofokussierung getrennt werden können.

Bei Austritt von Enzymen aufgrund einer Zellschädigung tritt dann das für das betreffende Organ charakteristische Enzym oder Enzymmuster im Blutplasma auf.

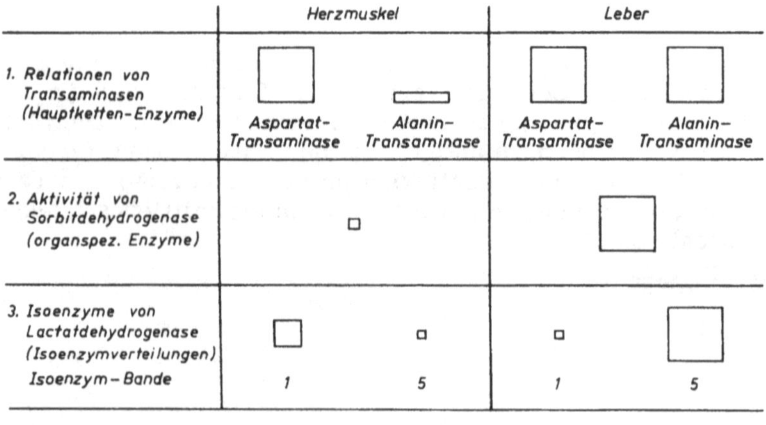

Abb. Unterschiede von Enzymkonzentrationen (nach F. W. u. E. Schmidt)

Die Bestimmung einer Enzymkonzentration durch Messung der Reaktionsgeschwindigkeit erfordert mehr Aufwand als die Bestimmung von Substratkonzentrationen, denn die Enzymkonzentration ist nur einer der Parameter, die die Reaktionsgeschwindigkeit bestimmen. Die anderen müssen daher genau festgelegt werden. Wichtige Parameter wie Substrat- und Coenzym-Konzentration ändern sich während der Bestimmung zwangsläufig. In einigen Fällen ist daher die Reaktionsgeschwindigkeit nicht konstant, sondern ändert sich im Verlauf der Messung. Die Enzymkonzentration wird daher aus den Messungen während der ersten Minuten nach dem Start der Reaktion berechnet. Treten auch hier schon Krümmungen auf, dann dient die Anfangsgeschwindigkeit, die durch Anlegen der Tangente an den Punkt t = 0 der Zeit-Umsatzkurve ermittelt wird, zur Berechnung. Ihre Steigung ($\Delta c/\Delta t$) ist die Reaktionsgeschwindigkeit unter den bekannten Anfangskonzentrationen.

Bei Enzymbestimmungen ist ein vollständiger Umsatz des Substrats nicht erforderlich. Es ist daher oft möglich, beide Reaktionsrichtungen ohne zusätzliche Hilfsreaktionen zu benutzen, z. B. zur Messung der Lactatdehydrogenase die Reaktionen

$$\text{Pyruvat} + \text{NADH} + \text{H}^+ \xrightarrow{\text{Lactatdehydrogenase}} \text{Lactat} + \text{NAD}^+$$

oder

$$\text{Lactat} + \text{NAD}^+ \xrightarrow{\text{Lactatdehydrogenase}} \text{Pyruvat} + \text{NADH} + \text{H}^+$$

Die Reaktionsrichtung wird nur durch die Wahl der Substratkonzentration bestimmt. Die Wirkung des Enzyms in beiden Reaktionsrichtungen hat besonders bei der Lactat-Dehydrogenase physiologische Bedeutung - wird doch bei großer Muskelarbeit Lactat aus Pyruvat gebildet, das nachher mit Hilfe des gleichen Enzyms wieder dehydriert wird -.

Bestimmung der Konzentration von Lactat-Dehydrogenase

L-Lactat: NAD-Oxidoreductase EC 1.1.1.27

Lactat-Dehydrogenase im Serum wird bei der Diagnose und Verlaufskontrolle von Herz- und Skelettmuskelschädigungen und perniziöser Anämie bestimmt.

8. Versuch

Messung der Hydrierung von Pyruvat

Die optimalen Bedingungen sind für die einzelnen Isoenzyme nicht gleich. In diesem Versuch werden die von der Deutschen Gesellschaft für Klinische Chemie empfohlenen Standardbedingungen eingehalten:

Konzentrationen im Test:

Phosphat-Puffer	pH=7,5	50 mM
Pyruvat		0,6 mM
NADH		0,18 mM

Meßtemperatur: 25° C
Meßstrahlung: 365 (334, 340) nm.

Nacheinander werden in eine 1-cm-Küvette pipettiert:
3,0 ml Phosphatpuffer (50 mM, pH 7,5) im Thermostat auf 25° C temperiert,
50 μl NADH 11,5 mM,
100 μl (pathologisches) Serum bzw. andere (Lactat-Dehydrogenase enthaltende) Probe.

Nach dem Mischen wird die Extinktion gegen eine mit destilliertem Wasser gefüllte Küvette gemessen und bei der ersten Messung die Stoppuhr in Gang gesetzt. In Abständen von 30 Sekunden werden die Extinktionen gemessen und notiert. Der beobachtete - meist geringe - NADH-Verbrauch ist durch das im Serum vorhandene Pyruvat u. dgl. bedingt. Wenn sich die Extinktion nicht mehr ändert, wird die eigentliche Bestimmung durch Pyruvatzugabe gestartet. Man pipettiert dazu in die Reaktionsküvette 50 μl Pyruvat-Pufferlösung (38,5 mM Pyruvat, 50 mM Phosphat, pH 7,5), mischt und notiert weiter alle 30 Sekunden die Extinktionen während 7 Minuten.

Auswertung:

Anfertigung eines Diagramms: Ordinate: Extinktion, 0,01 = 1 cm, Abszisse: Zeit, 30 Sekunden = 1 cm (vgl. Abb.). Die dem Diagramm entnommenen ΔE/min-Werte (graphische Mittelwertsbildung) werden mit Hilfe des Extinktionskoeffizienten in Δc_{NADH}/min-Werte umgerechnet. Δc wird dabei in μmol/ml Ansatz erhalten. Aus diesen und dem Volumen des Reaktionsansatzes werden die im Ansatz umgesetzten μmol/min berechnet. Dieser Wert entspricht der in der Probe enthaltenen Enzymmenge in internationalen Einheiten (U). Die Angabe der Lactat-Dehydrogenase-Konzentration im Serum erfolgt in U/l Serum. Eine Enzymeinheit setzt bei 25°C unter Standardbedingungen 1 μMol Substrat pro Minute um (zur Umrechnung in nkat vgl. S.73).

9. Versuch

Messung der Dehydrierung von Lactat

Wir untersuchen die gleiche Menge der Enzymprobe auf ihre katalytische Wirkung bei der Gegenreaktion.

Konzentrationen im Test:

Pyrophosphatpuffer	pH = 8,8	33 mM
L-Lactat		50 mM
NAD^+		4,7 mM

Meßtemperatur: 25° C
Meßstrahlung: 365 (334, 340) nm.

Der Inhalt einer Testflasche Properzym-LDH (Behringwerke) wird mit 2,8 ml bidest. Wasser vollständig gelöst. Nach ca. 5 Minuten gibt man 0,2 ml Serum bzw. Probelösung zu, mischt und gießt die Lösung in eine 1-cm-Küvette. Die Extinktion wird gegen eine mit dest. Wasser gefüllte Küvette gemessen und gleichzeitig die Stoppuhr in Gang gesetzt. Während fünf Minuten wird die Extinktion im Abstand von einer Minute gemessen.

Sind die Extinktionsdifferenzen größer als 0,050, muß das Serum 1 : 10 mit 0,15 M Natriumchloridlösung verdünnt werden.

Auswertung:

Die Anfertigung eines Diagramms und die Berechnung der Enzymkonzentration erfolgt wie für Versuch 8 angegeben. Beim Vergleich mit dem Ergebnis von Versuch 8 ist zu erkennen, daß je nach Richtung der zur Messung benutzten Reaktion für die gleiche Enzymmenge verschiedene Werte für die Enzymeinheiten erhalten werden. Bei der Angabe der Enzymeinheiten sollte deshalb auch das verwendete Substrat genannt werden.

Auch Bestimmungen von Enzymen, bei denen NAD(P) bzw. NAD(P)H nicht an der Reaktion beteiligt sind, sind möglich.

In vielen Fällen gelingt es nämlich, durch Indikator- und Hilfsreaktionen einen photometrisch zu verfolgenden Umsatz dieser Coenzyme zu erreichen, dessen Geschwindigkeit der Konzentration des zu messenden Enzyms entspricht. Es muß dann nicht nur dieses Enzym unter möglichst optimalen (standardisierten) Bedingungen arbeiten, sondern es müssen auch die Produkte in der Indikator- bzw. Hilfsreaktion so schnell umgesetzt werden wie sie entstehen. Es ist dann nicht ausreichend, wenn im Reaktionsansatz die Konzentrationen der Hilfsenzyme nur eben größer als die des zu bestimmenden Enzyms sind. Denn das zu bestimmende Enzym arbeitet bei weitgehender Sättigung mit Substrat, während die Hilfsenzyme die anfallenden Produkte mit gleicher Geschwindigkeit umsetzen sollen, obwohl sie von dem Zustand einer Sättigung mit Substrat weit entfernt sind. Bei der Bemessung der Mengen an Hilfsenzymen sind daher nicht nur die maximal mögliche Geschwindigkeit der Hilfsreaktion, d. h. die Enzymeinheiten (U) im Ansatz wichtig, sondern auch die Affinität der Enzyme zu ihren Substraten, d. h. die Michaeliskonstanten K_m. Die Quotienten U/K_m für die Hilfsenzyme müssen 100 bis 1000 mal größer sein als für das zu bestimmende Enzym.

Bestimmung von Aspartat-Transaminase

L-Aspartat: 2-Oxoglutarat-Aminotransferase, 2. 6. 1. 1

Wir messen die Aktivität des Enzyms Aspartat-Transaminase, dessen Bestimmung im Serum bei Diagnose und Kontrolle von Lebererkrankungen Bedeutung hat. Die Meßbedingungen entsprechen den empfohlenen Standardbedingungen der Deutschen Gesellschaft für Klinische Chemie.

Bei der Bestimmung der Transaminase wird folgende Reaktionsfolge benutzt:

Zu bestimmende Reaktion:

$$\text{L-Aspartat} + \text{2-Oxoglutarat} \xrightarrow{\text{Aspartat-Transaminase}} \text{Oxalacetat} + \text{L-Glutamat}$$

Indikator-Reaktion:

$$\text{Oxalacetat} + \text{NADH} + \text{H}^+ \xrightarrow{\text{Malatdehydrogenase}} \text{Malat} + \text{NAD}^+$$

Eine käufliche Testmischung (Monotest GOT optimiert Boehringer, Merck-1-Test GOT) enthält alle für die Enzymbestimmung erforderlichen Substanzen - einschließlich Puffer, Malat- und Lactat-Dehydrogenase - in einem durch Gefriertrocknung gewonnenen Trockenpulver (Lyophilisat). Lactat-Dehydrogenase ist deswegen zugesetzt worden, um im Serum vorhandenes Pyruvat, das bei gleichzeitiger Anwesenheit von etwas Lactatdehydrogenase im Patientenserum den Test beeinträchtigen könnte, vor der eigentlichen Messung schnell zu entfernen. Das Lyophilisat wird in Wasser gelöst und die Lösung mit der zu bestimmenden Transaminaselösung, z. B. pathologisches Serum, versetzt und nach einer Minute die Geschwindigkeit der Extinktionsabnahme (ΔE/min) gemessen.

10. Versuch

Konzentrationen im Test:

Phosphat-Puffer	pH = 7,4	80	mM
L-Aspartat		200	mM
2-Oxoglutarat		12	mM
NADH		0,18	mM
Malat-Dehydrogenase		0,6	kU/l
Lactat-Dehydrogenase		1,2	kU/l

Meßtemperatur: 25° C
Meßstrahlung: 365 (334, 340) nm.

Der Inhalt einer Flasche GOT-Monotest (optimiert) wird in 3,0 ml bidestilliertem Wasser von 25°C gelöst.
0,5 ml pathologisches Serum oder der auf Aspartat-Transaminase zu untersuchenden Lösung werden zugegeben und gemischt. In einer 1-cm-Küvette wird die Extinktion gegen eine mit destilliertem Wasser gefüllte Küvette nach einer Minute gemessen und gleichzeitig die Stoppuhr in Gang gesetzt. Die Extinktionen werden im Abstand von einer Minute 5 Minuten lang gemessen.
Wenn die Extinktionsdifferenz zwischen zwei Ablesungen größer als 0,05 ist, muß der Test nach entsprechender Verdünnung der Probe wiederholt werden.

Auswertung:

Die Anfertigung eines Diagramms und die Berechnung der Enzymkonzentration erfolgt wie für Versuch 8 angegeben.

Bestimmung der Konzentration von Kreatinkinase

ATP: Kreatin N-Phosphotransferase EC 2.7.3.2

Das Enzym Kreatinkinase kommt im Muskel (besonders Skelett- und Herzmuskel) in hoher Konzentration vor. Seine Bestimmung im Serum spielt für die Diagnose des Herzinfarkts eine bedeutende Rolle. Seine Konzentration im Serum ist aber auch nach längerer, starker Muskelarbeit erhöht.
Die Bestimmung wird unter den von der Deutschen Gesellschaft für Klinische Chemie empfohlenen "optimierten" Bedingungen durchgeführt.

Bei der Bestimmung wird folgende Reaktionsfolge benutzt:

Zu bestimmende Reaktion:

$$\text{Kreatinphosphat} + \text{ADP} \xrightarrow{\text{Kreatinkinase}} \text{Kreatin} + \text{ATP}$$

Hilfsreaktion:

$$\text{ATP} + \text{Glucose} \xrightarrow{\text{Hexokinase}} \text{Glucose-6-phosphat} + \text{ADP}$$

Indikatorreaktion:

$$\text{Glucose-6-phosphat} + \text{NADP}^+ \xrightarrow{\text{Glucose-6-phosphat-Dehydrogenase}} \text{Gluconat-6-phosphat} + \text{NADPH} + \text{H}^+$$

Das Reaktionsgemisch enthält Glutathion (GSH) zur Stabilisierung der SH-Gruppen enthaltenden Enzyme und AMP zur Hemmung eventuell vorhandener Adenylatkinase (katalysiert die Reaktion $2\,\text{ADP} \rightleftharpoons \text{AMP} + \text{ATP}$).

11. Versuch

Konzentrationen im Test (z. B. Test-Combination Boehringer):

Triäthanolamin-Puffer	pH = 7,0	100	mM
Kreatinphosphat		35	mM
ADP		1	mM
Glutathion, red.		9	mM
Magnesiumacetat		10	mM
D-Glucose		20	mM
NADP		0,6	mM
AMP		10	mM
Hexokinase		1,2	kU/l
Glucose-6-phosphat-Dehydrogenase		1,2	kU/l

Meßtemperatur: 25° C
Meßstrahlung: 365 (334, 340) nm.

2, 5 ml einer Lösung, die die in der Tabelle angegebenen Substanzen in den dort angegebenen Konzentrationen (nach Zusatz von 100 µl Probe) enthält, werden in eine 1-cm-Küvette pipettiert und im Thermostaten (thermostatisierter Küvettenhalter) auf 25° C temperiert. Dann werden 100 µl (pathologisches) Serum oder 100 µl einer anderen Enzymprobe dazu pipettiert. Nach dem Mischen wird die Extinktion alle Minuten während 10 Minuten gemessen.

Auswertung:

Die Anfertigung eines Diagramms und die Berechnung der Enzymkonzentration erfolgt wie für Versuch 8 angegeben.
Oft steigt die Reaktionsgeschwindigkeit (ΔE/min) während der ersten Minuten an. Das liegt an einer Reaktivierung von Disulfidbindungen enthaltenden Kreatinkinasemolekülen durch Glutathion. Man benutzt dann zur Auswertung die zwischen 5 und 10 Minuten beobachteten ΔE/min-Werte.

Bestimmung der Michaelis-Konstanten (K_m) von Lactat-Dehydrogenase (Isoenzym H_4 aus Schweineherz)

Wird die Geschwindigkeit einer enzymatischen Reaktion bei verschiedenen Substratkonzentrationen, aber sonst gleichen Bedingungen (Enzymkonzentration, pH, Temperatur) gemessen, so kann aus diesen Messungen die Größe der Michaeliskonstanten nach Lineweaver-Burk graphisch ermittelt werden, indem die Reziprokwerte der Reaktionsgeschwindigkeiten gegen die Reziprokwerte der zugehörigen Substratkonzentrationen aufgetragen werden. Es wird eine Gerade erhalten, die die Abszisse beim negativen Reziprokwert der Michaeliskonstanten schneidet.

Lactat-Dehydrogenase hat insgesamt vier Substrate (Pyruvat und NADH bzw. Lactat und NAD), für die verschiedene K_m-Werte gelten. Wir bestimmen den K_m-Wert für NADH, da dessen Konzentration unmittelbar aus der Extinktionsmessung folgt. Auf diese Weise werden eventuelle Verdünnungsfehler, die bei der Herstellung der Lösungen unterlaufen können, eliminiert. Dieser K_m-Wert hängt von der benutzten Lactat-Dehydrogenase ab. Wir ermitteln den K_m-Wert des Isoenzyms H_4 aus Schweineherz. (Trennung der Lactatdehydrogenase - Isoenzyme s. Kap. XXIII). Die Pyruvatkonzentration ist in allen Ansätzen 2, 5 mM. In diesem Konzentrationsbereich ist der K_m-Wert für NADH nur geringfügig von Änderungen der Pyruvatkonzentration abhängig.

12. Versuch

In 50-ml-Erlenmeyerkolben werden zu je 2, 5 ml 15 mM Pyruvat-Pufferlösung die in der Tabelle angegebenen Volumina Phosphatpuffer und NADH-Lösung aus Büretten gegeben. Die Konzentration von Pyruvat ist dann in allen Mischungen 2, 5 mM, die sich ergebenden ungefähren NADH-Konzentrationen in den Ansätzen sind in der Tabelle angegeben.

0, 05 M Phosphatpuffer (pH 7, 5)	0, 7 mM NADH-Lösung	NADH-Konzentration im Ansatz
11, 20 ml	1, 30 ml	ca. 60 μM
11, 60 ml	0, 90 ml	ca. 40 μM
11, 85 ml	0, 65 ml	ca. 30 μM
11, 95 ml	0, 55 ml	ca. 25 μM
12, 05 ml	0, 45 ml	ca. 20 μM
12, 20 ml	0, 30 ml	ca. 15 μM

Sämtliche Lösungen werden im Thermostaten auf 25° C temperiert.
10, 0 ml der ersten Lösung werden in eine 4-cm-Küvette pipettiert. Nach dem Messen der Extinktion mit einer Meßstrahlung der Wellenlänge 365 nm gegen eine mit destilliertem Wasser gefüllte 4-cm-Küvette wird die Reaktion durch Zugabe von 100 μl Lactat-Dehydrogenase (2, 5 mg/l) gestartet.

Nach dem Mischen mit einem Polyäthylenstreifen wird das Photometer geschlossen und mit dem Ablesen der ersten Extinktion die Stoppuhr in Gang gesetzt. Die Extinktionen werden bei weiterlaufender Stoppuhr während 2 Minuten in Abständen von 15 Sekunden gemessen. Nach dem Spülen der Küvette wird mit der zweiten Lösung ebenso verfahren usf.

Auswertung:

Zur Theorie der K_m-Bestimmung s. Kapitel XIV.

Der zeitliche Verlauf der Extinktionen wird für jeden Ansatz graphisch dargestellt (Ordinate: Extinktion 0, 1 = 2 cm; Abszisse: 1 Minute = 4 cm).
Die Anfangskonzentrationen von NADH erhält man aus den gemessenen Anfangsextinktionen. Da K_m in μmol/l angegeben werden soll, müssen hier die Konzentrationen von μmol/ml in μmol/l umgerechnet werden.

Die Anfangsgeschwindigkeiten erhält man aus den (negativen) Steigungen ($\Delta E/min$) der Tangenten, die an die Kurven zur Zeit t = 0 gelegt werden; sie werden in die $\Delta c/min$-Werte umgerechnet (s. Versuch 8). Ihre Kehrwerte werden gegen die reziproken Anfangskonzentrationen (zur Zeit t_o) aufgetragen (Abb.). Der Schnittpunkt der Geraden mit der Abszisse ist der negative reziproke Wert von K_m, aus ihm wird K_m berechnet.

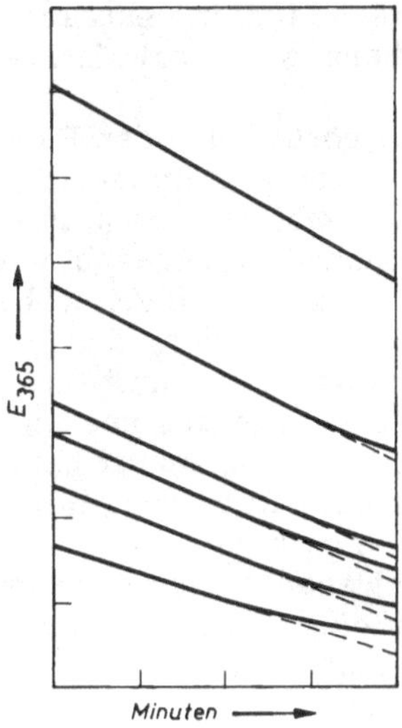

Extinktionsabfall bei verschiedenen NADH-Konzentrationen

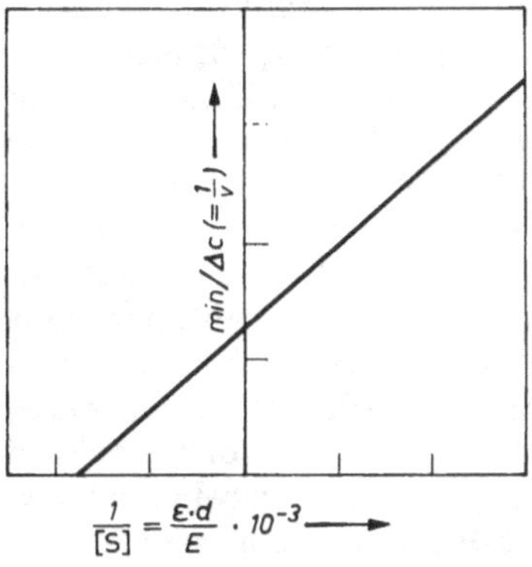

Diagramm nach Lineweaver-Burk

Abb. Ermittlung von K_m (Lactat-Dehydrogenase/NADH)

XVI. Photometrische Bestimmungen IV: Photometrische Versuche an Nucleinsäurelösungen (thermische Denaturierung, Renaturierung, Spaltung mit Desoxyribonuclease)

Literatur:

E. Harbers, Nucleinsäuren, Biochemie und Funktionen, Stuttgart 1975

C. Bresch und R. Hausmann, Klassische und molekulare Genetik, Berlin, Heidelberg, New York, 1972

Die vier in Desoxyribonucleinsäuren (DNA) vorkommenden Basen Adenin, Cytosin, Guanin und Thymin absorbieren kurzwellige UV-Strahlung (Maxima zwischen 260 und 280 nm). In der nativen DNA-Doppelhelix, deren Aufbau durch Wasserstoffbrückenbindungen zwischen den Basen bedingt ist, ist die Absorption gegenüber der freier Basen wesentlich verringert. Bei Zerstörung der Doppelhelixstruktur durch Denaturierung oder Spaltung nimmt die Absorption bei einer Meßstrahlung der Wellenlänge 265 nm um 30 - 40 % zu, bei der Neubildung der Doppelhelix (Renaturierung) nimmt sie wieder entsprechend ab. Aufhebung und Bildung der Doppelhelix kann man daher mit dem Photometer verfolgen.
Da die Doppelhelix durch eine große Anzahl energetisch sehr ähnlicher Wasserstoffbrückenbindungen, die sich gegenseitig stabilisieren, zusammengehalten wird, liegt die Temperatur, die zur Lösung dieser Bindungen erforderlich ist, in einem engen Bereich. Man erhält wie bei niedermolekularen kristallinen Substanzen einen scharfen "Schmelzpunkt", der hier als T_m-Wert (melting temperature) bezeichnet wird. Er charakterisiert den Übergang der geordneten Doppelhelix in einen ungeordneten Knäuel.

Läßt man die Lösung der thermisch denaturierten DNA sehr schnell abkühlen, so bleibt dieser ungeordnete Zustand weitgehend erhalten. Bei einer langsamen Abkühlung wird dagegen die Doppelhelix teilweise zurückgebildet.
Die T_m-Werte hängen von der Basenzusammensetzung der DNA ab, sie sind umso höher, je größer der Gehalt an Guanin und Cytosin ist. Dies ist verständlich, da sich zwischen diesen Basen drei Wasserstoffbrückenbindungen ausbilden, bei dem Basenpaar Adenin/Thymin dagegen nur zwei.
Die T_m-Werte hängen weiter von der Ionenstärke und der Magnesiumkonzentration ab. Je mehr Kationen in der Lösung vorhanden sind, die als Gegenionen für die an der Oberfläche der

Doppelhelix liegenden Phosphatgruppen dienen können, umso größer ist die Stabilität und damit der T_m-Wert. In völlig salzfreien Lösungen erfolgt die Denaturierung bereits bei Raumtemperatur.

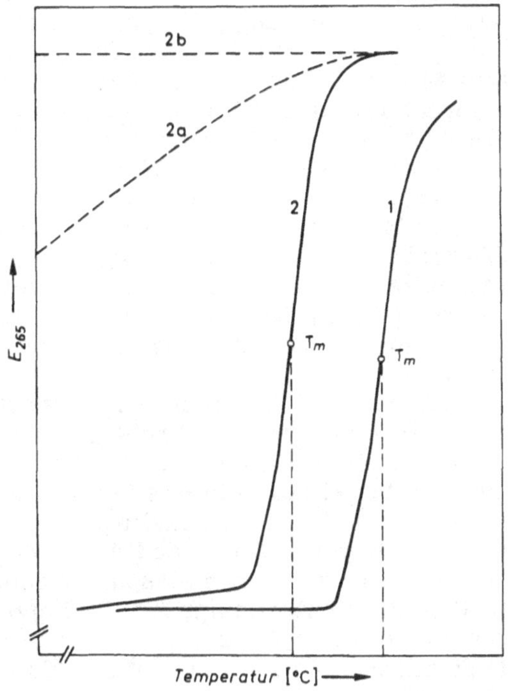

Abb. Thermische Denaturierung und Renaturierung von DNA
1. in Natriumchlorid/Citrat und
2. in EDTA/Phosphat a) langsame Abkühlung
b) rasche Abkühlung

Schmelzkurven von DNA

Hier wird die thermische Denaturierung der DNA aus Kalbsthymus einmal in einer Lösung, die 0,15 M an Natriumchlorid und 0,015 M an Natriumcitrat (pH 7,0) ist und zum anderen in einer Lösung, die 0,01 M an Phosphat (pH 7,0) und 1 mM an EDTA (zur Komplexbildung von eventuell vorhandenen Magnesiumionen) ist, durchgeführt. Die T_m-Werte in den beiden Lösungen unterscheiden sich um ca. 20° C. Ein Teil der Lösung in Phosphat/EDTA wird langsam, der andere im Eisbad abgekühlt. Durch Messung der Extinktionen mit einer Meßstrahlung der Wellenlänge von 265 nm (einer schwachen Bande der Hg-Dampflampe) werden Denaturierung und Renaturierung verfolgt.

1. Versuch

Schmelzkurve von DNA bei hoher Ionenstärke

3 ml DNA-Lösung (50 mg/l DNA in 0,015 M Natriumcitrat-/ 0,15 M Natriumchloridlösung, pH 7,0) werden in eine 1-cm-Quarzküvette pipettiert. Die Lösung wird mit 200 μl flüssigem Paraffin überschichtet, um ein Verdunsten von Wasser und eine Konzentrierung der Lösung während des Versuchs zu vermeiden. Die Leerwertküvette wird mit Pufferlösung gefüllt. In eine dritte Küvette, die Wasser enthält, wird vorsichtig ein Thermometer gestellt.
Das Photometer Eppendorf ist mit einem Multiplier für kurzwellige UV-Strahlung und dem Filter Hg 265 nm ausgerüstet. Der Küvettenhalter, der mindestens drei Küvetten aufnehmen kann, ist thermostatisierbar und an einen Umlaufthermostaten angeschlossen, der ein Äthylenglykol-Wasser-Gemisch (1 + 1) enthält.
Die Temperatur auf dem Thermometer in der Küvette wird abgelesen und die Extinktion der Probe gegen den Leerwert gemessen. Bis zu einer Temperatur von 65° C wird in Abständen von etwa 20° C, dann in Abständen von etwa 5° C die Extinktion gemessen, bis die Schmelzkurve nach steilem Anstieg abzuknicken beginnt. Dazu wird das Kontaktthermometer des Thermostaten auf die gewünschte Temperatur eingestellt. Nachdem die Kontrollampe für die Heizung des Thermostaten erloschen ist, wird die Temperatur in der Küvette so lange kontrolliert, bis sie konstant ist. Dann wird die gemessene Temperatur notiert und bei geschlossenem Photometer die zugehörige Extinktion gemessen. Vor dem Schließen des Photometers ist das Thermometer aus der Küvette herauszunehmen.

Auswertung:

Die Wertepaare werden in ein Diagramm eingetragen. Ordinate: Extinktion 0,1 = 5 cm; Abszisse: Temperatur, 5° C = 1 cm.
Der T_m-Wert ist die Temperatur, bei der die Hälfte der Extinktionszunahme erreicht ist.

2. Versuch

Schmelzkurve von DNA bei geringer Ionenstärke in Gegenwart von EDTA

Versuch 1 wird mit einer Lösung von 50 mg/l DNA in 0,01 M Phosphatpuffer/ 1 mM EDTA, pH 7,0 wiederholt. Die Messun-

gen erfolgen bei etwa 25, 40, 50, 60° C und weiter in Schritten von etwa 5° C, bis die Schmelzkurve nach steilem Anstieg abzuknicken beginnt.
Gleichzeitig werden in einem Reagenzglas (100 x 10 mm) etwa 5 ml der gleichen DNA-Lösung mit Paraffin überschichtet und direkt im Thermostaten erhitzt.
Nach Aufnahme der Schmelzkurve wird die DNA-Lösung im Reagenzglas sofort im Eisbad abgekühlt (schnelle Abkühlung). Die Heizung des Thermostaten wird abgestellt und die Extinktion der in der Küvette abkühlenden Lösung in Abständen von etwa 10° C gemessen. Abschließend entnimmt man vom Boden des im Eisbad abgekühlten Reagenzglases mit einer Pipette 3 ml der DNA-Lösung, gibt sie in eine 1-cm-Quarzküvette und mißt die Extinktion.

Auswertung:

Die beim Erhitzen und nachfolgenden Abkühlen erhaltenen Wertepaare werden in das Diagramm von Versuch 1 eingetragen. Der T_m-Wert wird ermittelt.

Spaltung von DNA mit Desoxyribonuclease I

Desoxyribonuclease I spaltet die 3'-Phosphorsäureesterbindungen in DNA. Da hierbei auch die Doppelhelixstruktur zerstört wird, kann wie bei der thermischen Denaturierung eine Extinktionszunahme bei einer Meßstrahlung der Wellenlänge 265 nm beobachtet werden.

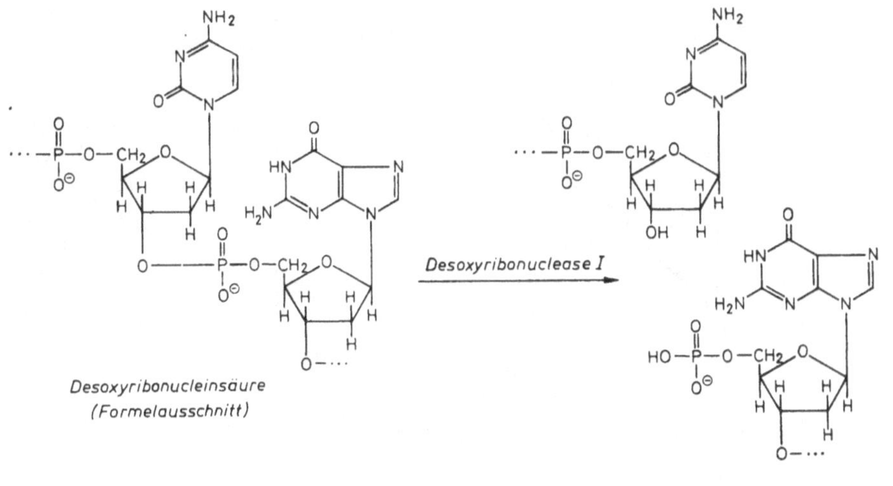

Die bei der Spaltung der Phosphodiester-Bindung entstehenden Phosphomonoester würden bei alkalischer oder neutraler Reaktion H^+-Ionen an die Lösung abgeben, die die Kapazität des Puffers erschöpfen könnten. Man arbeitet daher mit einer Pufferlösung von einem pH-Wert von 5, da hier das zweite Proton der Phosphatester noch nicht abdissoziiert. Das Enzym arbeitet dann aber nicht bei seinem pH-Optimum.

3. Versuch

3 ml DNA-Lösung (50 mg/l DNA in 0,1 M Natriumacetatpuffer (pH 5,0)/5 mM Magnesiumsulfat) werden in eine 1-cm-Quarzküvette pipettiert. 20 µl einer frisch bereiteten DNAse-Lösung (1 g/l bidest. Wasser) werden hinzupipettiert und eingemischt. Sofort und weiter in Abständen von einer Minute werden die Extinktionen mit einer Meßstrahlung der Wellenlänge 265 nm während 10 Minuten gegen Pufferlösung gemessen.

Auswertung:

Es wird ein Diagramm angefertigt. Ordinate: Extinktion 0,01 = 1 cm; Abszisse: Zeit, 1 Minute = 1 cm.

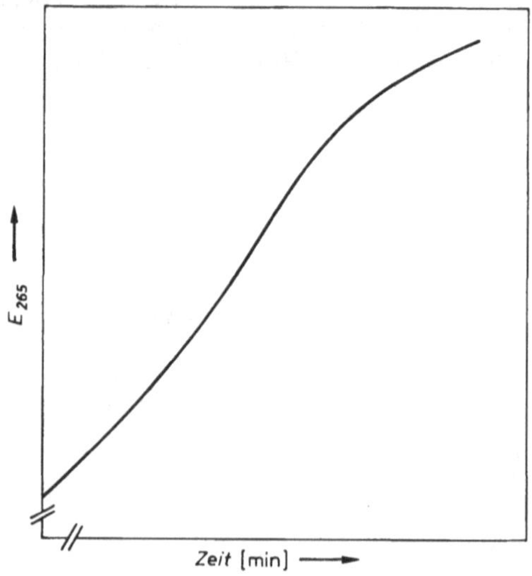

Abb. Extinktionszunahme bei der Spaltung von DNA

Schmelzkurve von RNA

Lösliche Ribonucleinsäure besitzt nur kurze Abschnitte, die durch Wasserstoffbrückenbindungen mit einander verbunden sind. Diese Sekundärstruktur wird durch Erwärmen zerstört. Hierbei tritt ebenfalls eine erhebliche Zunahme der Extinktion im kurzwelligen UV auf. Im Gegensatz zur DNA verläuft der Extinktionsanstieg jedoch allmählich, erstreckt sich über einen großen Temperaturbereich und ist bei langsamer Abkühlung meist völlig reversibel.

4. Versuch

3 ml RNA-Lösung (50 mg/l RNA in 0,015 M Natriumcitrat-/ 0,15 M Natriumchloridlösung, pH 7,0) werden in eine 1-cm-Quarzküvette pipettiert und mit 200 μl flüssigem Paraffin überschichtet. Die Leerwertküvette wird mit Pufferlösung gefüllt, eine dritte, mit destilliertem Wasser gefüllte Küvette dient zur Aufnahme des Thermometers. Die Schmelzkurve wird, wie in Versuch 1 beschrieben, über einen Temperaturbereich von 20 - 100° C in Abständen von etwa 10° C aufgenommen. Während des Abkühlens wird die Extinktion in Abständen von etwa 10° C gemessen.

Auswertung:

Die beim Erhitzen und nachfolgenden Abkühlen erhaltenen Wertepaare werden in ein Diagramm eingetragen. Ordinate: Extinktion 0,01 = 1 cm; Abszisse: Temperatur, 5° C = 1 cm.

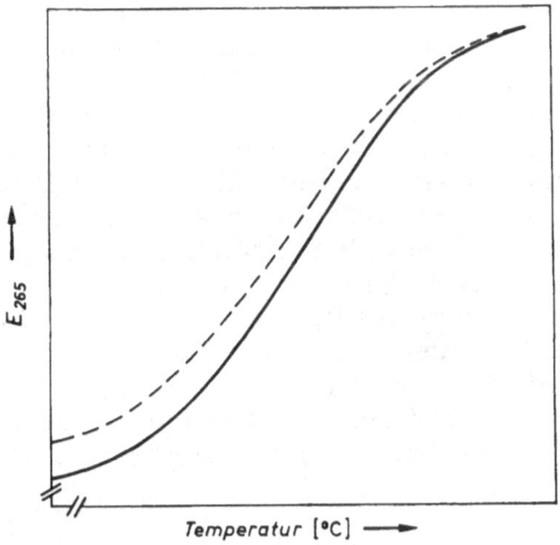

Abb. Denaturierung und Renaturierung von RNA

XVII. Photometrische Bestimmungen V: Glucosebestimmung, die auf der Messung von reflektiertem Licht beruht (Remissionsphotometrie). Wirkung der Atmung auf die Gärung

Konzentrationsbestimmungen einer gefärbten Substanz in Lösungen, die sich auf porösen, nicht transparenten Trägern befinden, können durch Messung des zurückgestreuten Lichtes erfolgen. Dieses besteht aus zwei Anteilen, einem regulären Anteil (Spiegelreflexion an der Oberfläche) und einem diffusen Anteil. Der diffuse Anteil kommt dadurch zustande, daß Strahlung in die Probe eindringt und nach mehrfacher Streuung an die Oberfläche zurückgelangt. Dabei wird konzentrationsabhängig ein mehr oder weniger großer Teil der Strahlung absorbiert. Durch Vergleich der von einem Farbstandard mit der von der Probe zurückgestreuten Strahlung können Konzentrationsbestimmungen durchgeführt werden. Bei gleicher Struktur des porösen Trägers ist auch die Tiefe des Eindringens der Meßstrahlung ("Schichtdicke") bei Standard und Probe gleich.

Reflotest-System

Das Reflotest-System besteht aus Teststreifen (Reflotest-Glucose, Boehringer) und Teststreifenphotometer (Reflomat, Labora, Mannheim).
Die Teststreifen enthalten Glucoseoxidase, Peroxidase und Farbentwicklungsreagenzien. Das Prinzip der Farbentwicklung ist auf Seite 7-8 und 109-110 beschrieben.
Mit dem Reflomaten werden die Intensitäten des von dem farbigen Bezirk eines Teststreifens, eines Standards und eines Leerwertes zurückgestreuten Lichtes miteinander verglichen. Der Reflomat ist ein Zweistrahlgerät (Abb.). Als Strahlungsquellen dienen zwei Glimmlampen, die abwechselnd mit einer Frequenz von 50 Hz aufleuchten. Das Licht der Meßlampe fällt auf den Teststreifen bzw. Standard- oder Leerwert, wird dort diffus reflektiert und gelangt auf das Photoelement. Das Licht der Referenzlampe wird über einen Spiegel direkt auf das Photoelement gelenkt. Das Meßsystem des Reflomaten vergleicht die beiden Photoströme. Die Spannung, mit der die Referenzlampe betrieben wird, und damit deren Strahlungsintensität, wird mit variablen Widerständen bzw. mit einem Potentiometer geregelt. Sie werden bei eingelegtem Teststreifen (Leerwert, Standard oder Probe)

so eingestellt, daß sich die Galvanometernadel der Abgleichanzeige in Mittelstellung befindet. Meß- und Referenzstrahl erzeugen dann gleiche Photoströme. Ist das Gerät zuvor mit dem Leerwert und Standard abgeglichen worden, ist die Potentiometereinstellung ein Maß für die Strahlungsabsorption durch den Teststreifen. Die auswechselbare Skala des Potentiometers gilt für Glucosebestimmungen.

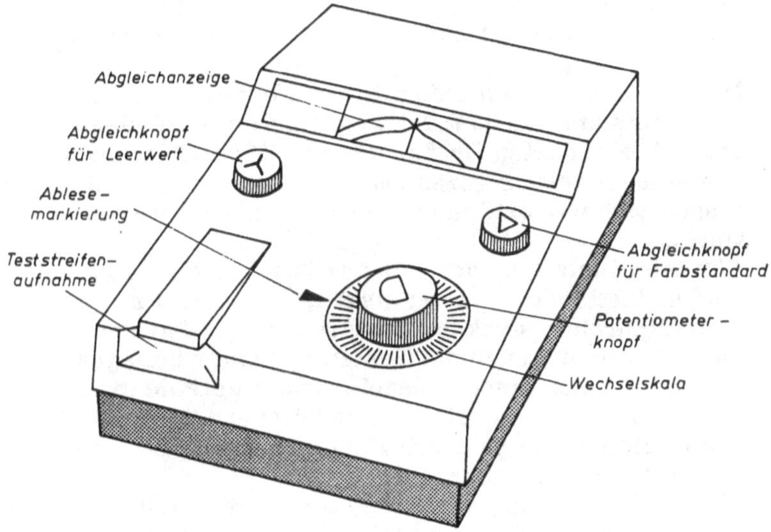

Abb. Reflexionsphotometer (Reflomat)

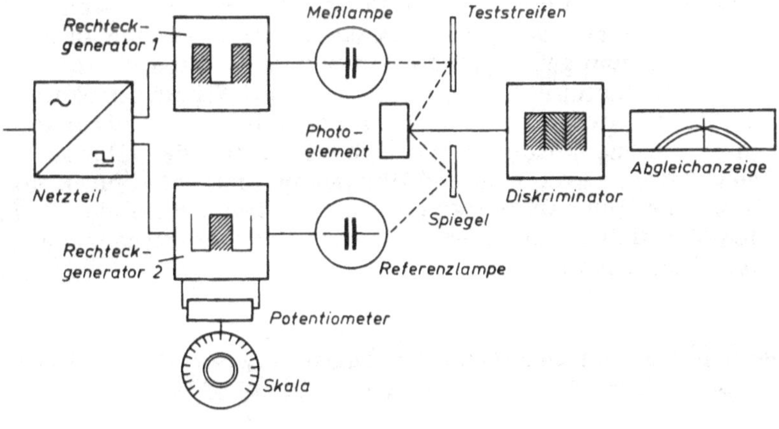

Abb. Blockschaltbild

1. Versuch

Justieren des Gerätes

Jeder Packung Reflotest-Glucose-Teststreifen ist eine zweiseitig beschriftete Skala für den Reflomaten beigegeben - die weiße Skala gilt für Glucosebestimmungen im Serum oder in anderen Glucoselösungen, die rote Skala für Glucosebestimmungen im Vollblut. Es muß immer die zur benutzten Teststreifenpackung gehörende Skala eingesetzt werden (gleiche Chargennummer auf der Skala und dem Teststreifenröhrchen!).

Das Gerät muß nach jedem Einschalten und bei Dauerbetrieb mehrmals am Tag justiert werden. Hierzu dienen die mit Δ und Y bezeichneten Drehknöpfe von Widerständen. Diese haben eine Sicherung gegen unbeabsichtigtes Verstellen und lassen sich nur betätigen, wenn sie nach unten gedrückt werden.

Für die Einstellung des Farbstandards wird einer der beiden Justierstreifen verwendet, die in dem mit Δ bezeichneten Röhrchen stecken. Er wird mit der Farbseite nach unten in die aufgeklappte Teststreifenaufnahme geschoben und der Deckel wieder geschlossen. Das Potentiometer wird auf das Zeichen Δ gestellt. Anschließend wird der Zeiger der Abgleichanzeige durch Betätigen des Drehknopfes Δ in die Mittelstellung gebracht.

Für die Einstellung des Leerwertes wird ein unbenutzter Teststreifen [x] entsprechend verwendet. Das Potentiometer ist hierbei auf das Zeichen Y einzustellen und der Zeiger der Abgleichanzeige wird durch Betätigen des Y-Drehknopfes in die Mittelstellung gebracht. Farbstandard- und Leerwerteinstellung müssen anschließend nochmals überprüft und ggf. korrigiert werden, da sie sich gegenseitig geringfügig beeinflussen können. Wie an den Skalen ersichtlich, sind Glucosebestimmungen mit dem Reflomaten nur in einem engen Konzentrationsbereich (der den Glucosekonzentrationen in Serum und Blut entspricht) möglich. Konzentriertere Glucoselösungen - wie wir sie auch bei den folgenden Versuchen verwenden - müssen vorher entsprechend verdünnt werden.

---

x Der zur Leerwerteinstellung benutzte Teststreifen soll nicht in das Teststreifen-Röhrchen zurückgesteckt werden.

2. Versuch

Glucosebestimmung

Die für Versuch 4 vorgesehene Glucoselösung (8g/l) ist auf 2 g/l zu verdünnen. Hierzu werden 1 ml Glucoselösung und 3 ml bidest. Wasser in ein Reagenzglas pipettiert und gemischt. Auf den Testbezirk eines Teststreifens werden 50 μl Probelösung, Serum bzw. frisches Kapillar- oder Venenblut getropft und gleichzeitig wird eine Stoppuhr in Gang gesetzt. Der Testbezirk muß vollständig (ohne Luftblasen) bedeckt sein. Genau 60 Sekunden nach dem Auftropfen wird die Probelösung mit Watte abgewischt, einmal mit mäßigem Druck, zweimal leicht mit neuer Watte.
Die Färbung des Teststreifens wird genau 2 Minuten nach dem Auftropfen gemessen. Dazu wird der Teststreifen ca. 5 Sekunden vor der Messung mit dem Testbezirk nach unten in die Teststreifenaufnahme eingeschoben und der Deckel geschlossen. Danach wird der Zeiger der Abgleichanzeige durch Drehen des Meßpotentiometers auf die Mitte eingestellt. Die Glucosekonzentration kann jetzt in mg/100 ml auf der Skala abgelesen werden.

Wirkung der Atmung auf die Gärung (Pasteureffekt)

Bei der Untersuchung der alkoholischen Gärung entdeckte Louis Pasteur, daß bei Zutritt von Luftsauerstoff die Geschwindigkeit der Alkoholbildung und des Glucoseverbrauchs abnimmt. Der analoge Vorgang läßt sich bei der Glykolyse von tierischen Zellen beobachten und wird als Pasteureffekt bezeichnet. Durch Entkopplung der oxidativen Phosphorylierung, z. B. mit 2,4-Dinitrophenol, wird der Pasteureffekt aufgehoben.
Bei Zutritt von Luftsauerstoff atmet die Hefe, wobei im Gegensatz zu Gärung bzw. Glykolyse, bei der pro Mol verbrauchter Glucose nur 2 Mol ATP entstehen, pro Mol veratmeter Glucose 38 Mol ATP gewonnen werden. Das führt zu einem Anstieg der ATP-Konzentration, wodurch es u. a. zur allosterischen Hemmung der Phosphofructokinase und damit zur Verminderung des Glucoseverbrauchs kommt. Nicht jede Hefesorte ist für den Versuch geeignet (vgl. Reagenzienverzeichnis). Einige Hefen haben nur noch eine so geringe Atmungsfähigkeit, daß der Pasteur-Effekt nicht mehr nachzuweisen ist.
Der Glucoseverbrauch von Hefe wird aber nicht nur durch Atmung und Gärung, sondern auch durch Assimilation (Bildung von Trehalose = 1-α-Glucosyl-1-α-glucosid) bestimmt. Für einen Nachweis des Pasteureffektes durch Bestimmung des Glucoseumsatzes ist es daher notwendig, die Assimilation klein zu halten,

da sonst nur geringe Unterschiede zu beobachten sind. Dies erreicht man durch Vorinkubation der Hefe mit konzentrierter Glucoselösung.

3. Versuch

Vorbereitung der Hefe

10 g Bäckerhefe werden in 200 ml Glucoselösung (150 g/l in 0,02 M Kalium-Citratpuffer, pH 5,4) suspendiert. Man läßt in einem mit Gärverschluß versehenen Erlenmeyerkolben bei Raumtemperatur über Nacht stehen. Am nächsten Morgen wird die Hefe abzentrifugiert, an der Zentrifuge dreimal mit destilliertem Wasser gewaschen und in 90 ml aufgenommen (Hefesuspension für den folgenden Versuch).

4. Versuch

Bestimmung der Geschwindigkeit des Glucoseverbrauchs

Zur Vorbereitung des Versuchs wird in drei 50 ml-Erlenmeyerkolben je ein Magnetrührkern gegeben. Die drei Kolben werden auf einen Magnetrührer gestellt. In Kolben 1 und 2 steckt man je einen dünnen Polyäthylenschlauch, durch den die Lösungen mit Luft begast werden können. In Kolben 3, in den keine Luft geleitet wird, treten sehr schnell quasi anaerobe Bedingungen ein. Die in der Pufferlösung gelösten Sauerstoffmengen werden durch die Hefe sehr schnell veratmet und die Diffusion des Luftsauerstoffs erfolgt ohne Begasung so langsam, daß der Versuch durch diese Sauerstoffmengen nicht wesentlich beeinflußt wird. In Kolben 2 werden 0,3 ml 10 mM 2,4-Dinitrophenollösung (Entkoppler) pipettiert.
Nun bereitet man in einem 100 ml-Meßzylinder eine Mischung aus 25 ml der Hefesuspension aus Versuch 3, 25 ml 0,1 M Citratpuffer, pH 5,4, und 50 ml Glucoselösung [8g/l], setzt eine Stoppuhr in Gang und gibt je 30 ml der Mischung in die Erlenmeyerkolben. Nach 15 Minuten und weiter in Abständen von 15 Minuten wird nacheinander die Glucosekonzentration in den Ansätzen mit dem Reflomaten bestimmt, bis sie in Kolben 3 dem Ende der Reflomaten-Skala (etwa 50 mg/100 ml) entspricht.

Auswertung:

In einem Diagramm werden die so bestimmten Glucosekonzentrationen gegen die Zeit aufgetragen. Abszisse: 5 Minuten = 1 cm, Ordinate: 1 g/l = 5 cm. Der Wert für t = 0 ist 4g/l.

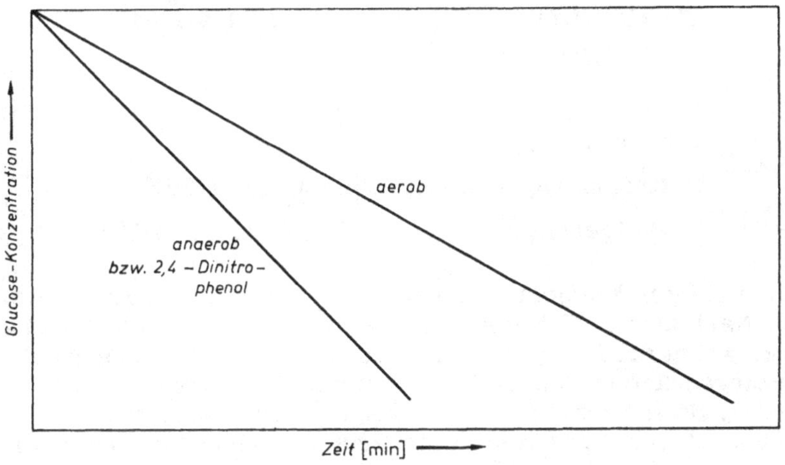

Abb. Glucoseverbrauch in Hefesuspensionen unter aeroben und anaeroben Bedingungen

XVIII. Photometrische Bestimmungen VI: Emissions- und Absorptions-Flammenphotometrie

Literatur:

R. Herrmann, Z. Klin. Chem. 3, 178 (1965)

G. Buttgereit, Ärztl. Lab. 20, 109-115; 158-171; 239-240 (1974)

Atome einiger Elemente können in einer Flamme angeregt werden. Nach kurzer Zeit gehen sie wieder in den Grundzustand zurück, wobei die Energiedifferenzen $E = h \cdot \nu$ (h = Plancksches Wirkungsquantum) als Lichtquanten der Frequenz ν emittiert werden. So entsteht ein für das Element charakteristisches Linienspektrum, aus dem durch Prismen (Monochromatoren) oder Filter einzelne Linien isoliert werden können. Die Intensität solcher Linien ist u.a. von der Zahl der in der Flamme vorhandenen Atome des betreffenden Elementes abhängig.
Zum Einbringen der Untersuchungslösung in die Flamme wird ein Luftstrom benutzt, der die Probe ansaugt und nach Zerstäubung in die Flamme sprüht. In der Flamme verdunstet die Flüssigkeit, und Metallionen können sich mit in Flammen stets vorhandenen Elektronen zu Atomen vereinigen, an denen die oben geschilderten Vorgänge ablaufen. Unter geeigneten Bedingungen ist die Intensität der Spektrallinien ein Maß für die Konzentration der betreffenden Metallionen in einer solchen Lösung.

Nur Elektronen mit geringer Bindungsenergie kommen bei der Temperatur der üblichen Flammen auf ein höheres Energieniveau, am besten die Valenz-Elektronen der Alkalimetalle. Alkalimetalle sind dementsprechend durch Messung der emittierten Strahlung einfach und genau zu bestimmen. Aber bereits bei den Erdalkalimetallen ist die Leistungsfähigkeit dieser Methode nicht mehr sehr groß. Bei diesen und bei vielen Schwermetallen ist die Absorptionsflammenphotometrie (Atom-Absorptions-Spektrophotometrie, AAS) weit besser geeignet. Die Flamme, in die die Probelösung gesprüht wird, wird hierbei mit monochromatischem Licht von einer für das zu bestimmende Element charakteristischen Wellenlänge durchstrahlt. Lichtquanten dieser Strahlung werden von den betreffenden Atomen absorbiert. Dadurch wird die Strahlung geschwächt. Diese Lichtschwächung (Extinktion) ist ein Maß für die Konzentration der Lösung. Die Methode ist analog der in den vorangehenden Kapiteln beschriebenen Photometrie in Lösungen; an die Stelle der Küvette ist hier die Flamme getreten.

Zur Erzeugung der monochromatischen Meßstrahlung werden "Hohlkathodenlampen" benutzt. Ihre Kathode ist ein hohler Zylinder, dessen Oberfläche mit dem gleichen Metall, dessen Konzentration bestimmt werden soll, überzogen ist. Die Lampe ist mit Argon von geringem Druck gefüllt. Durch eine Gleichspannung wird eine Glimmentladung erzeugt. Die dabei entstehenden Argonionen bewirken beim Aufprall auf die Kathode eine teilweise Verdampfung des Metalls und regen dieses zur Strahlenemission an. Die Ausbildung der Kathode als Hohlzylinder bewirkt, daß das verdampfte Metall sich teilweise wieder auf der Kathode niederschlägt, wodurch die Lebensdauer der Lampe verlängert wird.
Die Strahlung wird durch eine rotierende oder schwingende Blende moduliert. In der Meßanordnung wird nur der von der modulierten Strahlung erzeugte Photostrom verstärkt. Die Eigenstrahlung der Flamme beeinträchtigt die Messung daher nicht. Die Argonatome der Lampe emittieren aber ebenfalls Strahlen. Da diese auch durch die rotierende Blende moduliert werden, muß die charakteristische Linie des zu bestimmenden Elementes durch Prismen (Monochromator) isoliert werden.
Meß- und Standardlösungen sollten sich - bei beiden Methoden - nur hinsichtlich der Konzentration des zu messenden Ions unterscheiden. Dieser Idealfall ist aber meist nicht zu realisieren. Der unterschiedliche Gehalt an anderen Substanzen in Standard- und Meßlösungen kann die zu messende Strahlung wesentlich beeinflussen. Die Bestimmung der Erdalkalimetalle wird besonders durch Phosphat gestört. Bei der Bestimmung von Magnesium bzw. Calcium in phosphathaltigen Lösungen (Harn, Serum) mit der Absorptionsmethode wird daher zu Probe- und Standardlösungen Lanthanchlorid-Lösung im Überschuß zugesetzt. Dadurch wird Phosphat als schwerlösliches Lanthanphosphat gebunden und so verhindert, daß in der Flamme Magnesiumphosphat gebildet wird.

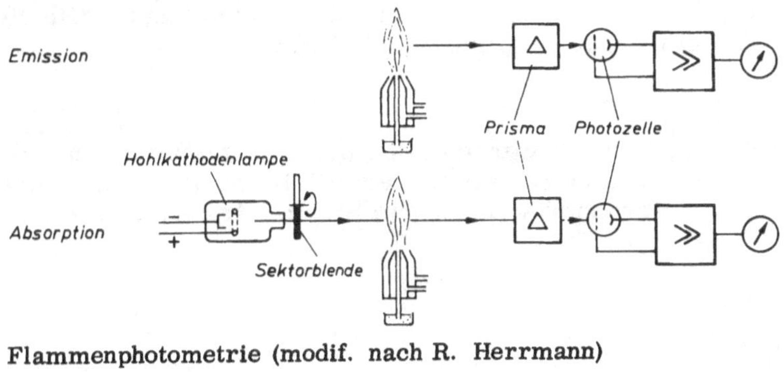

Abb. Flammenphotometrie (modif. nach R. Herrmann)

Emissions-Flammen-Photometrie

1. Versuch

Standardkurve für Kalium und Natrium

Bei der Anfertigung der Kalium-Standardkurve (besonders bei kleinen Verhältnissen $[K^+]/[Na^+]$, wie sie im Serum vorliegen) muß die Natriumkonzentration der Standardlösungen der Natriumkonzentration der Probelösung entsprechen, da bei größeren Natriumkonzentrationen die Strahlungsemission von Kalium erhöht wird.

Die Strahlungsemissionen beim Einsprühen folgender Standardlösungen in die Flamme des Photometers werden gemessen:

Natrium - Standardkurve bei $[K^+] = 0$

$[Na^+] = 0$ 0,25   0,5   1,0   1,5   2,0   2,5   3,0 mM

Kalium - Standardkurve bei $[Na^+] = 15$ mM, entsprechend einer Serumverdünnung von 1:10

$[K^+] = 0$ 0,25   0,5   1,0   1,5   2,0   2,5   3,0 mM

Auswertung:

Abszisse: Konzentration, 1 mM = 5 cm; Ordinate: Galvanometerausschlag.

2. Versuch

Kalium- und Natrium-Bestimmung im Serum

1 ml Serum wird in einem Meßkolben mit bidestilliertem Wasser 1 : 10 verdünnt. Diese Lösung wird unmittelbar für die Kaliumbestimmung benutzt. Für die Natriumbestimmung wird diese Verdünnung nochmals 1 : 10 mit bidestilliertem Wasser verdünnt (Pipette, Meßkolben).

Auswertung:

Aus den Ablesungen werden mit Hilfe der entsprechenden Standardkurve die Konzentrationen ermittelt und unter Berücksichtigung der Verdünnung die Werte für das Probeserum in mmol/l berechnet.

Absorptions-Flammen-Photometrie

Es wird mit einer Acetylen-Luft-Flamme gearbeitet. Die Magnesium-Hohlkathodenlampe soll schon 20 Minuten vor der Messung eingeschaltet werden.

3. Versuch

Magnesium-Standardkurve

Die Standardlösungen werden mit Lanthanchlorid-Lösung (Endkonzentration 1 g/l La^{3+}) angesetzt. Der 0-Punkt und der 100-Punkt des Geräts werden eingestellt, wenn die reine Lanthanchlorid-Lösung in die Flamme gesprüht wird. Die Extinktionen in der Flamme, in die folgende Standardlösungen gesprüht werden, werden bei 285,2 nm gemessen:

$$[Mg^{2+}] = 0 \quad 25 \quad 50 \quad 75 \quad 100\ \mu M$$

Auswertung:

Abszisse: Konzentration, 100 μM = 10 cm; Ordinate: Extinktion, 0,1 = 2 cm.

4. Versuch

Magnesium-Bestimmung im Serum

1 ml Serum wird in einem 25 ml-Meßkolben mit bidestilliertem Wasser verdünnt und nach Zusatz von 2,5 ml Lanthanchlorid-Lösung (10 g/l La^{3+}) mit bidestilliertem Wasser zur Marke aufgefüllt und gemischt. Die Extinktion in der Flamme, in die diese Lösung gesprüht wird, wird gemessen.

Auswertung:

Die zugehörige Konzentration wird der Standardkurve entnommen und unter Berücksichtigung der Verdünnung der Wert für das Probeserum in mmol/l berechnet.

XIX. Polarimetrie

Literatur:

R. Jaenicke, Optische Drehung und Rotationsdispersion, in: Biochemisches Taschenbuch II, 767, Berlin 1964

E. Harbers, G. F. Domagk u. W. Müller, Die Nucleinsäuren, Stuttgart 1964

Eine weitere optische Methode zur Bestimmung von Konzentrationen und zur Messung von Reaktionsgeschwindigkeiten ist die Polarimetrie, d.h. die Messung der Drehung der Schwingungsebene von linear polarisiertem Licht. Bei Substanzen mit asymmetrisch gebauten Molekülen, insbesondere mit asymmetrischen Kohlenstoffatomen, ermöglicht sie solche Bestimmungen, ohne daß die Substanzen einer Farbentwicklungsreaktion unterworfen werden müssen. Chemische Reaktionen optisch aktiver Substanzen machen sich in einer Änderung der Drehwinkel bemerkbar. Das kann zur Bestimmung von Zeitumsatzkurven benutzt werden. Besonders interessant sind heute polarimetrische Messungen an Substanzen mit Helix-Konformationen wie Nucleinsäuren und Proteinen, denn spiralige Konformationen beeinflussen ebenfalls die Lage der Schwingungsebene von polarisiertem Licht. Man kann aus Messungen an Lösungen solcher Substanzen auf den Anteil der α-Helix bzw. Doppelhelix schließen.

Da die Drehwinkel von der Wellenlänge abhängen, muß mit monochromatischem Licht gearbeitet werden. Zwischen dem Drehwinkel, der Konzentration der optisch aktiven Substanz und der Schichtdicke der Lösung besteht direkte Proportionalität. Diese wird durch die folgende Gleichung ausgedrückt:

$$\alpha_\lambda = [\alpha]_\lambda \cdot c \cdot d$$

Hierin bedeuten:

α_λ = Drehwinkel bei der Wellenlänge λ
c = Konzentration der optisch aktiven Substanz in g/ml
d = Schichtdicke in dm
$[\alpha]_\lambda$ = spezifische Drehung bei der Wellenlänge λ. Steht statt der Index D, dann hat die Meßstrahlung die Wellenlänge der D-Linie des Natriumlichtes [λ = 589 nm]. Die spezifische Drehung ist numerisch gleich dem Drehwinkel bei einer Konzentration der optisch aktiven Substanz von 1 g/ml und einer Schichtdicke von 1 dm. Sie ist vom Lösungsmittel und der Temperatur abhängig.

Zwischen Drehwinkel und molarer Konzentration besteht folgende Beziehung:

$$\alpha_\lambda = \frac{1}{10} \cdot [M]_\lambda \cdot c_M \cdot d$$

Hierin bedeuten:

c_M = Konzentration der optisch aktiven Substanz in mol/l

$[M]_\lambda$ = molare Drehung oder Molekularrotation bei der Wellenlänge λ. Die molare Drehung ist numerisch gleich dem Drehwinkel bei einer Konzentration der optisch aktiven Substanz von 10 mol/l und einer Schichtdicke von 1 dm.

Zwischen spezifischer Drehung $[\alpha]_\lambda$ und molarer Drehung $[M]_\lambda$ besteht folgende Beziehung:

$$[M]_\lambda = \frac{\text{Mol.-Gew.}}{100} \cdot [\alpha]_\lambda$$

In der Nähe von Absorptionsbanden einer optisch aktiven Substanz besitzt der Drehwinkel eine charakteristische und besonders große Abhängigkeit von der Wellenlänge der Meßstrahlung (Cottoneffekt, vgl. Abb.). Das ist praktisch insofern wichtig, als bei einer entsprechend gewählten Wellenlänge auch mit verdünnten Lösungen erhebliche Drehwinkel erhalten werden können.

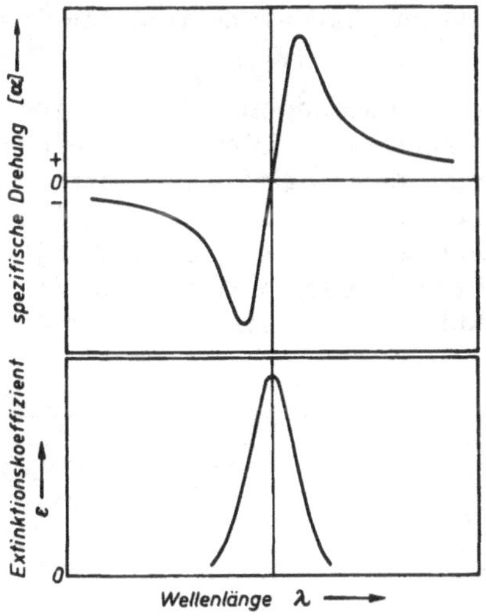

Abb. Cotton-Effekt

Polarimeter (vgl. Lehrbücher der Physik)

Heute sind vorwiegend lichtelektrische Polarimeter im Gebrauch. Wenn die Polarisationsebenen von Analysator und Polarisator einen Winkel von 90° bilden, ist die Intensität der vom Analysator durchgelassenen Strahlung, die auf den Multiplier fällt, am geringsten. Um eine einfachere Verstärkung zu erreichen, wird die aus dem Analysator austretende polarisierte Strahlung moduliert (vgl. Kap. XII und XVIII). Das geschieht dadurch, daß man den Analysator eine Drehschwingung von 50 Hz mit geringer Amplitude ausführen läßt. Auf den Photomultiplier fällt dann eine Strahlung, deren Intensität sich regelmäßig ändert, was eine Wechselspannung erzeugt, die leicht verstärkt werden kann. Auf diese Weise kann der Minimalwert der Strahlung sehr genau eingestellt werden.

Bringt man eine optisch aktive Substanz in den Strahlengang, nimmt aufgrund der Drehung der Schwingungsebene des polarisierten Lichts die Intensität der vom Analysator durchgelassenen Strahlung zu. Durch Drehen des mit der Meßskala gekoppelten Polarisators wird der Winkel eingestellt, bei dem die Intensität der durchgelassenen Strahlung wieder am geringsten ist und die Galvanometernadel sich in Nullstellung befindet. Dieser Winkel entspricht dem Betrag, um den die Schwingungsebene des polarisierten Lichtes durch die optisch aktive Substanz gedreht wurde. Als Lichtquelle dient meist eine Quecksilberdampflampe mit den entsprechenden Filtern zur Isolierung von einzelnen Linien (vgl. Kap. XIII).

Die Bedienung des lichtelektrischen Polarimeters (z. B. Zeiss $0{,}005^{\circ}$) ist einfach. Zunächst erfolgt - mit dem entsprechenden Filter im Strahlengang - der Abgleich des Instruments bei leerer Küvette und Nullstellung der Lichtmarkenskala. Dann wird die Küvette mit der Probelösung eingesetzt und jetzt mit dem für die Messung bestimmten Drehknopf der Galvanometerzeiger wieder auf 0 gebracht. Auf der Meßskala kann nun der Drehwinkel abgelesen werden.

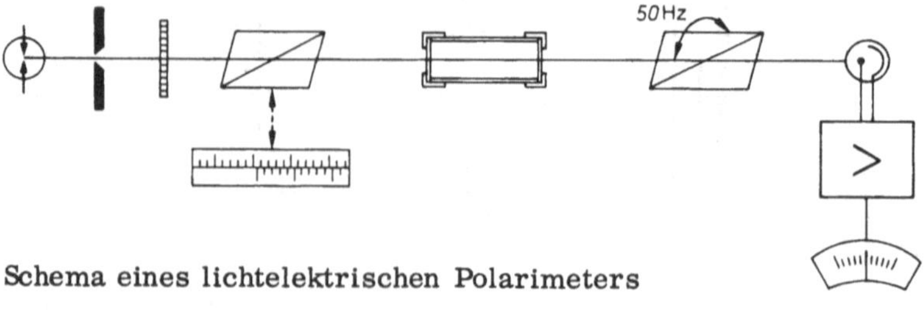

Abb. Schema eines lichtelektrischen Polarimeters

Bestimmung der Michaeliskonstanten[x] von Invertase (ß-D-Fructofuranosid Fructohydrolase, EC 3.2.1.26)

Wir messen die Rohrzuckerhydrolyse durch Invertase im wesentlichen nach der Versuchsanordnung, mit der Michaelis und Menten erstmalig ihre Theorie zur Enzymkinetik experimentell begründeten. Wir führen die Messungen jedoch mit einer Meßstrahlung der Wellenlänge von 365 nm aus, da hier die Änderungen der Drehwinkel bei der Hydrolyse der Saccharose größer sind als bei der Meßstrahlung mit der Wellenlänge der D-Linie des Natriumlichts.
Bei der Hydrolyse des rechtsdrehenden Disaccharids Rohrzucker (Saccharose) zu Glucose und Fructose entsteht ein linksdrehendes Gemisch der Monosaccharide (Invertzucker), denn die Linksdrehung von Fructose ist größer als die Rechtsdrehung von Glucose.

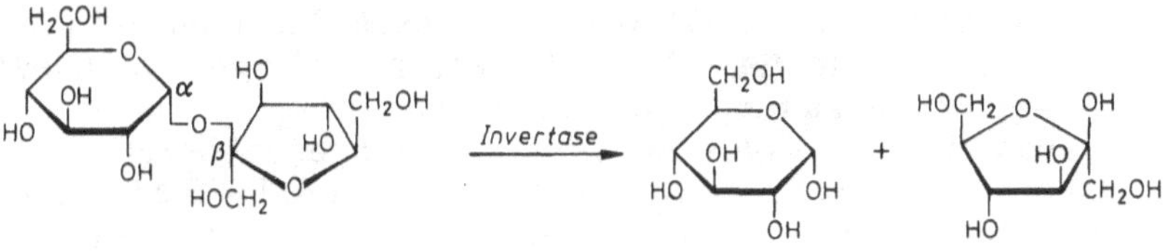

(+)Saccharose α-D(+)Glucose β-D(−)Fructose

Die Messung der Änderung der Drehung pro Minute ermöglicht eine Bestimmung der Spaltungsgeschwindigkeit. Indessen ändern aber die primär entstehenden Monosaccharide (α-Glucose und ß-Fructose) durch Mutarotation ihre Drehung. Da zur Auswertung aber nur die Änderungen der Drehwinkel während der ersten Minuten benutzt werden, ist die Mutarotation so gering, daß ihre Vernachlässigung keinen wesentlichen Fehler bedeutet.

1. Versuch:

Eine Verdünnungsreihe von Rohrzuckerlösungen wird so hergestellt, daß 20 ml 1 M Rohrzuckerlösung mit 20 ml destilliertem Wasser verdünnt werden und von der erhaltenen Lösung nach dem Mischen wieder 20 ml zu weiteren 20 ml Wasser gegeben werden usf. Man benutzt für sämtliche Zuckerlösungen nur eine Pipette, die mit der jeweils zu pi-

---
x vgl. auch Kap. XIV

pettierenden Verdünnung einmal vorgespült wird. Man erhält so Lösungen der folgenden Konzentrationen: 1 M, 0,5 M, 0,25 M, 0,125 M, 0,062 M. Saccharose- und Pufferlösungen werden vor dem Gebrauch im Wasserbad auf 25° C temperiert.

Die enzymatische Hydrolyse dieser Lösungen wird nacheinander wie folgt untersucht: 10 ml der jeweiligen Saccharoselösung werden mit 10 ml 1 M Acetatpuffer (pH 4,5)/Invertaselösung versetzt und die Stoppuhr in Gang gesetzt. Der Ansatz wird gemischt und in ein Polarimeterrohr gefüllt. Die Drehwinkel werden mit einer Meßstrahlung der Wellenlänge 365 nm in Abständen von einer Minute während 10 Minuten gemessen.

Auswertung:

Die gemessenen Drehwinkel werden für jede Lösung gegen die Zeit aufgetragen. Abszisse: 1 Minute = 1 cm; Ordinate: 2° = 1 cm. Die relativen Anfangsgeschwindigkeiten bei der enzymatischen Rohrzuckerhydrolyse erhält man aus diesen Zeitumsatzkurven als Steigung der für die Zeit t = 0 angelegten Tangenten. Diese Werte werden gegen die zugehörigen Anfangskonzentrationen von Saccharose in ein neues Diagramm eingetragen. Abszisse: Saccharosekonzentrationen im Ansatz, 0,1 mol/l = 5 cm, Ordinate: relative Anfangsgeschwindigkeiten 1°/min = 10 cm. Aus dieser Kurve erhält man die Konzentration, bei der die Geschwindigkeit die Hälfte des Maximalwertes besitzt. Der Zahlenwert dieser Konzentration ist gleich der Michaeliskonstanten von Invertase.

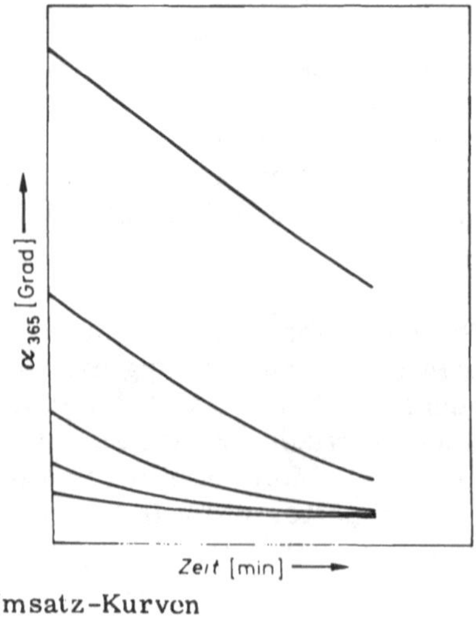

Abb. Zeit-Umsatz-Kurven

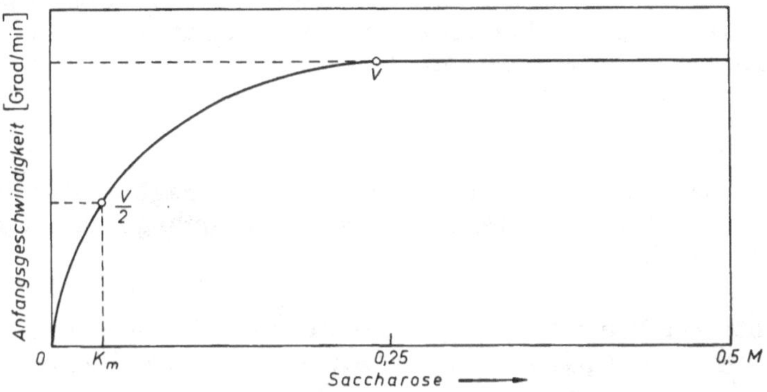

Abb. Sättigungskurve (Michaelis-Menten-Diagramm)

Mutarotation von Glucose bei pH 4,5

α-Glucose ist die handelsübliche Form von fester Glucose. Löst man sie in Wasser, bildet sich allmählich ein Gleichgewicht, bei dem 66 % ß- und 34 % α-Form vorliegen:

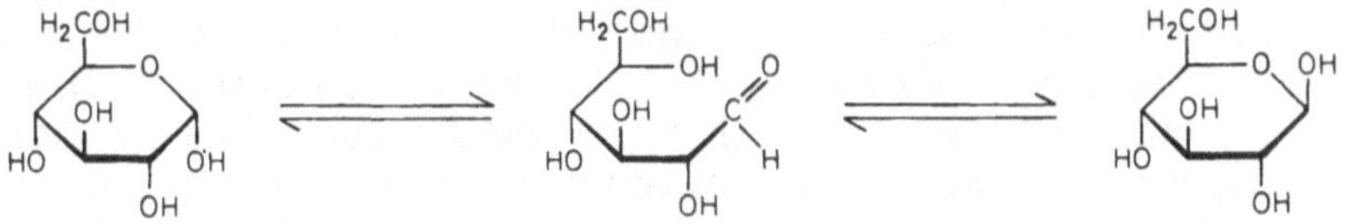

α-D-Glucose | al-D-Glucose (Aldehydform) | β-D-Glucose

Die Geschwindigkeit der Gleichgewichtseinstellung ist vom pH-Wert der Lösung abhängig. H^+- und OH^--Ionen wirken katalytisch (OH^--Ionen stärker als H^+-Ionen).

2. Versuch

Zu 5,0 g (= 0,025 Mol) fester Glucose (Monohydrat) werden in einem 100-ml-Meßkolben 50 ml 1 M Acetatpuffer (pH 4,5) gegeben und unter kräftigem Schütteln mit destilliertem Wasser bis zur Marke aufgefüllt. Bei der Zugabe des Puffers wird die Stoppuhr in Gang gesetzt. Man schüttelt bis zur völligen Auflösung, füllt die klare Lösung blasenfrei in ein

Polarimeterrohr (1 dm) und liest den Drehwinkel bei einer Meßstrahlung von 365 nm anfangs alle Minuten, später in größeren Zeitabständen ab. In etwa 2 Stunden ist das Gleichgewicht eingestellt.

Auswertung:

Die Messungen werden in ein Diagramm eingetragen. Abszisse: 5 Minuten = 1 cm; Ordinate: 1° = 2 cm. Der Anfangswert des Drehwinkels wird extrapoliert.

Aufnahme einer Schmelzkurve von DNA durch Messung der optischen Drehung (s.Kap. XVI)

Die optische Drehung von DNA-Lösungen ist zu etwa 80 % durch die geordnete Sekundärstruktur bedingt. Wird diese z.B. durch thermische Denaturierung (s.Kap. XVI) aufgehoben, so wird die optische Drehung entsprechend vermindert. Man erhält so T_m-Werte, die mit den aus Messungen der Extinktionszunahme mit ultravioletter Strahlung erhaltenen identisch sind, wenn für beide Methoden die gleichen Puffer-Salz-Lösungen verwendet werden.

3. Versuch:

Das Polarimeter wird mit dem Filter für 365 nm versehen und abgeglichen (s.o.). Eine DNA-Lösung (20 mg in 10 ml 0,01 M Phosphatpuffer, pH 7,0, der auch 1 mmol/l EDTA enthält) wird von einer eventuellen Trübung durch Zentrifugieren befreit und in ein temperierbares Polarimeterrohr gefüllt. Ein Umlaufthermostat wird angeschlossen. Die Temperatur der DNA-Lösung wird mit einem Thermometer im Polarimeterrohr gemessen. Vor der Bestimmung des Drehwinkels muß das Thermometer herausgenommen werden. Das Kontaktthermometer des Thermostaten wird so eingestellt, daß im Polarimeterrohr eine Temperatur von ca. 25°C resultiert. Sobald sich die Temperatur im Polarimeterrohr innerhalb einer Minute nicht mehr ändert, wird diese notiert und der zugehörige Drehwinkel abgelesen. Die Messung wird bei folgenden Temperaturen fortgesetzt: 40°C, 50°C und dann in Abständen von 5° C bis 90°C.

Auswertung:

Die Werte werden in ein Diagramm eingetragen. Abszisse: Temperatur, 5°C = 1 cm; Ordinate: Drehwinkel, $0{,}1^{o}$ = 2 cm. Der T_m-Wert wird ermittelt.

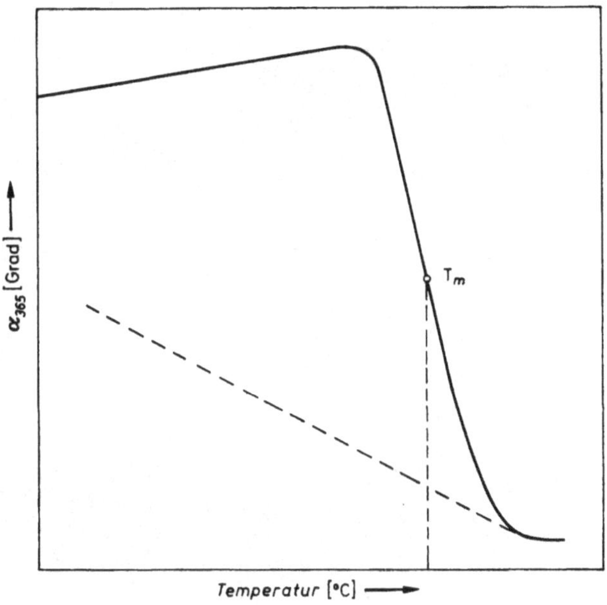

Abb. Denaturierung und Renaturierung von DNA

E Substanztrennungen

XX. Dünnschichtchromatographie

Literatur:

G. Pataki, Dünnschichtchromatographie in der Aminosäure und Peptid-Chemie, Berlin 1966

K. Randerath, Dünnschichtchromatographie, Weinheim 1975

E. Stahl, Dünnschichtchromatographie, Berlin 1967

Grundlage der Chromatographie ist die für verschiedene Substanzen unterschiedliche Adsorption (Anreicherung an Phasengrenzflächen) oder verschiedene Verteilung zwischen nicht mischbaren Lösungsmitteln. Hintereinanderschaltung einer größeren Anzahl von Adsorptions-/Desorptionsvorgängen oder Verteilungsschritten zwischen Lösungsmitteln vervielfacht den Trenneffekt und kann zur vollständigen Auftrennung von Stoffgemischen führen. Eine solche Hintereinanderschaltung tritt ein, wenn eine kleine Menge eines Substanzgemisches von einem geeigneten Lösungsmittel über eine längere Strecke Sorptionsmittel transportiert wird (Entwickeln). Die Substanzen wandern dann, je nach dem Ausmaß von Adsorption oder Verteilung, verschieden schnell und werden getrennt. Es läßt sich oft nicht entscheiden, ob die Adsorption an Phasengrenzflächen oder die Verteilung zwischen der wandernden Flüssigkeit (mobile Phase) und der Solvathülle des Sorptionsmittels (stationäre Phase) für die Trennung maßgebend sind. Dünnschichten aus Kieselgel oder Cellulose, die mit einem Bindemittel auf Glasplatten oder Kunststoff- bzw. Metallfolien fixiert sind, sind heute im Handel erhältlich.

R_F-Werte

Das Verhalten einer Substanz bei der Dünnschicht- und Papierchromatographie wird durch ihren R_F-Wert gekennzeichnet. Darunter versteht man den Quotienten

Substanzwanderung/Lösungsmittelwanderung.

Die "Lösungsmittelwanderung" ist die Entfernung von der Auftragstelle der Substanz bis zur Lösungsmittelfront. Die R_F-

Werte einer Substanz sind vom Lösungsmittel und Sorptionsmittel abhängig. Bei der Identifizierung einer Substanz soll immer eine Vergleichsprobe der Reinsubstanz mitlaufen. Die durch Entwickeln erhaltenen Substanzflecken müssen sichtbar gemacht werden (Detektion). Das geschieht entweder durch Aufsprühen eines Farbentwicklungsreagenzes oder durch Betrachtung im ultravioletten Licht.

Wir lernen die Methode der Dünnschichtchromatographie an je einem Beispiel bei Aminosäuren (enzymatische Proteinspaltung), Kohlenhydraten (Hexokinasereaktion), Lipiden (Trennung der in Blutserum bzw. Milch vorkommenden Lipide), Vitaminen (Multivitaminpräparate) und Pyrimidin- bzw. Purinbasen (Hydrolyse von DNA) kennen.

Proteinspaltung und Chromatographie der Aminosäuren

Wir verfolgen die Spaltung von Gelatine mit einem käuflichen Hydrolasegemisch aus Pilzen (Aspergillus oryzae). Es enthält hohe Proteaseaktivitäten. Gemische von Proteasen sind für eine weitgehende Aufspaltung von Proteinen besser geeignet als reine Enzyme, da dann verschiedenartige Peptidbindungen gespalten werden. Besonders eindrucksvolle Chromatogramme erhält man, wenn statt Gelatine Protaminlösung eingesetzt wird. Protamin besteht zu ca. 80 % aus Arginin.

Chromatographische Trennungen werden durch größere Mengen Fremdsalze beeinträchtigt; deswegen wird ein beim Eintrocknen flüchtiger Puffer (Pyridin/Essigsäure) verwendet.

1. Versuch

a) Ansatz

In einem Reagenzglas werden
2,0 ml Gelatinelösung (50 g/l)
mit 2,0 ml ca. 0,25 M Pyridin-Essigsäurepuffer (pH 6,4)
und 0,5 ml Enzymlösung (10 g/l Hydrolasengemisch in Pyridin-Essigsäurepuffer)
gemischt, sofort 0,5 ml für die Chromatographie entnommen und diese zu 1,5 ml heißem Alkohol pipettiert (vgl. b).

Der restliche Ansatz wird in einem Wasserbad oder im Brutschrank bei 37° C inkubiert. Nach 20 und 120 Minuten werden weitere 0,5 ml für die Chromatographie entnommen und die Proteolyse wie oben mit heißem Alkohol unterbrochen.

b) Enteiweißung zur Chromatographie

Die entnommenen 0, 5 ml werden zu 1, 5 ml Äthylalkohol pipettiert, der sich in einem 10-ml-Zentrifugenglas befindet, das in einem Wasserbad von 70° C steht. Nach 10 Minuten wird die Proteinfällung abzentrifugiert (5 Minuten 3000 Umdrehungen pro Minute) und der Überstand zur Chromatographie benutzt.

c) Vorbereitung der Dünnschichtplatte

Auf einer Kieselgel-Dünnschichtchromatographieplatte (20 x 20 cm, DC-Fertigplatte Merck) wird, 2 cm vom unteren Rand entfernt, eine Startlinie an den Seiten markiert, 10 cm darüber eine weitere Marke angebracht, bis zu der man beim Entwickeln das Lösungsmittel aufsteigen läßt. Die auf die Startpunkte aufzutragenden Proben werden auf dem oberen Plattenrand notiert (Abb.).

d) Auftragen

Mit einer 10-µl-Meßpipette werden in Abständen von 2, 5 cm, beginnend 2, 5 cm vom seitlichen Rand entfernt, die Proben aufgetragen. Die Flecken sollen möglichst klein gehalten werden (Ø kleiner als 0, 5 cm). Das erreicht man durch portionsweises Auftragen, wobei man zwischendurch die Flecke im Luftstrom (Preßluft oder Föhn) trocknet. Als Bezugssubstanzen werden außer den entnommenen Proben noch 5 µg Alanin in 10 µl und 5 µg Glycin und Hydroxyprolin in 10 µl aufgetragen. Bei der Chromatographie von Protaminhydrolysat werden 5 µg Valin in 10 µl, 5 µg Glycin in 10 µl und 5 µg Arginin in 10 µl aufgetragen.

e) Entwickeln

Eine frisch bereitete Mischung von
120 ml n-Butanol
30 ml destilliertem Wasser und
30 ml Eisessig
wird in die mit Filtrierpapier ausgekleidete Kammer gefüllt (Abb.). Durch Schwenken der Kammer wird das Filtrierpapier angefeuchtet und nach ca. 10 Minuten die Platte in die Kammer gestellt. Es wird bis zur markierten Frontlinie entwickelt, was etwa 2, 5 Stunden dauert.

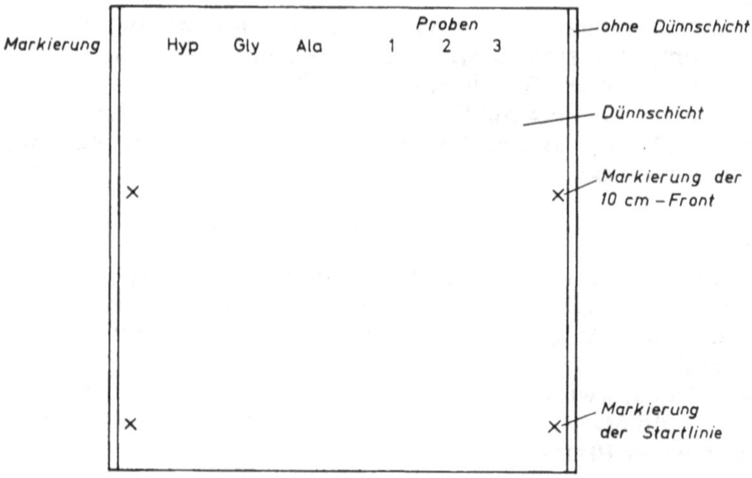

Abb. DC-Platte

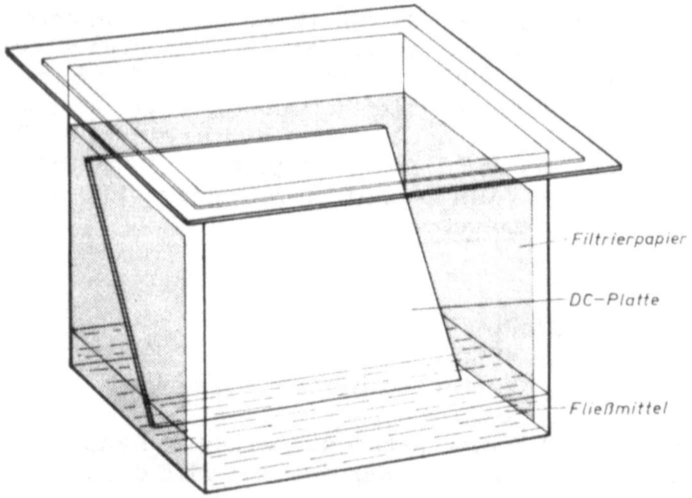

Abb. Entwicklungskammer

f) Anfärben

Die Platte wird unter dem laufenden Abzug getrocknet. Zur Anfärbung des Chromatogramms besprüht man mit Ninhydrinlösung aus der Sprühdose und erhitzt 15 Minuten im Trockenschrank bei 80° C (vgl. Kap. II).

Hexokinasereaktion

Glucose, Glucose-6-phosphat und die Adenosinphosphate lassen sich auf Dünnschichten aus Cellulosepulver chromatographisch trennen. Hierzu eignet sich auch die käufliche DC-Fertigplatte Cellulose. Wir untersuchen eine Lösung, die Glucose und ATP enthält, vor und nach der Inkubation mit Hexokinase und Magnesiumchlorid. Da Magnesiumionen die chromatographische Auftrennung stören, müssen sie vor der Chromatographie durch Behandlung mit Kationenaustauscher aus dem Ansatz entfernt werden.

Auf dem entwickelten und getrockneten Chromatogramm können Glucose und Glucose-6-phosphat durch ihre reduzierende Wirkung auf Silbernitrat bei alkalischer Reaktion als schwarze Flekken (metallisches Silber) sichtbar gemacht werden.

2. Versuch

a) Ansatz

In ein Zentrifugenglas werden
0,1 ml frisch bereitete ATP-Lösung
(Natrium-Salz, 100 g/l)
0,4 ml Glucoselösung (8 g/l) und
1,5 ml 0,05 M Tris-Puffer pH 8,0
pipettiert.
(Tris = Trishydroxy-methyl-amino-methan=$(HOCH_2)_3CNH_2$)

Nach dem Mischen werden 5 µl auf Punkt 1 der DC-Platte, die vorher entsprechend markiert wurde (vgl. 1. Versuch), so aufgetragen (Preßluft, Föhn), daß der Durchmesser des Flecks unter 5 mm bleibt.

Danach werden zu dem Rest des Ansatzes 10 µl Hexokinase (käufliche Kristallsuspension) und 0,2 ml 0,2 M Magnesiumchloridlösung gegeben. Die Mischung wird 60 Minuten bei 37° C (Brutschrank) inkubiert.

Anschließend wird etwa 1 ml (Spatelspitze) Kationenaustauscher (Polystyrolsulfonsäure, H-Form) zugegeben und 5 Minuten mit einem Glasstab gerührt.

Dann werden auf Punkt 2 der Dünnschichtplatte 1 - 2 µl des Überstandes aufgetragen. Auf Punkt 3 werden 1 - 2 µl der Glucoselösung und auf den 4. Punkt 1 - 2 µl Glucose-6-phosphatlösung (10 g/l) aufgetragen.

b) Entwickeln

In einem Erlenmeyerkolben werden
70 ml Methanol
15 ml Ammoniaklösung (D = 0, 91) und
15 ml Wasser
gemischt und in eine mit Filtrierpapier ausgekleidete Entwicklungskammer (s. Abb.) gefüllt. Durch Schwenken der Kammer wird das Filtrierpapier angefeuchtet und nach ca. 10 Minuten (zur Sättigung des Luftraumes mit Lösungsmitteldampf) wird die Platte in die Kammer gestellt und diese sofort wieder verschlossen.

Wenn die Lösungsmittelfront die markierte Linie erreicht hat, wird die Platte herausgenommen und unter dem Abzug getrocknet.

c) Anfärben

Zum Anfärben wird die Platte kurz und schnell in eine Lösung von Silbernitrat in Aceton getaucht. Wenn das Aceton verdunstet ist, wird die Platte in gleicher Weise in methanolische Kalilauge getaucht. Die reduzierenden Zucker werden hierbei sofort oder während des Trocknens sichtbar. Zur Aufhellung des Hintergrundes (Silberhydroxid) wird die Platte dann wie oben in ca. 2 M methanolische Salzsäure getaucht. Die Lösungen sind mehrmals verwendbar. Eine rasche und geschickte Durchführung des Eintauchens ist erforderlich, da die Flecken sonst "verwaschen".

Chromatographische Trennung von Serum-Lipiden

Die im Blutserum vorkommenden Lipide können mit Chloroform/ Methanol extrahiert werden. Durch Schütteln mit Wasser entzieht man diesen Extrakten einen großen Teil des Methylalkohols und einige niedermolekulare Nichtlipide (z. B. Harnstoff). Der Extrakt muß durch Abdunsten konzentriert werden. Anschließend werden auf Kieselgelschichten die in dem Extrakt vorhandenen

Lipide chromatographisch in Phospholipide, Cholesterin, freie Fettsäuren, Triglyceride und Cholesterinester (Reihenfolge der Flecken) getrennt. Entwickelt wird mit Petroläther/Methyläthylketon/Eisessig. Zur Anfärbung der Flecken wird mit Bromthymolblau in sehr verdünnter Natronlauge besprüht. Die Lipide lösen den Indikator mit einer Farbänderung. Nach Behandeln mit gasförmigem Ammoniak tritt ein Farbumschlag nach blau ein, wobei die Lipidflecke noch deutlicher hervortreten. Bei einigen Krankheiten zeigt das Chromatogramm charakteristische Veränderungen.

3. Versuch

a) Extraktion

In einen 50-ml-Erlenmeyerkolben werden
8 ml Chloroform,
8 ml Methanol
und anschließend tropfenweise
ca. 1 ml Serum
gegeben. Auf einem siedenden Wasserbad wird der Kolben erhitzt, bis der Inhalt eben aufsiedet, dann wird unter der Wasserleitung gekühlt und nochmals
8 ml Chloroform
zugegeben. Die Mischung wird kräftig geschüttelt und filtriert. Der Rückstand besteht aus Eiweiß. Das Filtrat wird in ein Zentrifugenglas gegeben und mit
5 ml destilliertem Wasser
versetzt und geschüttelt. Die entstandene Emulsion wird durch Zentrifugieren getrennt. Die klare untere (Chloroform-) Schicht wird mit einer Pipette entnommen und zur Trockne eingedunstet (Wasserbad 50 - 60° C, laufender Abzug). Der Rückstand wird in ca. 1 ml Chloroform gelöst und die Lösung zum Auftragen verwendet.

b) Entwickeln

Eine Kieselgel-Fertigplatte (Merck) wird wie üblich markiert (s. 1. Versuch). Auf Punkt 1 werden 5 - 10 µl der Lösung aufgetragen. Zum Vergleich werden 5 µl der Lösungen von Stearinsäure, Palmin, Cholesterin und Cholesterinpalmitinsäureester (2 g/l in Chloroform) an den Punkten 2 - 5 aufgetragen. Es wird mit Petroläther (Siedepunkt 50 - 70° C)/ Methyläthylketon/Eisessig 95 ml + 4 ml + 1 ml entwickelt, bis die Lösungsmittelfront 10 cm gewandert ist.

c) Anfärben

Die getrocknete Platte wird mit Bromthymolblau-Lösung (4 g/l in 0,01 M Natronlauge) besprüht; es entstehen zunächst gelbe Flecke auf hellgelbem Grund. Bringt man die noch feuchte Platte in eine Ammoniakatmosphäre (großer Filterstutzen, auf dessen Boden sich etwas konzentrierte Ammoniaklösung befindet), färbt sich der Grund blau.

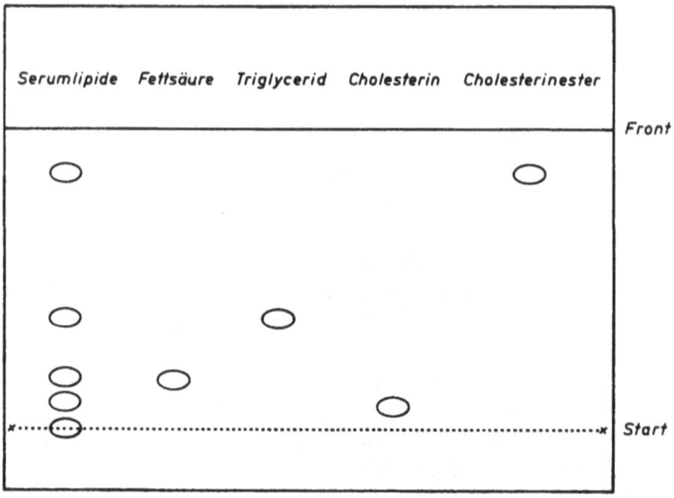

Abb. Dünnschichtchromatogramm von Serumlipiden und Vergleichssubstanzen.
Am Start bleiben Phospholipide liegen.

Chromatographische Trennung von Milch-Lipiden

Die Undurchsichtigkeit von Milch ist durch emulgiertes Fett (im wesentlichen Triglyceride) und durch Casein-Calcium-Aggregate bedingt. Bei Behandlung mit Alkalien und Chelatbildnern für Calcium (Äthylendiamintetraessigsäure = EDTA, Kap. VI) erfolgt Desaggregation. Wird die so behandelte Milch zentrifugiert, erhält man ein klares Zentrifugat, das Fett bildet eine dünne Schicht auf der Oberfläche. Bei Zusatz von Calciumchlorid zu dem klaren Zentrifugat wird dieses wieder undurchsichtig.

4. Versuch

In ein Zentrifugenglas werden ca. 0,5 ml gesättigte Na_2-EDTA-Lösung, ca. 1,5 ml ca. 0,1 M Natronlauge und ca. 3 ml Vollmilch gegeben. Die Mischung wird 15 Minuten bei 3000 Umdrehungen pro Minute zentrifugiert.
Auf der Flüssigkeitsoberfläche hat sich eine Fettschicht gebildet, die mit einem Spatel abgehoben werden kann. Sie wird in 10 ml Chloroform aufgenommen und mit 5 ml dest. Wasser versetzt. Die Mischung wird kräftig geschüttelt und zentrifugiert. Einige ml der klaren unteren (Chloroform-) Schicht werden mit einer Pipette entnommen. Die Lösung (5 - 10 µl) wird zur Chromatographie verwendet. Das Entwickeln und Anfärben des Chromatogramms erfolgt wie in Versuch 3.

Vitamine

Wasserlösliche Vitamine in Multi-Vitaminpräparaten und in Zitronensaft werden dünnschichtchromatographisch auf Kieselgelschichten getrennt. Es sollen 50 - 100 µg des Gemisches (B-Vitamine je 1 - 10 µg, Ascorbinsäure 5 - 30 µg) aufgetragen werden. Nach der Entwicklung erkennt man Riboflavin an seiner Fluoreszenz im ultravioletten Licht. Wenn die Kieselgelschichten als Fluoreszenzindikator eine Beimischung von unlöslichem, Mangan-aktivierten Zinksilikat, das im ultravioletten Licht fluoresziert, enthalten, können Ascorbinsäure, Thiamin und Niacin durch die Auslöschung der Fluoreszenz festgestellt werden. Bei der Betrachtung im ultravioletten Licht sind sie als dunkle Flekken auf schwach leuchtendem Untergrund zu erkennen. Die Fluoreszenzlöschung beruht auf der Licht-Absorption durch diese Substanzen. DC-Platten F_{254} enthalten den Indikator.

5. Versuch

Eine Brausetablette Multibionta wird in 10 ml destilliertem Wasser gelöst und die Lösung filtriert, oder ein Dragee B-Complex Vicotrat bzw. BVK Roche oder ein ähnliches Präparat werden mit 5 - 10 ml Äthylalkohol verrieben und ebenfalls filtriert. Von einem dieser Filtrate werden 5 µl auf eine Kieselgel-Fertigplatte F_{254} Merck aufgetragen. Ferner werden 5 µl alkoholische Lösungen von Thiamin, Riboflavin, Nicotinsäureamid (jeweils 10 g/l) und 5 µl einer alkoholischen Ascorbinsäurelösung (40 g/l) aufgetragen.

In die Kammer wird als Laufmittel eine Mischung von

70 ml Benzol,
20 ml Methanol,
5 ml Aceton und
5 ml Eisessig

gefüllt und entwickelt, bis die Lösungsmittelfront bis zum oberen Plattenrand gewandert ist. Die getrocknete Platte wird im ultravioletten Licht (Fluotest-Gerät) betrachtet, und fluoreszierende und dunkle Flecken werden mit Bleistift umrandet.

Chemische Hydrolyse von DNA und Chromatographie der Purin- und Pyrimidinbasen

Durch saure Hydrolyse werden bevorzugt die N-glykosidischen Bindungen zwischen den Basen der DNA und der Desoxyribose gespalten. Die Basen lassen sich nach chromatographischer Trennung an ihrer starken Fluoreszenz im ultravioletten Licht erkennen.

6. Versuch

a) Ansatz

In einem Zentrifugenglas werden 5 mg DNA aus Kalbsthymus mit 0,5 ml Perchlorsäure (D = 1,67) versetzt und eine Stunde lang im siedenden Wasserbad erhitzt. Dann verdünnt man mit 5 ml destilliertem Wasser und zentrifugiert den teils unzersetzten, teils oxidierten Rückstand ab (10 Minuten). Die überstehende Lösung wird in einem zweiten Zentrifugenglas mit 1 M KOH (ca. 6 ml) neutralisiert und etwa 15 Minuten im Eisbad gekühlt. Das in der Kälte schwerlösliche Kaliumperchlorat wird abzentrifugiert. Der Überstand wird zur Chromatographie benutzt.

b) Chromatographie

Eine Dünnschichtchromatographie-Fertigplatte Cellulose wird wie beschrieben vorbereitet und mit 5 Startpunkten markiert. Jeweils 5 µl der Probe und der Lösungen von Adenin, Cytosin, Guanin bzw. Thymin (200 mg/l Base in mit Wasser 1 + 1 verdünntem konzentrierten Ammoniak) werden aufgetragen.
Das Chromatogramm wird mit einer Mischung von 120 ml n-Butanol und 30 ml ammoniakalischer EDTA-Lösung (10 mg EDTA in 30 ml dest. Wasser, das mit einigen Tropfen konz. Ammoniak versetzt wurde) entwickelt. Die getrocknete Platte wird im ultravioletten Licht betrachtet; die fluoreszierenden Flecken werden markiert.

Steroidbiosynthese und Chromatographie von Squalen, Lanosterin und Cholesterin

Ausgangsprodukt für die Biosynthese von Terpenen, Sterinen und Carotinoiden ist Acetyl-CoA (Acetatregel von Lynen). Vorstufe des aktiven Isopren, des Grundbausteins der Sterine (Isoprenregel von Ruzicka) ist die Mevalonsäure.
Die Synthese von Cholesterin und dessen Vorstufen aus Acetat über Mevalonat kann mit Placentahomogenat, das alle für die Synthese erforderlichen Enzyme enthält, in vitro demonstriert werden.
Die Markierung von Ausgangsprodukten und Zwischenstufen mit radioaktiven Isotopen (^{3}H, ^{14}C) hat wesentlich zur Aufklärung solcher Reaktionsfolgen beigetragen.
Wir inkubieren ^{14}C-markiertes Acetat bzw. Mevalonat mit Placentahomogenat und weisen die Bildung von Squalen, Lanosterin und Cholesterin nach Chromatographie nach. Bei Verwendung von Dünnschichtplatten mit Fluoreszenzindikator lassen sich die gesuchten Verbindungen durch Betrachten der Platte im UV-Licht nachweisen und durch gleichzeitig aufgetragene Referenzsubstanzen identifizieren. Durch Nachweis der Radioaktivität in den gebildeten Verbindungen kann gezeigt werden, daß diese aus den markierten Vorstufen entstanden sind. Am einfachsten ist dieser Nachweis durch Autoradiographie zu erbringen. Dabei wird ein Röntgenfilm in einer lichtundurchlässigen Kassette auf die Kieselgelschicht der Chromatographieplatte gelegt und 12 Stunden exponiert. An den korrespondierenden Stellen, an denen sich auf der Dünnschichtplatte ^{14}C-markierte Substanzen befinden, wird nach Entwickeln des Films eine Schwärzung sichtbar.

7. Versuch

a) Ansatz

Zu etwa 10 g Human-Placentagewebe werden 30 ml 0,2 M Trispuffer (pH 7,4) gegeben. Mit dem Ultra-Turrax wird 2 mal je 30 Sekunden unter Eiskühlung homogenisiert.
3 ml des Homogenats werden in ein Szintillationsfläschchen pipettiert, mit
100 μl 12,7 mM NADP-Lösung und
100 μl ≙ 0,1 μCi ^{14}C-Acetat-Lösung (spezif. Aktivität 57 Ci/mol = 2,1 · 10^{12} s^{-1}/mol = 2,1 T Bq/mol) oder
100 μl ≙ 0,1 μCi ^{14}C-Mevalonatlösung in Methanol (spezif. Aktivität 21,5 Ci/mol = 0,8 · 10^{12} s^{-1}/mol = 0,8 T Bq/mol) versetzt.
Der Ansatz wird 60 min im Wasserbad von 40 °C inkubiert.

b) Extraktion

In das Fläschchen werden 5 ml (Meßzylinder!) einer Mischung aus 30 ml Äther und 10 ml Chloroform gegeben. Das Fläschchen wird verschlossen und kräftig geschüttelt, um die lipophilen Reaktionsprodukte zu extrahieren. Die wäßrige Phase wird ausgefroren (Dewargefäß mit Trockeneis in Methanol) und der Äther-Chloroformextrakt in ein Zentrifugenspitzglas abgegossen. Mit einem dünnen Polyäthylenschlauch wird Luft über die Lösungsmitteloberfläche geblasen (Abzug!), bis alles Lösungsmittel verdunstet ist. Der trockene Rückstand wird in 0,1 ml Aceton aufgenommen.

c) Chromatographie

Eine Dünnschichtchromatographie-Fertigplatte Kieselgel F_{254} wird wie beschrieben vorbereitet und mit 5 Startpunkten markiert. Es werden nacheinander pro Startpunkt 10 μl folgender Lösungen aufgetragen:
Cholesterin, 1 g/l in Aceton
Probe
Lanosterin, 1 g/ l in Aceton
Probe
Squalen, 0,1 l/l in Aceton.
Das Chromatogramm wird mit Benzol/Essigsäureäthylester 100 ml + 20 ml entwickelt, bis die Lösungsmittelfront 15 cm gewandert ist.

Auswertung:

Die getrocknete Platte wird im ultravioletten Licht betrachtet, die Flecke werden mit Bleistift markiert. Die Platte wird dann in eine Filmkassette gelegt und in der Dunkelkammer mit einem Röntgenfilm bedeckt. Der Film wird in der verschlossenen Kassette über Nacht exponiert und anschließend entwickelt. Die Schwärzungen des Films werden mit den auf der Platte markierten Flecken verglichen.

XXI. Gelfiltration (-chromatographie)

Literatur:

H. Determann, Gelchromatographie, Berlin 1967

Eine weitere wichtige Methode zur Trennung von Proteingemischen ist die Gelfiltration. Zur Trennung wird hier die von der Größe und Gestalt eines Proteinmoleküls abhängige Diffusion in Gelpartikel (Perlen) benutzt. Gele mit verschiedenen Porenweiten ermöglichen eine Variation der Trenneigenschaften. Wir benutzen die aus Dextranketten durch Vernetzen mit Epichlorhydrin ($\overbrace{CH_2-CH}^{O}-CH_2Cl$) gewonnenen Gele(vgl. Formel). Diese sind mit standardisierten Eigenschaften im Handel erhältlich (Sephadex). Der Vernetzungsgrad ist für die Porenweite und damit für die Trenneigenschaften entscheidend.
Dextran ist ein Polysaccharid, das aus Glucose aufgebaut ist. Die Glucosemoleküle sind - im Gegensatz zu Stärke und Cellulose - vorwiegend durch 1,6-Bindungen miteinander verknüpft.

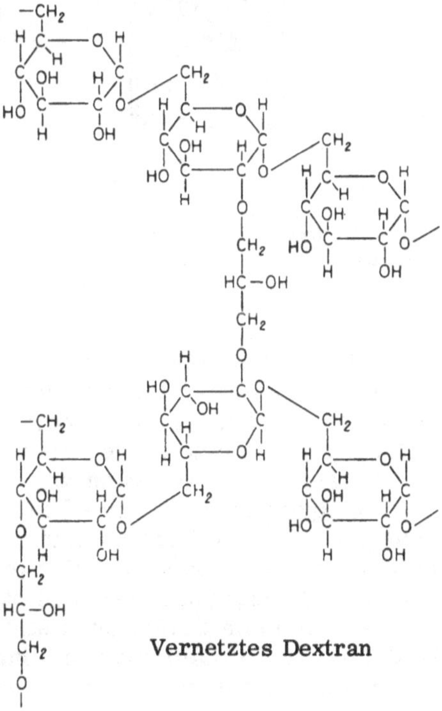

Vernetztes Dextran

Die gequollenen, in Natriumchlorid- oder Pufferlösung dispergierten Gelperlen befinden sich in einem mit regelbarem Zu- und Ablauf und Perlonfilter versehenen Glasrohr. Auf diese "Gelsäule" wird eine kleine Menge der aufzutrennenden Proteinlösung gegeben und mit Natriumchlorid- bzw. Pufferlösung nachgewaschen (entwickelt). Die kleineren Moleküle erreichen während des Durchlaufens der Säule einen größeren Lösungsraum in den Gelperlen als die großen, da sie auch in sehr enge Poren eindringen können. Dementsprechend haben sie ein großes Volumen zu passieren und eine lange Durchlaufzeit. Mit zunehmender Molekülgröße wird dieser Lösungsraum kleiner, und die größten Moleküle können überhaupt nicht mehr in die Gelperlen eindringen. Beim Entwickeln durchlaufen sie die Säule daher entsprechend schneller, da sie nur ein geringes Volumen zu passieren haben.

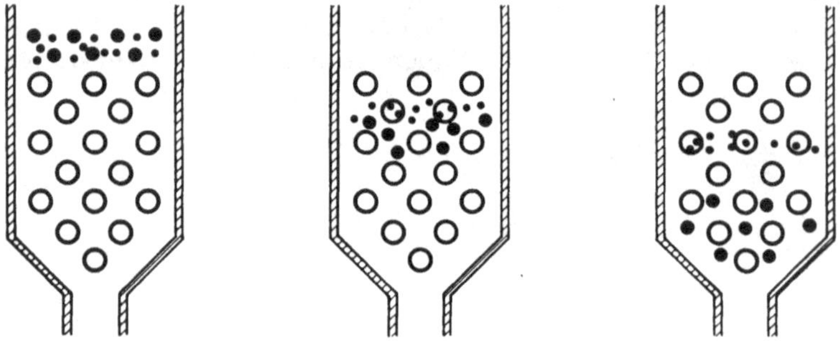

Zur Trennwirkung der Gelfiltration

O *Gelperlen* ● *grosse Moleküle* • *kleine Moleküle*

Eine andere Anwendung der Gelfiltration, bei der sehr feinporige Gele, in die die Proteinmoleküle überhaupt nicht eindringen können, benutzt werden, ist die "Entsalzung" bzw. "Umpufferung" von Proteinlösungen. Wenn nämlich eine Proteinlösung in einer Puffer- oder Salzlösung durch eine Säule, deren Gel in reinem Wasser gequollen ist, filtriert wird, dann dringen die niedermolekularen Ionen in die Gelporen ein und ihre Elution wird stark verzögert; es wird eine salzfreie Proteinlösung erhalten, die vor der Salzlösung aufgefangen werden kann. War die Säule zuvor mit einer anderen Pufferlösung ausgewaschen worden, so findet entsprechend ein Austausch der Pufferionen statt (Umpufferung). Wir benutzen als Probe für die Gelfiltration eine Lösung von Cytochrom c, Hämoglobin und Serumalbumin, der zur Anfärbung des Albumins eine kleine Menge Bromphenolblau (Kap. II und XXIII) zugesetzt wurde. Die Trennung der drei Proteinkomponenten kann so unmittelbar beobachtet werden.

Versuche

Vorbereiten des Gels

Für eine Füllung der hier benutzten Säule (0,9 x 30 cm) werden 1,2 g Sephadex G 100 in 50 ml 0,15 M Natriumchlorid-Lösung, die zur Konservierung 0,2 g/l Natriumazid enthält, eingerührt und zur Quellung 3 Tage bei Raumtemperatur oder 5 Stunden im siedenden Wasserbad aufbewahrt.

Füllen der Säule

Das Ende des Auslaufschlauches der an einem Stativ befestigten Säule ist mit einem dünnen Polyäthylenschlauch versehen, durch den zur Entfernung der Luft aus dem Filtersystem mit einer Spritze 2 ml 0,15 M Natriumchlorid-Lösung in die Säule gedrückt werden. Nach Verschließen des Schlauches wird die aufgerührte Suspension des gequollenen Gels möglichst auf einmal in das mit einem ca. 50 cm langen Einfüllrohr verlängerte Chromatographierohr eingegossen. Die Bildung von Luftblasen ist zu vermeiden. Das Ende des geöffneten Auslaufschlauches wird jetzt in Höhe des Flüssigkeitsspiegels gebracht und langsam entsprechend dem absinkenden Spiegel gesenkt, bis die gesamte Gelfüllung im eigentlichen Chromatographierohr sedimentiert ist. Die Flüssigkeit wird genau bis zur Höhe der Gelfüllung abgelassen. Dann wird der Auslaufschlauch erneut verschlossen und das Einfüllrohr entfernt. Die Geloberfläche wird durch Auflegen eines runden Scheibchens aus Perlongewebe vor dem Aufwirbeln geschützt und Natriumchlorid-Lösung bis zum Rande eingefüllt. Die obere Verschlußkappe wird aufgeschraubt und der Zulaufschlauch, dessen anderes Ende in den mit 0,15 M Natriumchlorid-Lösung gefüllten Erlenmeyerkolben taucht, angeschlossen. Dieser Schlauch wurde zuvor ebenfalls mit der Natriumchlorid-Lösung gefüllt und zugeklemmt. Die noch über dem Gel befindliche Luft wird durch Lockern der Schraube in der oberen Verschlußkappe (Abb.) und Öffnen des Zulaufs durch die Natriumchlorid-Lösung verdrängt. Nach Festdrehen der Schraube wird die Säule mit dem dreifachen Volumen Natriumchlorid-Lösung gewaschen. Dabei wird bei Sephadex G 100 eine Druckdifferenz von etwa 20 cm Wassersäule eingehalten (vgl. Abb.).

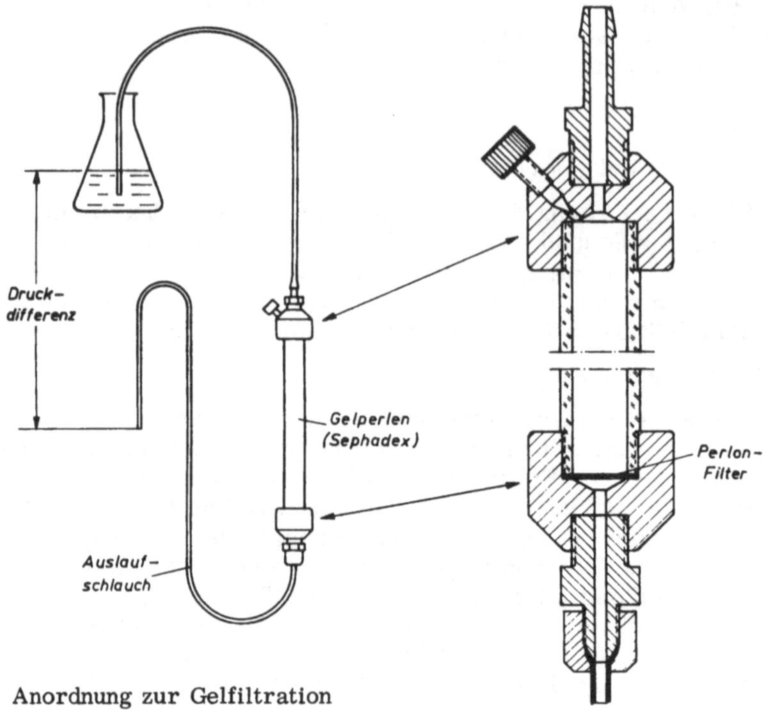

Abb. Anordnung zur Gelfiltration

Auftragen und Entwickeln

Nach Abklemmen des Zulaufschlauches wird die Schraube in der oberen Verschlußkappe herausgedreht und die über der Gelfüllung stehende Flüssigkeit möglichst vollständig mit einer Spritze (gebogene Kanüle 0,5 x 80 mm) abgesaugt oder abgelassen. Dann werden 0,25 ml Probelösung mit Hilfe einer Spritze auf die Geloberfläche gegeben und soviel Flüssigkeit abgelassen, bis die Probe gerade in das Gel eingesogen ist. Die Gelfüllung wird dann wieder mit Natriumchlorid-Lösung überschichtet und die Luft wie vorher vollständig entfernt. Dann wird mit einer Druckdifferenz von 15 - 20 cm (Abb.) entwickelt. Die Durchflußgeschwindigkeit soll dabei etwa 50 μl/min betragen.

Die aufgegebene Probe enthält 2 mg Cytochrom c, 2 mg Rinderhämoglobin, 2 mg Rinderserumalbumin und 10 μg Bromphenolblau in 0,25 ml.

XXII. Affinitätschromatographie und Bestimmung von Carboanhydrase

(Carbonat Hydrolyase EC 4.2.1.1)

Literatur:

H. Bende, Chemie in unserer Zeit 8, 17-25 (1974)

Proteine und Polypeptide können oft Liganden spezifisch und reversibel binden. Die Anwendung dieser Eigenschaft zur Auftrennung von Gemischen ist die Grundlage der Affinitätschromatographie. Dabei wird meist nur eine Komponente bzw. eine Gruppe von Komponenten mit der gleichen spezifischen Eigenschaft (Isoenzyme) aus dem Gemisch abgetrennt. Voraussetzung hierfür ist, daß sich der Reaktionspartner an einem wasserunlöslichen Träger immobilisieren läßt und durch die Bindung an den Träger seine Spezifität nicht verliert.

Als Reaktionspartner eignen sich z. B.:
Enzyme und ihre spezifischen Inhibitoren,
Antigene bzw. Haptene und ihre Antikörper,
Rezeptoren und die zugehörigen Hormone.
Durch Affinitätschromatographie lassen sich beispielsweise nach kovalenter Bindung von Trypsin an den unlöslichen Träger Trypsin-Inhibitoren isolieren; umgekehrt kann kovalent an den Träger gebundener Trypsin-Inhibitor zur Isolierung von Trypsin dienen. Nachdem dann alle übrigen Komponenten mit Pufferlösung ausgewaschen wurden, kann der unlösliche Enzym-Inhibitor-Komplex durch Änderung der Chromatographie-Bedingungen (z.B. pH, Ionenstärke) gespalten werden. Das Eluat enthält dann die gesuchte Substanz.
Zur Herstellung der stationären Phase für die Affinitätschromatographie muß einer der Reaktionspartner an den wasserunlöslichen Träger kovalent gebunden werden. Als Träger eignet sich besonders Agarose, ein Polysaccharid, in dem 3,6-Anhydro-L-galaktose und D-Galaktose alternierend aneinander gebunden sind. Agarose wird aus Agar durch Abtrennung des Agaropektins, das die Chromatographie störende saure Gruppen enthält (Ionenaustauscher!) gewonnen. Für die Gelstruktur der Agarose sind keine Quervernetzungen, sondern ausschließlich Wasserstoffbrückenbindungen zwischen den Kettenmolekülen verantwortlich, die leicht reversibel gelöst werden können. Deshalb können auch sehr große Moleküle in das Agarose-Gel hineindiffundieren.

Zur Bindung eines Liganden wird in die Agarose eine Gruppe eingeführt, die ihrerseits leicht mit einer Gruppe des Liganden reagiert +).

Ein wichtiges Beispiel hierfür ist die Umsetzung von Agarose mit Bromcyan (Br-C≡N). Dabei entstehen an der Agarose reaktionsfähige Imidokohlensäureester, die auch unter milden Bedingungen mit primären Aminogruppen reagieren ++). Nach der Umsetzung mit dem Liganden wird die Agarose zur Absättigung von etwa noch vorhandenen reaktiven Imidokohlensäureestergruppen mit Aminoäthanol (Colamin) behandelt.

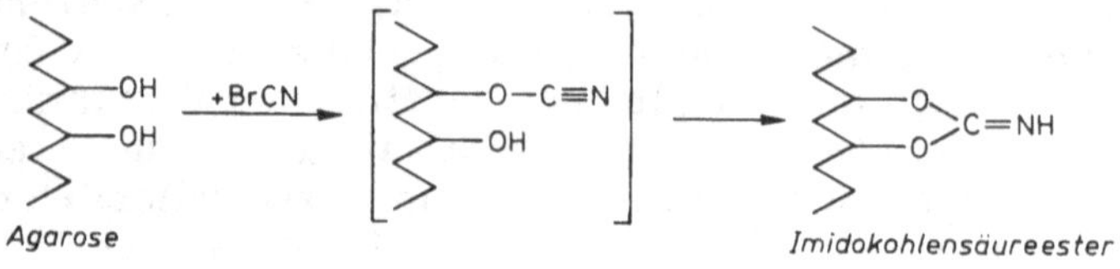

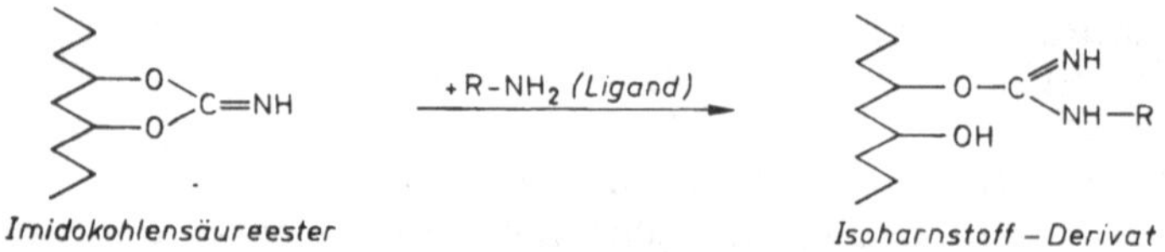

Sulfonamide, deren Amidgruppe nicht substituiert ist, lassen sich aufgrund ihrer spezifischen Inhibitorwirkung auf Carboanhydrase zur Herstellung eines zur Affinitätschromatographie dieses Enzyms geeigneten Gels benutzen. Wir verwenden p-Aminomethyl-benzolsulfonamid-hydrochlorid (Marfanil), das an durch Bromcyan aktivierte Agarose ++) gebunden wird.

Bei Einsatz von Hämolysat, in dem Carboanhydrase nur einen sehr geringen Anteil des Gesamtproteins ausmacht, wird dieses Enzym nahezu quantitativ an das Sulfonamidgel gebunden.

+) Bei der Affinitätschromatographie größerer Proteinmoleküle ist es meistens erforderlich, zwischen die Bindungsstelle an der Agarose und den Liganden eine $(\text{-CH}_2\text{-})_n$-Kette (n = 6 - 12) einzufügen.

++) BrCN-aktivierte Agarose ist als CNBr-aktivierte Sepharose 4 B im Handel erhältlich.

Die Carboanhydrase (Kohlensäureanhydratase) katalysiert die Reaktion

$$CO_2 + H_2O \rightleftharpoons HCO_3^- + H^+.$$

Diese Reaktion läuft auch spontan (ohne Enzym) ziemlich rasch ab. Das Enzym hat also nur dann Bedeutung, wenn die Geschwindigkeit der spontan verlaufenden Reaktion für den physiologischen Zweck nicht ausreichend ist.
Carboanhydrase ist ein Metalloprotein mit einem Molekulargewicht von 30 000; sie enthält ein Zinkatom pro Molekül, das sich im aktiven Zentrum befindet. Sie kommt z. B. in Erythrocyten, in Belegzellen der Magenschleimhaut, in Nierentubuli und in Knochenzellen vor.
Unter der Wirkung von Carboanhydrase wird das in die Erythrocyten diffundierende Kohlendioxid reversibel hydratisiert. Das entstehende Hydrogencarbonat diffundiert im Austausch gegen Chlorid ins Plasma, Protonen werden zum Teil von deoxygeniertem Hämoglobin aufgenommen. Das Hydrogencarbonat ist die wesentliche Transportform für Kohlendioxid aus Geweben in die Lunge. Dort läuft der umgekehrte Vorgang ab. Gerade hier ist die Bedeutung des Enzyms besonders ersichtlich, da bei der geringen Verweilzeit des Blutes in der Lunge die spontane Bildungsgeschwindigkeit von CO_2 nicht für die notwendige CO_2-Abgabe ausreichen würde. In den anderen erwähnten Organen spielt die Carboanhydrase eine Rolle zur schnellen Bereitstellung von Wasserstoffionen.

1. Versuch

Kopplung von p-Aminomethyl-benzolsulfonamid an Bromcyan-aktivierte Sepharose und Füllen der Säule

1 g CNBr-aktivierte Sepharose 4 B wird auf einer Fritte G 3 innerhalb von 5 Minuten mit 200 ml 1 mM HCl von zur Stabilisierung zugesetzter Lactose freigewaschen. Das feuchte Gel wird sofort in eine Lösung von 150 mg p-Aminomethylbenzolsulfonamid-hydrochlorid in 10 ml 0,1 M Dinatriumtetraborat-Lösung gegeben. Die Mischung wird bei Raumtemperatur unter häufigem Schütteln zwei Stunden lang stehen gelassen.
Danach wird sie in eine Chromatographiesäule (5 x 1 cm) gefüllt, die mit einem Verlängerungsaufsatz versehen ist. Während sich die Partikel absetzen, läßt man die überstehende Lösung mit einer Geschwindigkeit von 0,2 ml/min ablaufen,

bis die Oberfläche des Gels erreicht ist. Dann gibt man 2 ml 1 M Äthanolaminlösung über die Säule und wäscht mit 20 ml 0,1 M Trispuffer pH 8,3 nach.

2. Versuch

Isolierung von Carboanhydrase aus Hämolysat

5 ml heparinisiertes Blut werden zentrifugiert und die Erythrocyten mit 0,15 M Natriumchloridlösung 3 mal an der Zentrifuge gewaschen. Die sedimentierten Erythrocyten werden in 4 ml 0,1 M Tris-Puffer (pH 8,3) suspendiert und im Kältebad eingefroren. Nach dem Auftauen werden die Erythrocytenmembranen vom Hämolysat abzentrifugiert. Im Überstand wird die Enzymaktivität (s. 3. Versuch) bestimmt.
3 ml des Hämolysats werden auf die Säule gegeben. Die Säule wird anschließend mit 20 ml 0,1 M Tris-Puffer (pH 8,3), der auch 1 M an Kaliumchlorid ist, gewaschen.
Die Elution der Carboanhydrase erfolgt mit 0,1 M Natriumacetatpuffer (pH 5,5), der auch 1 M an Kaliumchlorid ist. Es werden 10 Fraktionen von etwa 1 ml gesammelt und bei 0° C aufbewahrt. Der Carboanhydrasegehalt jeder Fraktion wird bestimmt und die Ausbeute berechnet.

Auswertung:

Es wird das Elutionsdiagramm angefertigt (Ordinate: Gesamtaktivität der Fraktion, 5000 μmol/min = 1 cm; Abszisse: Fraktionsnummer).

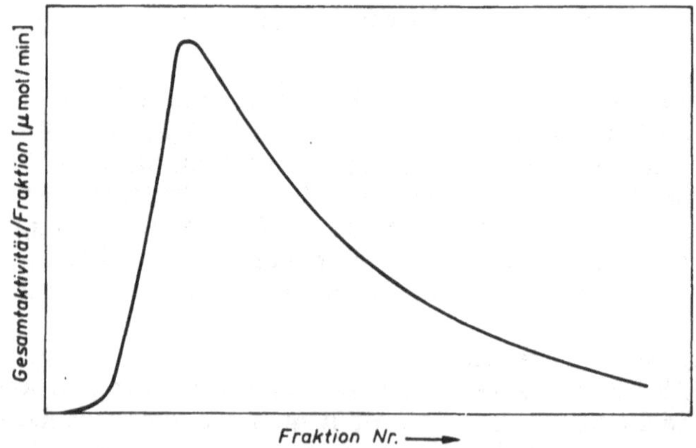

Abb. Elutionsdiagramm von Carboanhydrase

Bestimmung der Aktivität von Carboanhydrase

Wir bestimmen die Aktivität der Carboanhydrase mit einer chronometrischen Methode. Die Geschwindigkeit der Wasserstoffionenbildung wird dadurch gemessen, daß mit Kohlendioxid von einer Atmosphäre Druck gesättigtes Wasser (71 mM) zu 30 mM Barbital [+)]-Pufferlösung (pH 8,15) gegeben und die Zeit bis zum Umschlag eines pH-Indikators (Erschöpfung der Pufferkapazität bei pH 6,3) gestoppt wird. Die Folgereaktion der gebildeten Wasserstoffionen - das Zusammentreten mit Barbital-Ionen zu Barbital - verläuft sehr viel schneller als die Hydratation und beeinflußt die Versuchszeit nicht.
Wir arbeiten bei 0° C, um den Reaktionsablauf zu verlangsamen und das Messen sehr kleiner Zeiten zu vermeiden. Aus den Zeiten, die in Abwesenheit und Gegenwart des Enzyms gemessen werden, wird die Geschwindigkeit der vom Enzym katalysierten Reaktion berechnet. Sie wird in µmol/min unter den hier beschriebenen Bedingungen entwickelter H^{+}-Ionen angegeben.

Zur Bestimmung der Hemmung des Enzyms mit p-Aminomethylbenzolsulfonamid wird die restliche Enzymaktivität bei verschiedenen Inhibitorkonzentrationen gemessen. Wir ermitteln so die p-Aminomethyl-benzolsulfonamid-Konzentration, bei der die Hälfte des Enzyms gehemmt ist. Diese Konzentration ist ein Maß für die Wirksamkeit des Inhibitors, der zur Herstellung des Carboanhydrase-affinen Gels benutzt wurde.

3. Versuch

Ein großes Glasgefäß wird dicht mit fein gestoßenem Eis gepackt und zur Verbesserung der Wärmeleitung mit Wasser aufgefüllt.
An einem Stativ werden
- ein Standzylinder für die Bereitung von CO_2-gesättigtem Wasser,
- ein Vorratsgefäß für Barbitalpuffer und
- drei weite, an einander geklebte Reagenzgläser (Abb.)

so befestigt, daß sich die Flüssigkeitsspiegel unterhalb der Eisoberfläche befinden.

In den Standzylinder taucht eine Glasfritte, durch die CO_2 in destilliertes Wasser eingeleitet wird. Nachdem 20 Minuten lang CO_2 eingeleitet wurde, kann mit den Messungen begonnen werden.

+) Barbital = Diäthylbarbitursäure (Veronal)

In das mittlere Reagenzglas werden ca. 5 ml mit destilliertem Wasser 1 : 2 verdünnte Puffer-Indikatorlösung, deren pH zuvor an der Glaselektrode mit 0,1 M HCl auf 6,3 eingestellt wurde, gegeben.

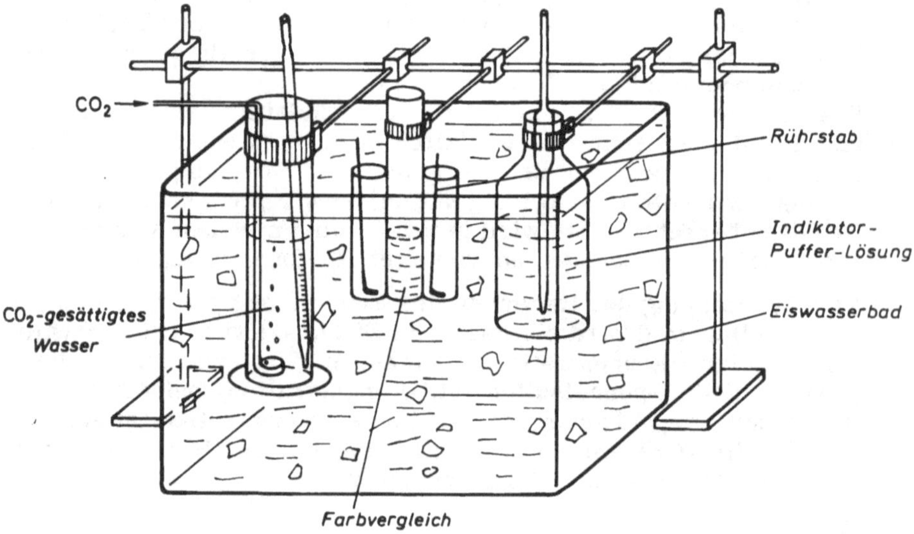

Abb. Versuchsanordnung zur Bestimmung von Carboanhydrase

a) Spontane Kohlendioxid-Hydratation

In die kurzen Reagenzgläser werden je 2,0 ml der Puffer-Indikatorlösung (30 mM Barbitalpuffer pH 8,15; 50 mg/l Bromthymolblau) pipettiert.
Eine 5-ml-Meßpipette wird in dem Standzylinder, in dem das Wasser mit CO_2 gesättigt wird, vorgekühlt. Mit der zuvor entleerten Pipette werden 2,0 ml CO_2-gesättigtes Wasser entnommen und zu dem Barbitalpuffer in das kurze Reagenzglas pipettiert. Gleichzeitig wird eine Stoppuhr gestartet. Mit einem Rührstab (Abb.) wird kurz gemischt. Sobald die Farbe der Reaktionslösung mit der der Vergleichslösung übereinstimmt, wird die Zeit gestoppt. Die Messung wird zweimal wiederholt.

b) Carboanhydrase-Aktivität

Man pipettiert 10 μl der zu untersuchenden Enzymlösung auf den Boden des kurzen Reagenzglases, fügt
2,0 ml der Puffer-Indikator-Lösung hinzu, startet mit
2,0 ml CO_2-gesättigtem Wasser und
verfährt wie oben. Der Indikatorumschlag sollte innerhalb von 10-30 Sekunden erfolgen. Anderenfalls ist die eingesetzte Enzymmenge zu variieren (Verdünnung bzw. anderes Volumen der Enzymlösung).

Auswertung:

Bei den Versuchen a und b sind die Zeiten gemessen worden, in denen der zugegebene Puffer durch die entwickelten Wasserstoffionen erschöpft wurde.
Die Enzymaktivitäten werden in μMol Substrat, das vom Enzym pro Minute umgesetzt wird, gemessen. Zur Ermittlung dieser Größe muß die Pufferkapazität (44 μMol Wasserstoffionen im Ansatz) durch die gefundenen Versuchszeiten in Sekunden dividiert und mit 60 multipliziert werden. Das ergibt den Gesamtumsatz in μMol pro Minute. Bei den Enzymansätzen ist von diesem Gesamtumsatz noch der Umsatz der spontanen Kohlendioxid-Hydratation, der in Versuch 3a ermittelt und entsprechend berechnet wurde, abzuziehen.

c) Hemmung mit p-Aminomethyl-benzolsulfonamid

Die gewonnene Carboanhydraselösung ist so zu verdünnen, daß sie ohne Inhibitorzusatz bei den beschriebenen Versuchsbedingungen den Farbumschlag in etwa 15 Sekunden herbeiführt. Ihre Aktivität wird genau bestimmt (Versuch 3a, b).
Man pipettiert 10 μl dieser Enzymlösung und
10 μl 0,5 M p-Aminomethyl-benzolsulfonamid-hydrochlorid-Lösung auf den Boden des kurzen Reagenzglases, fügt
2,0 ml der Puffer-Indikator-Lösung hinzu, startet mit
2,0 ml CO_2-gesättigtem Wasser und
verfährt wie oben. Der Versuch wird mit 20, 50 und 100 μl der Inhibitorlösung wiederholt.

Auswertung:

Die Enzymaktivitäten werden aus den gefundenen Versuchszeiten in µmol/min im Ansatz umgesetztes CO_2 berechnet und in einem Diagramm gegen die zugehörigen Inhibitorkonzentrationen im Ansatz aufgetragen.

Man erhält so die Sättigungskurve des Enzyms mit p-Aminomethyl-benzolsulfonamid und kann die Inhibitorkonzentration für die 50 prozentige Hemmung aus der Versuchskurve entnehmen. Diese Inhibitorkonzentration ist ein Maß für die Wirksamkeit des Inhibitors. Sie entspricht hier nicht genau der Inhibitorkonstante K_i (Dissoziationskonstante des Enzym- Inhibitor-Komplexes), da die Carboanhydrase aus Humanerythrocyten aus drei Isoenzymen besteht.

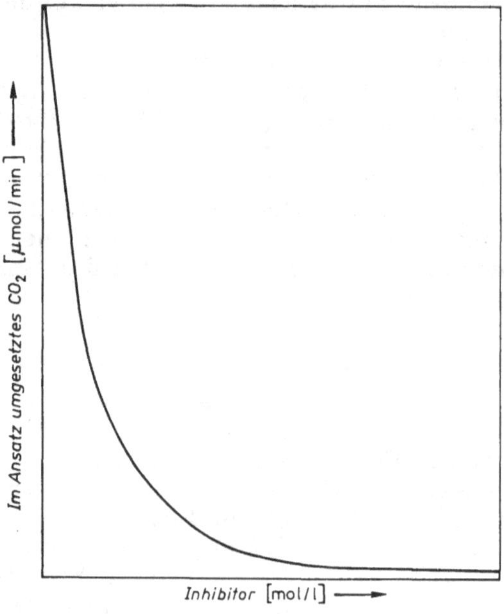

Abb. Hemmung von Carboanhydrase durch p-Aminomethyl-benzolsulfonamid

Andere Carboanhydrase-Präparationen

Aktivitätsbestimmung und Hemmung von Carboanhydrase können auch mit frisch entnommenem Blut, das 1 : 100 mit destilliertem Wasser verdünnt wird, durchgeführt werden.

Mit der nachfolgend beschriebenen Präparation kann eine vom Hämoglobin befreite Enzymlösung erhalten werden, die in der Kühlkammer monatelang ihre Aktivität behält. Die relative Unempfindlichkeit des Enzyms erlaubt die Abtrennung des Hämoglobins und anderer Proteine durch Denaturierung mit Alkohol/Chloroform. Bei dieser Präparation gehen jedoch erhebliche Mengen der in Erythrocyten enthaltenen Gesamtaktivität verloren. Es ist auch umstritten, ob das so erhaltene Enzym trotz seiner hohen Aktivität noch dem nativen gleich ist.

4. Versuch

25 ml heparinisiertes Blut wird 10 Minuten bei 3000 Umdrehungen pro Minute zentrifugiert. Das überstehende Plasma wird abgesaugt, die Erythrocyten werden zweimal mit 0,15 M Natriumchloridlösung an der Zentrifuge gewaschen. Dann werden sie im Zentrifugenglas mit

6 ml destilliertem Wasser und
4 ml Äthylalkohol

gemischt und zu der Mischung

5 ml Chloroform

gegeben. Mit einem dicken Glasstab wird so lange gerührt, bis steifer Brei entstanden ist.

Dann wird wieder 10 Minuten bei 3000 Umdrehungen pro Minute zentrifugiert. Die obere Schicht ist die Enzymlösung, die mittlere enthält denaturiertes Protein, die unterste ist Chloroform. Die Enzymlösung wird abgegossen und im Kühlraum aufbewahrt.

XXIII. Elektrophorese auf Celluloseacetat-Membranen

Literatur:

J. Kohn, Das ärztl. Lab. 8, 233 (1964), 9, 269 (1964)

A. Oriol-Bosch u. a., Klin. Wschr. 37, 758 (1959)

Wirkt ein elektrisches Feld auf die in einer Lösung vorhandenen Ionen, dann werden diese transportiert. Diesen Transport nennt man bei den kleinen Ionen Ionophorese, bei den großen (Eiweiß, Nucleinsäuren) Elektrophorese. Die Charakterisierung und Trennung von Proteinen auf Grund ihrer unterschiedlichen Wanderung im elektrischen Feld ist eine der wichtigsten Methoden der Proteinchemie.

Wanderungsrichtung und -geschwindigkeit hängen von der elektrischen Ladung und der Größe der wandernden Teilchen ab. Die Ladung von Proteinmolekülen ändert sich mit dem pH-Wert und - weniger stark - mit der Ionenstärke und der Art des Puffers. Deshalb muß die Elektrophorese in einer gepufferten Lösung durchgeführt werden. Da die kleineren Ionen des Puffers im elektrischen Feld sehr viel schneller als die großen Proteinmoleküle wandern, müssen sich zwischen der Proteinlösung (im Puffer) und den Elektroden große Volumina proteinfreier Pufferlösung befinden. Zu- und Abwanderung der Ionen des Puffers halten sich in der Proteinzone die Waage, und Änderungen des pH-Wertes bleiben während der Proteintrennung auf die Elektrodenräume beschränkt.

Eine Verschiebung der Proteinzonen und erneute Vermischung von getrennten Komponenten durch Konvektion und Diffusion muß verhindert werden. Das gelingt am einfachsten durch Aufsaugen der Lösung in einen porösen "Träger", wie Filtrierpapier, Stärkegel, Celluloseacetatmembranen usw. Wir benutzen Celluloseacetatmembranen, denn sie besitzen erhebliche Vorteile gegenüber Filtrierpapier. Durch die Veresterung der Hydroxylgruppen ist die Adsorptionsfähigkeit der Cellulose klein geworden. Es tritt daher keine Verbreiterung der Banden durch Adsorption während der Wanderung ein.
Mit der "Membranelektrophorese" gelingt daher eine Bestimmung der Wanderungsgeschwindigkeit bzw. eine Auftrennung des Proteingemisches mit viel kürzeren Laufstrecken und Versuchszeiten als bei der Papierelektrophorese.

pH-Abhängigkeit der Wanderungsgeschwindigkeit (Isoelektrischer Punkt)

Als isoelektrischer Punkt eines Proteins wird der pH-Wert bezeichnet, bei dem die Moleküle durchschnittlich gleich viele positive und negative Ladungen besitzen, die Bruttoladung also Null ist. Bei diesem pH-Wert wandert das Protein im elektrischen Feld nicht. Ist der pH-Wert der Lösung kleiner als der isoelektrische Punkt, wandert das Protein zur Kathode, ist er größer, zur Anode. Wir bestimmen die Wanderungsgeschwindigkeit von Serumalbumin auf Celluloseacetatmembranen bei verschiedenen pH-Werten.

Zur Albuminlösung wird vorher eine kleine Menge Bromphenolblau gegeben. Dieses wird als blaues Kation vom Albumin gebunden (vgl. Kap. II, 9) und man kann so das Wandern der Albuminbande beobachten. Die Farbstoffmenge soll im Verhältnis zum Albumin gering sein, damit dessen Ladung und damit die Wanderungsgeschwindigkeit nicht merklich beeinflußt wird.

1. Versuch

Acetatpufferlösungen mit den pH-Werten 4,4, 4,8, 5,2 und 5,6 werden in die Elektrodengefäße je eines Elektrophoresegerätes (Abb.) gefüllt. Vier Celluloseacetatfolien (190 x 30 mm) werden in der Mitte der langen Seite mit einem weichen Bleistift oder einem feinen seitlichen Einschnitt markiert. Dann werden die Folien flach auf die Oberfläche der entsprechenden, in einer flachen Schale befindlichen Pufferlösung gelegt. Die Folien saugen die Lösungen allmählich auf, und Lufteinschlüsse können vermieden werden. Danach werden die Membranen völlig eingetaucht, aus der Pufferlösung wieder herausgenommen, und abtropfende Flüssigkeit wird mit Filtrierpapier entfernt. Die Membranen werden dann so auf die Stege der Elektrophoresegeräte gelegt, daß ihre Enden in die Pufferlösungen der Elektrodenräume eintauchen. Nun werden an der markierten Stelle 5 μl der mit Indikator versetzten Albuminlösung (10 g/l) aufgetragen. Dazu wird eine Kapillare oder eine spezielle Vorrichtung zum Auftragen eines "Startbandes" (Abb.) benutzt. Die Bande soll von den Längsseiten der Streifen mindestens 5 mm entfernt sein.
Durch kurzes Kippen der Elektrophoresegeräte wird für Niveauausgleich in den Elektrodengefäßen gesorgt. Nach Auf-

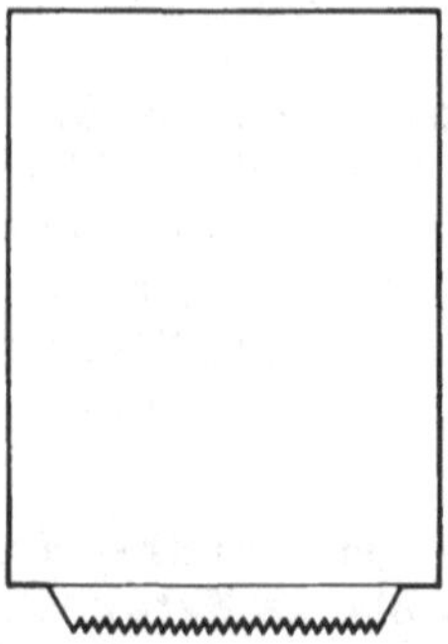

Abb. Applikator
Zacken auf einem Rillenglas mit Proteinlösung benetzen

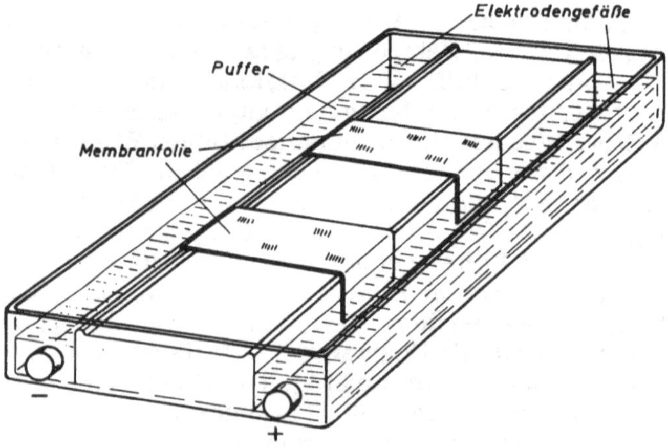

Abb. Membran-Elektrophorese

setzen der Deckel wird an alle Geräte eine Gleichspannung von 150 Volt angeschlossen. Nach 2 Stunden wird der Strom abgeschaltet, die Streifen werden herausgenommen und die Entfernungen der Banden von der Startlinie gemessen.

Auswertung:

Es wird ein Diagramm gezeichnet. Abszisse: pH-Wert der Pufferlösungen, 1 cm = pH-Differenz von 0, 1; Ordinate: Laufstrecke der Proteinzone von der Startlinie, 1 cm Laufstrecke = 2 cm im Diagramm. Eine Wanderung zur Anode wird oberhalb, zur Kathode unterhalb der pH-Achse eingetragen. Die Verbindungslinie der Punkte schneidet die pH-Achse beim Wert des isoelektrischen Punktes.
Gegebenenfalls kann die Größe einer nicht durch Elektrophorese bedingten Wanderung durch Auftragen einer nicht geladenen, gefärbten Substanz, z. B. Dextranblau, ermittelt werden.

Trennung von Serumproteinen

Bei der Serumelektrophorese wird die gleiche Apparatur wie beim 1. Versuch benutzt. Als Puffer wird Natrium-diäthylbarbiturat/Salzsäure (pH 8, 6) verwendet. Bei diesem pH-Wert wandert Serumalbumin am schnellsten, γ-Globuline wandern am langsamsten.

2. Versuch

Auf die wie im vorangegangenen Versuch vorbereitete und mit Pufferlösung von pH 8, 6 getränkte Folie wird die Serumprobe (ca. 5 μl) in der Mitte aufgetragen. Nach einer Laufzeit von 2 Stunden bei 150 Volt werden die Proteinbanden mit dem Farbstoff Neucoccin angefärbt.

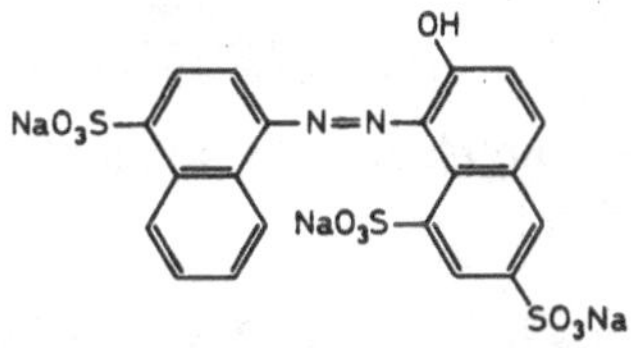

Hierzu werden die Streifen 10 Minuten in das Färbebad (1 g/l Neucoccin und 10 g/l Oxalsäure in einer Mischung gleicher Volumina Methanol und Wasser) gelegt. Der überschüssige Farbstoff wird dann durch Einlegen des Streifens in das Entfärbebad (10 g/l Oxalsäure in einer Mischung gleicher Volumina Methanol und Wasser) entfernt.

Zur Auswertung müssen die angefärbten Membranfolien transparent gemacht werden. Sie werden dazu luftblasenfrei auf eine Glasplatte aufgezogen und einige Minuten in ein Gemisch von 70 ml Dioxan und 30 ml Isobutanol getaucht. Anschließend werden sie 5 Minuten lang bei 105° C im Trockenschrank getrocknet.
Das Photometer Eppendorf ist mit Schreiber und Pherogrammauswerter auszurüsten. Die transparente, trockene Folie wird zwischen zwei saubere Glasplatten gelegt und in den Pherogrammhalter gesteckt. Nach dem Einsetzen in den Pherogrammauswerter werden zugleich dessen Vorschub und der Schreiber in Gang gesetzt. Aus dem Schreiberdiagramm (Abb.) können die relativen Proteinkonzentrationen ermittelt werden.

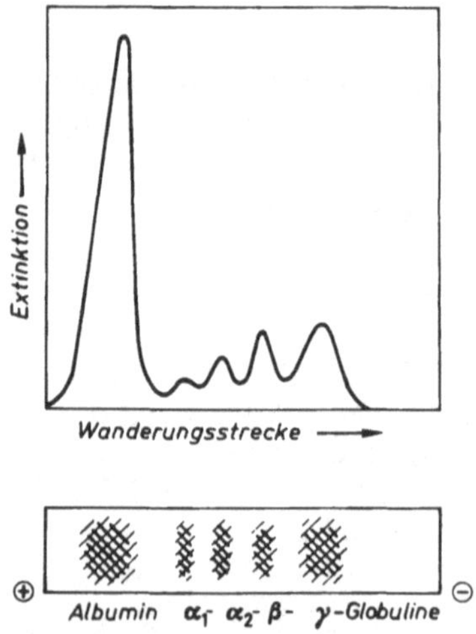

Prozentualer Anteil der Proteinfraktionen am Gesamtprotein im Serum (gerundete Werte):

Albumin	60 %
α_1-Globulin	4 %
α_2-Globulin	8 %
ß -Globulin	12 %
γ -Globulin	16 %

Abb. Serumelektrophorese und ihre Auswertung

Isoenzyme der Lactatdehydrogenase

(L-Lactat: NAD oxidoreductase 1.1.1.27)

Die gleiche Enzymwirkung ist auch in demselben Organ häufig an verschiedene, elektrophoretisch trennbare Proteine gebunden, die Isoenzyme (auch Isozyme) genannt werden. Bei Lactatdehydrogenase kennt man 5 Isoenzyme, die die Tetrameren zweier

Untereinheiten H und M (H_4, H_3M, H_2M_2, HM_3, M_4)+) sind. Die Verteilung der Enzymaktivität auf diese Isoenzyme ist bei den einzelnen Organen verschieden. Das hat praktische Bedeutung: Die bei manchen Krankheiten im Serum auftretenden Enzymaktivitäten zeigen, je nach Herkunft, eine verschiedene Verteilung auf die Isoenzyme, und durch elektrophoretische Trennung und anschließenden (halbquantitativen) Nachweis der Enzymbanden läßt sich z. B. unterscheiden, ob eine Schädigung von Herzmuskel- oder Leberzellen die Ursache einer erhöhten Enzymaktivität im Serum ist. Die elektrophoretische Trennung erfolgt wie in den vorangehenden Versuchen, zur Auffindung der Banden wird aber eine mit der spezifischen Enzymwirkung verknüpfte Reaktion benutzt. Das hierzu verwendete Reagenz enthält Natriumlactat (wegen der Gleichgewichtslage in hoher Konzentration), NAD und zwei Redoxindikatoren. Das in Gegenwart von Enzym und Lactat entstehende NADH hydriert (nicht enzymatisch) N-Methylphenazinmethosulfat, das seinen Wasserstoff dann auf ein Tetrazoliumsalz (wir verwenden Nitroblau-tetrazoliumchlorid) überträgt. Bei der Reduktion von Tetrazoliumsalzen entstehen intensiv gefärbte Formazane, die durch Luftsauerstoff nicht reoxidiert werden. Entsprechende Reaktionsfolgen sind auch für den histochemischen Nachweis von Dehydrogenasen von Bedeutung.
Es laufen dabei folgende Reaktionen ab:

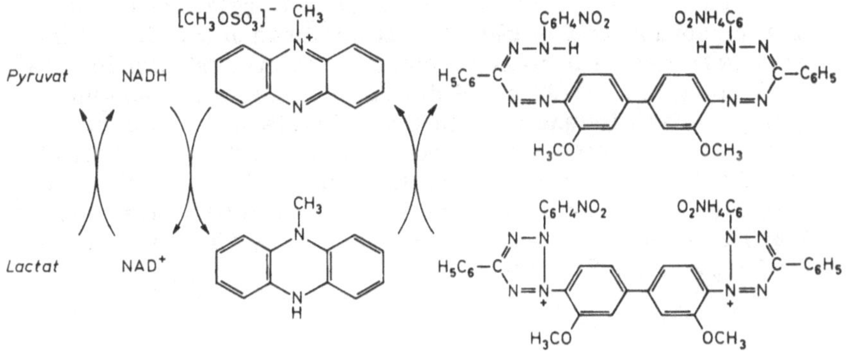

+) H von Herzmuskel, da hier das Isoenzym H_4 = LDH-1, M von (Skelett-) Muskel, da hier das Isoenzym M_4 = LDH-5 überwiegt.
Bei pH 8,6 wandert LDH-1 am schnellsten, LDH-5 am langsamsten zur Anode.

Wir weisen die 5 Isoenzyme von Lactatdehydrogenase in einem sehr stark verdünnten, kauflichen Enzympräparat aus Kaninchenmuskel nach. Die Empfindlichkeit der Anfärbemethode ermöglicht auch den Nachweis von Isoenzymen in Normalserum, wobei allerdings nicht alle 5 Banden beobachtet werden.

3. Versuch

Celluloseacetatfolien (190 x 30 mm) werden wie im 2. Versuch mit Pufferlösung (pH 8, 6) getränkt und die Elektrodengefäße mit der gleichen Pufferlösung gefüllt. Die abgetupften Membranen werden auf die Stege gelegt. Das zuvor 1 : 50 mit Puffer verdünnte Enzympräparat bzw. unverdünntes Serum werden wie üblich aufgetragen. Dann werden für 4 Stunden 150 Volt Gleichspannung angelegt. Nach dem Abschalten werden die Streifen aus der Apparatur genommen und die Enzymbanden wie folgt nachgewiesen:

In einem Meßzylinder werden
1, 5 ml Lactat-Trispuffer (pH 9),
0, 5 ml NAD-Lösung,
2, 0 ml Nitroblautetrazoliumchloridlösung und
0, 5 ml N-Methyl-phenazin-methosulfat-Lösung (diese Lösung muß täglich neu hergestellt werden)

gemischt, die Mischung auf ein großes Uhrglas gegossen und ungebrauchte Celluloseacetatmembranen mit dem Reagenz getränkt. Auf diese "Indikatormembranen" werden die Elektrophoresestreifen mit der Auftrageseite luftblasenfrei gelegt. Anschließend wird in einer Petrischale, in deren Deckel ein feuchtes, aber abgetropftes Rundfilter befestigt ist, 20 Minuten bei 37° C (Brutschrank) inkubiert. Elektrophorese- und Reagenzstreifen werden anschließend in ca. 1 M Essigsäure kurz gewaschen. Die Enzymbanden sind als blauviolette Streifen sichtbar.

XXIV. Disc-Elektrophorese

Literatur:

H. R. Maurer, Disk-Elektrophorese, Berlin 1968
L. Ornstein, Ann. N. Y. Acad. Sc., 121, 321 (1964)

Eine sehr leistungsfähige Weiterentwicklung der elektrophoretischen Methoden ist die Disc-Elektrophorese. +) Trotz des geringen apparativen und zeitlichen Aufwandes ermöglicht sie eine empfindliche Reinheitsprüfung von Proteinen. In der klinischen Chemie gewinnt sie zunehmend Bedeutung, besonders für die Trennung von Serumproteinen: Im Blutserum können so bis zu 30 verschiedene Proteinfraktionen nachgewiesen werden.

Bei anderen Elektrophorese-Methoden dient der poröse Träger, der die Pufferlösung aufnimmt, nur zur Verhinderung der Konvektion, dagegen hat er bei der Disc-Elektrophorese darüber hinaus eine entscheidende Bedeutung für die Trennung der Proteine. Dieser Träger ist ein Gel mit sehr kleinen Poren, das je nach Größe und Gestalt der Proteinmoleküle eine unterschiedliche Wirkung auf deren Beweglichkeit ausübt (Molekülsiebeffekt). Als Gele dienen vernetzte Polyacrylamide, die unmittelbar vor dem Versuch aus Acrylsäureamid ($CH_2 = CH\text{-}CO\text{-}NH_2$) und einem Vernetzer, dem N, N'-Methylen-bis-acrylsäure-amid ($CH_2{=}CH\text{-}CO\text{-}NH\text{-}CH_2\text{-}NH\text{-}CO\text{-}CH{=}CH_2$), hergestellt werden. In einer Lösung, die diese beiden Substanzen enthält, wird die Polymerisation durch Radikale eingeleitet, die z. B. durch Zusatz von Peroxidisulfat erzeugt werden (vgl. Lehrbücher der organischen Chemie). Die Strukturformel zeigt den Aufbau des Polyacrylamidgels.

Aufgrund der Diskontinuität in der Konzentration bzw. im pH-Wert der benutzten Pufferlösungen (vgl. Abb.) werden während der Elektrophorese aus den sehr verdünnten Protein-Lösungen zunächst Proteinzonen hoher Konzentration und entsprechend geringer Schichtdicke erzeugt. Diese geringe Schichtdicke ist ein entscheidender Vorteil für die Trennschärfe. Das Zustandekommen der Konzentrierung kann wie folgt erklärt werden: Die die Probe enthaltende Pufferlösung, die infolge ihrer geringen Ionenkonzentration den elektrischen Strom nur schlecht leitet, ist über eine den elektrischen Strom gut leitende Pufferlösung hoher Ionenkonzentration geschichtet. Nach dem Anlegen einer Gleich-

+) Der Name leitet sich von den im System vorhandenen Diskontinuitäten (Konzentrationen, pH, Gel) und der Gestalt der Proteinzonen her.

spannung ist dementsprechend das Spannungsgefälle in der verdünnten Lösung viel größer als in der konzentrierten. In der oberen Lösung werden daher die Proteinionen viel schneller wandern als in der unteren, und an der Grenze wird sich eine Zone hoher Konzentration bilden. Durch die Bremswirkung des Gels auf die Proteinmoleküle wird die Konzentrierung noch gefördert.

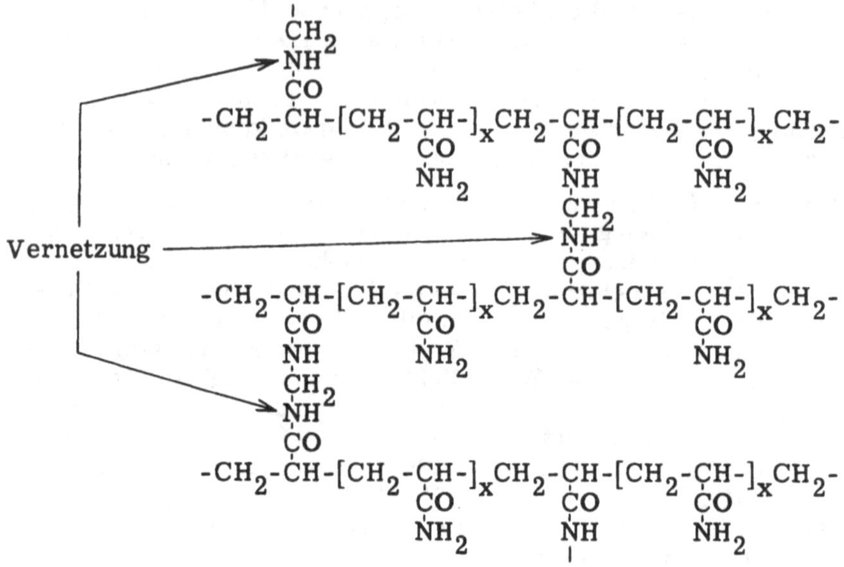

Polyacrylamid-Gel

Die Abbildungen (a-c) zeigen die hier benutzte Versuchsanordnung in drei verschiedenen Phasen des Versuchs. In den Elektrodenräumen befindet sich eine 40 mM Glycin-Pufferlösung vom pH-Wert 8,3. Bei diesem pH-Wert liegen nur etwa 3% des Glycins als Anion vor (das sind ca. 1 mmol/l), während die Hauptmenge als neutrales Zwitterion vorhanden ist. Die Ionenkonzentration (sowohl von Anionen als auch von Kationen) der im Trenngel befindlichen Tris-Salzsäure-Pufferlösung ist dagegen mit 60 mM sehr viel größer. Entsprechend verhalten sich die Leitfähigkeiten. Die zu trennenden Proteine sind in einer Glycin-Pufferlösung gelöst, deren Konzentration und pH-Wert der Pufferlösung im Elektrodenraum entspricht, die aber zur Erhöhung des spezifischen Gewichts noch 100 g/l Rohrzucker enthält. So ist eine Überschichtung der Proteinlösung mit der Pufferlösung möglich.

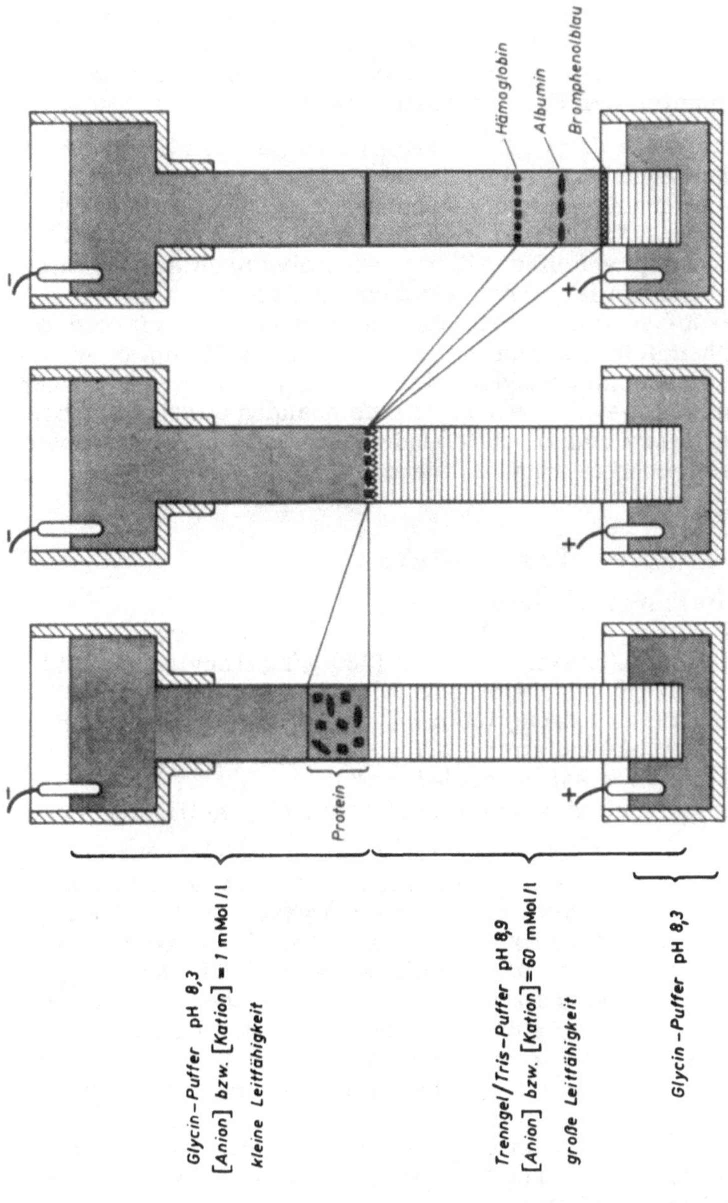

Abb. Schema zur Disc-Elektrophorese

Zu der Pufferlösung im Kathodenraum wird eine kleine Menge Bromphenolblau gegeben, das bei pH 8,3 vollständig als Anion vorliegt. Auch dieses Anion wird an der Grenze zum Gel in einer dünnen Zone angesammelt. Sein Transport im Gel zeigt das Fortschreiten der Elektrophorese an.

Zur Demonstration der Methode ist eine verdünnte hämolysierte Blutprobe geeignet. Bromphenolblau wird hier ganz oder teilweise an das Serum-Albumin gebunden und dieses so angefärbt (vgl. Kap. II u. XXI). Wir wählen die Indikatormenge so, daß außer dem Bromphenolblau-Albumin-Komplex noch etwas freier Indikator vorhanden ist, der als getrennte Zone vor den Proteinen läuft. Während des Versuches können dann drei gefärbte Zonen: Bromphenolblau, Albumin-Bromphenolblau-Komplex und Hämoglobin beobachtet werden. Nach der Elektrophorese können in dem entnommenen Gel weitere Proteinbanden durch Anfärben mit Amidoschwarz und anschließendem Auswaschen des Farbstoffüberschusses sichtbar gemacht werden.

Versuche

Herstellung des Trenn-Gels

In ein Becherglas werden
5 ml Puffer, pH 8,9 (1,5 M Tris, 0,24 M Chlorid),
5 ml Acrylsäureamid-Lösung (280 g/kg Acrylsäureamid+) und 7,5 g/kg N,N'-Methylen-bis-acrylsäureamid),
0,1 ml wäßrige Lösung (60 ml/l) von N,N,N',N'-Tetramethyläthylendiamin ($(CH_3)_2N-CH_2-CH_2-N(CH_3)_2$, als Polymerisationsregler) und
10 ml Ammoniumperoxidisulfatlösung (1,5 g/l) pipettiert.

Die Lösung wird sofort in silikonisierte ++) Glasröhrchen (75 x 5 mm) gegeben, die an einem Ende mit einer Kunststoffkappe verschlossen sind. Hierzu wird eine Spritze benutzt, die mit einer Kanüle (150 x 1 mm) mit abgeschliffener Spitze versehen ist. Das Kanülenende der luftblasenfrei gefüllten Spritze wird an den Boden des Röhrchens geführt und 1 ml der Lösung so eingefüllt, daß sich keine Luftblasen in der Flüssigkeitssäule befinden. Diese Lösung wird mit dem Puffer von pH 8,9 (s.o.), der mit dem dreifachen Volumen

---

++) Silikonisierung bedeutet eine Beschichtung der Glasoberfläche mit Silikon. Die polaren Gruppen auf der Glasoberfläche werden dabei ausgeschaltet und so die Oberflächenadsorption verringert. Vorschrift s. "Reagenzien und Geräte, XXII".

+) Acrylsäureamid und N,N'-Methylen-bis-acrylsäureamid sind toxisch!

Wasser verdünnt wurde, überschichtet +).
Die so beschickten Röhrchen bleiben zur Polymerisation 60 Minuten bei Raumtemperatur stehen. Nach dieser Zeit wird die Verschlußkappe entfernt, die darübergeschichtete Pufferlösung herausgeschleudert und die Geloberfläche mit 40 mM Glycin-Puffer (pH 8, 3), der wie die Probelösung 100 g/l Rohrzucker enthält, gespült.

Einfüllen der Probe

0, 2 ml frisches Blut werden mit 2 ml Wasser hämolysiert. Dann wird zentrifugiert und 1 ml des Überstandes mit 5 ml 40 mM Glycin-Puffer (pH 8,3), der 100 g/l Saccharose enthält, verdünnt. Ca. 0, 1 ml dieser Lösung werden auf das Gel gegeben. Hierzu ist eine kleine Spritze mit Kanüle am besten geeignet. Dann wird mit einer zweiten Spritze die Glycin-Pufferlösung (ohne Saccharose) über die Probe geschichtet. Dazu wird die Kanüle der luftblasenfrei gefüllten Spritze eben unter die Oberfläche der Probe gebracht und unter langsamem Zurückziehen die Pufferlösung allmählich in das Röhrchen gegeben, bis sie sich über den Röhrchenrand wölbt. Die Schichten sollen sich nicht vermischen.

Elektrophorese (Abb.)

In das Anodengefäß werden ca. 250 ml 40 mM Glycin-Puffer (pH 8,3) gegeben, und der Zwischenboden mit der Elektrode wird eingesetzt. Nach Einsetzen der beschickten Röhrchen in die Öffnungen des Kathodengefäßes wird dieses mit 200 ml 40 mM Glycin-Puffer (pH 8,3), der zuvor mit 1 ml Bromphenolblaulösung (10 mg/l) versetzt worden ist, gefüllt. Das Gerät wird jetzt zusammengesetzt und die Gleichspannung angeschlossen. Zu Beginn wird die Stromstärke auf 2 mA pro Röhrchen und nach Eintreten der Proteinzone in das Gel auf maximal 5 mA pro Röhrchen eingestellt. Wenn die Bromphenolblauzone nur noch wenig von dem unteren Rand des Röhrchens entfernt ist, wird der Stromkreis unterbrochen. Eine große Lupe (Leseglas) ist bei der Beobachtung des Trennvorganges nützlich.

+) Durch diese Überschichtung wird ein Austrocknen und Schrumpfen der Geloberfläche während der Polymerisation vermieden. Die Verdünnung ist erforderlich, damit die Konzentrationen in Pufferlösung und Gel gleich sind.

Entfernen des Gels aus dem Röhrchen und Anfärben der Proteinzonen

Aus einer Spritze mit langer Kanüle, deren Spitze rundgeschliffen ist, wird etwas Glycerin-Wassergemisch (1+1) zwischen Gel und Röhrchenwand gedrückt. Dazu wird die Nadel unter Drehen des Röhrchens vorsichtig zwischen Gel und Glaswand eingeführt. Wenn die Kanülenspitze am anderen Ende des Röhrchens angelangt ist, gelingt es, das Gel hinauszustoßen. Das Gel wird in einem Reagenzglas 90 Sekunden mit einer Lösung von Amidoschwarz 10 B (5 g/l 1 M Essigsäure) angefärbt.

Das Entfärben erfolgt in 1 M Essigsäure; es läßt sich durch Bewegen des Glases beschleunigen.

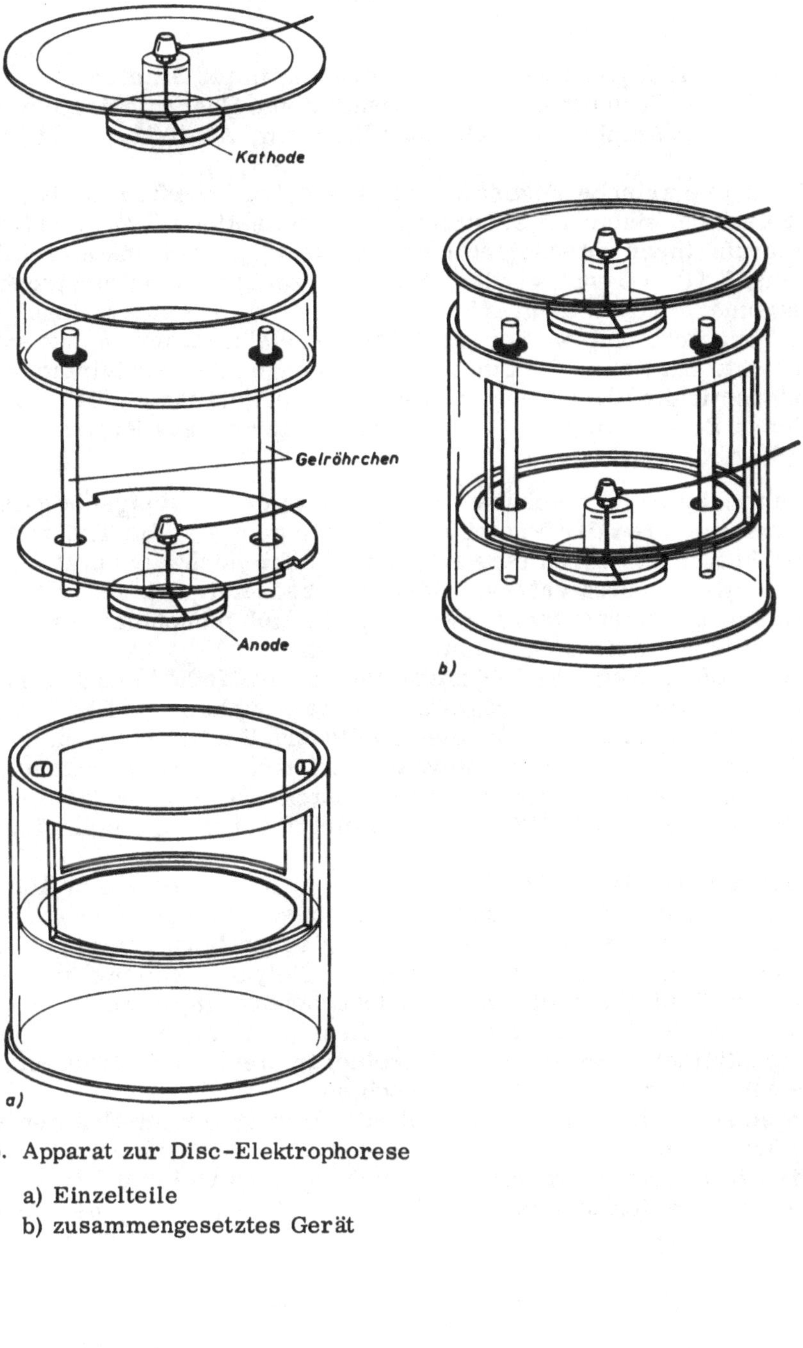

Abb. Apparat zur Disc-Elektrophorese

a) Einzelteile
b) zusammengesetztes Gerät

XXV. Isoelektrische Fokussierung

Literatur:

H. Haglund, Isoelectric Focusing in pH Gradients - A Technique for Fractionation and Characterization of Ampholytes, Methods Biochem, Anal. 19, 1-104 (1971)

Die isoelektrische Fokussierung ist ein Trennverfahren, bei dem Proteine in einem im elektrischen Feld stabilen pH-Gradienten aufgrund ihrer unterschiedlichen isoelektrischen Punkte (vgl.Kap. II und XXI) getrennt werden. Es findet zunächst eine elektrophoretische Wanderung im pH-Gradienten statt, bis das Molekül eine Zone erreicht, wo der pH dessen isoelektrischem Punkt entspricht. Hier wird die Summe der Ladungen des Proteinmoleküls und damit die Wanderung im elektrischen Feld gleich Null. In dieser Zone erfolgt daher eine Konzentrierung des Proteins (vgl. Abb.).

Die isoelektrische Fokussierung zählt zu den leistungsfähigsten Trennverfahren der Proteinchemie. Sie gestattet die Trennung von Proteinen, deren isoelektrische Punkte sich nur um 0,01 bis 0,02 pH-Einheiten unterscheiden; das bedeutet, daß sogar Proteine noch getrennt werden können, die sich manchmal nur in einer einzigen Aminosäure unterscheiden.
Ihre große praktische Bedeutung fand diese Methode nach Einführung der sogenannten Trägerampholyte (Ampholine). Die Trägerampholyte sind die pH-Gradientenbildner. Sie bestehen aus einer Vielzahl von Polyamino-polycarbonsäuren mit entsprechend vielen individuellen isoelektrischen Punkten. Der pH-Gradient baut sich in einer solchen Mischung im elektrischen Feld selbständig auf.
Nach der Art der Stabilisierung des pH-Gradienten gegen Konvektion (Joulesche Wärme) und mechanische Einflüsse unterscheidet man mehrere Techniken der isoelektrischen Fokussierung. Wir beschreiben hier die Fokussierung im Polyacrylamidgel mit einer der Disc-Elektrophorese entsprechenden Apparatur.
Zwischen der Bildung des pH-Gradienten selbst und der Trennung ampholytischer Substanzen (Proteine) in diesem pH-Gradienten besteht kein prinzipieller Unterschied.
An einem einfachen Beispiel soll die Bildung des pH-Gradienten erläutert werden:
Die Lösung einer Aminosäure, deren Konzentration 0,1 mol/l nicht wesentlich unterschreitet, besitzt den pH-Wert, der dem

isoelektrischen Punkt dieser Aminosäure numerisch gleich ist. In einer solchen Lösung liegt die Aminosäure zu 99,9% als Zwitterion vor, sie wandert deshalb beim Anlegen eines elektrischen Feldes nicht. Eine Lösung, die je etwa 0,1 mol/l Glutaminsäure (IP 3,22), Histidin (IP 7,58) und Lysin (IP 9,74) enthält, besitzt einen pH-Wert, der dem isoelektrischen Punkt von Histidin nahekommt. Bei diesem pH-Wert liegt Glutaminsäure als Anion, und Lysin als Kation vor. Im elektrischen Feld wandern daher Glutaminsäure und Lysin zu den entsprechenden Elektroden, während Histidin zunächst nicht wandert. In den Zonen, in denen sich Glutaminsäure bzw. Lysin anreichern, verschiebt sich der pH-Wert in Richtung zu deren isoelektrischem Punkt. Im Bereich der zur Anode gewanderten Glutaminsäure nimmt die Imidazolgruppe von Histidin H^+-Ionen auf, im Bereich des zur Kathode gewanderten Lysins gibt die NH_3^+-Gruppe von Histidin H^+-Ionen ab. Dadurch wandert das nun positiv bzw. negativ geladene Histidin aus diesen Zonen heraus und reichert sich zwischen beiden an. Nach vollständiger Trennung haben sich drei Zonen ausgebildet, in denen die einzelnen Aminosäuren wieder den pH-Wert besitzen, der ihrem isoelektrischen Punkt entspricht, daher erfolgt keine elektrophoretische Wanderung mehr.

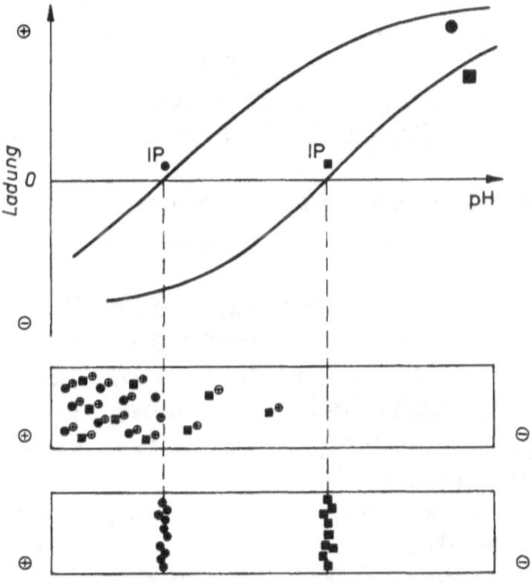

Abhängigkeit der Ladung der Proteine vom pH-Wert

Auftrennung der Proteine im pH-Gradienten

Abb. Isoelektrische Fokussierung von Proteinen

Die isoelektrischen Punkte der bei der Fokussierung zum Aufbau des pH-Gradienten verwendeten synthetischen Aminosäuren unterscheiden sich nur um ca. 0,02 pH-Einheiten. Bei gleichen Konzentrationen dieser Polyamino-polycarbonsäuren entsteht ein linearer Gradient; der pH-Wert steigt von der Anode zur Kathode hin an. Solche synthetischen Aminosäuren haben ein Molekulargewicht von etwa 1000 und lassen sich daher bei präparativen Arbeiten durch Gelfiltration oder Dialyse aus den Lösungen der getrennten Proteine entfernen.

Versuche

Herstellung des Trenngels

In ein Becherglas werden
4,0 ml Acrylsäureamid-Lösung (280 g/kg Acrylamid + 7,35 g/kg N,N'-Methylenbisacrylamid),
0,5 ml N,N,N',N'-Tetramethyläthylendiamin-Lösung (10 ml/l),
0,5 ml Ampholine für den pH-Bereich 6-8 (400 g/kg) und
15,0 ml Ammoniumperoxidisulfat-Lösung (1 g/l)
pipettiert und gemischt.

Etwa 1,2 ml dieser Lösung werden sofort luftblasenfrei in silikonisierte +) Glasröhrchen (75 x 5 mm) gegeben, die an einem Ende mit Parafilm verschlossen sind. Hierzu wird eine Spritze benutzt, die mit einer Kanüle (150 x 1 mm) mit abgeschliffener Spitze versehen ist. Das Ende der Kanüle soll sich dabei dicht über dem Boden des Röhrchens befinden.
Diese Lösung wird mit destilliertem Wasser vorsichtig überschichtet, um ein Austrocknen der Geloberfläche während der Polymerisation zu vermeiden.
Die Polymerisation dauert bei Raumtemperatur etwa 30 Minuten. Nach dieser Zeit wird das Wasser herausgeschleudert; die Röhrchen werden in die Apparatur (Abb. vgl. Kap. XX) eingesetzt. Das untere Elektrodengefäß (Anode) wird mit ca. 250 ml 50 mM Schwefelsäure gefüllt. In das obere Elektrodengefäß (Kathode) kommen 250 ml Äthylendiamin-Lösung (4 ml/l). Während 30 Minuten wird eine Gleichspannung angelegt und so nachreguliert, daß pro Röhrchen eine Stromstärke von 0,5 mA erzeugt wird. Während dieses Vorlaufs wandern die anorganischen Ionen (Ammoniumsulfat, Peroxidisulfat) aus dem Gel heraus; gleichzeitig bildet sich der pH-Gradient.

+) s. Kap. XXII und Reagenzienverzeichnis zu Kap. XXII.

Vorbereitung und Einfüllen der Probe

0,2 ml frisches Blut werden mit 1,0 ml Wasser hämolysiert. Nach dem Zentrifugieren wird 1,0 ml des Überstands mit 5,0 ml 40 mM Glycinpuffer pH 8,3, der auch 100 g/l Saccharose enthält, verdünnt. 100 µl dieser Lösung werden mit einer Mikropipette in das Röhrchen unmittelbar über das Gel gegeben.

Fokussierung

Es wird erneut eine Gleichspannung angelegt, die allmählich auf 350 Volt gesteigert wird, wobei die Stromstärke von 0,5 mA pro Röhrchen nicht überschritten werden darf. Das Auftreten der farbigen Hämoglobinbanden (Hb, HbO_2 und weitere, nicht zugeordnete Banden wie Methämoglobin und HbA_2) kann direkt beobachtet werden.

F Immun- und radioimmunchemische Methoden

XXVI. Quantitative Bestimmung von Plasmaproteinen durch Immundiffusion

Literatur:

W. Becker u.a., Z. Klin.Chem. Klin. Biochem. 6,113 (1968)

O.Günther, Immunbiologie u. Immunchemie in "Molekularbiologie", Hrsg.Th.Wieland u. G.Pfleiderer, Frankf. 1967

Ein Antiserum, das durch Immunisierung eines geeigneten Versuchstieres (z.B. Kaninchen) mit einem reinen Protein aus Humanserum gewonnen wurde, kann als spezifisches Reagenz für Nachweis und Bestimmung dieses Serumproteins benutzt werden. Unter geeigneten Konzentrations- und Mengenverhältnissen gibt der in diesem Antiserum enthaltene spezifische Antikörper mit dem betreffenden Protein (Antigen) ein Präzipitat, das jedoch in einem Überschuß des Antigens wieder löslich ist. Die Wiederauflösung des Immunpräzipitats im Antigenüberschuß bedeutet, daß bei einfachen Trübungsmessungen (nephelometrische Methode) stets mehrere Verdünnungen des zu untersuchenden Serums bestimmt werden müssen, um festzustellen, welchem Kurventeil (auf- oder absteigend) die gemessene Trübung zuzuordnen ist (Abb.).

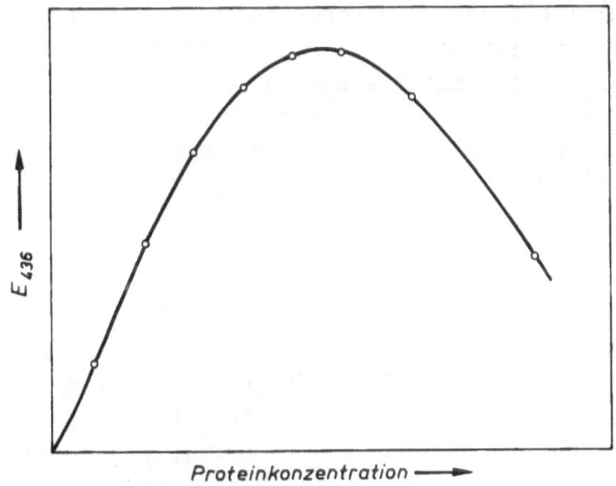

Abb. Trübungsmessungen bei der Reaktion eines Proteins mit seinem Antikörper

Radiale Immundiffusion

Mancini u. a. beschrieben 1965 eine Bestimmungsmethode, die radiale Immundiffusion, bei der nicht die Trübung, sondern der maximale Diffusionsweg des Antigens gemessen wird. Hierzu

wird ein wenige Millimeter dickes Agarosegel (s. Kap. XXII) benutzt, das unter Zusatz des betreffenden Antiserums und von Barbitalpuffer (87 mM, pH 8, 6) hergestellt worden ist. Die Agarose-Konzentration beträgt 20 g/l. In die Agaroseplatte sind im Abstand von einigen cm Löcher gleicher Größe (meist 3 - 5 mm Durchmesser) gestanzt. In diese Löcher werden je 5 μl der zu untersuchenden Serumverdünnung bzw. das gleiche Volumen von Standardlösungen (Verdünnungen eines Standardserums) mit bekanntem Gehalt des zu bestimmenden Proteins gegeben. Die so beschickte Agaroseplatte wird in waagerechter Lage bei Raumtemperatur zwei bis drei Tage aufbewahrt. Die Antigenlösungen diffundieren dabei gleichmäßig nach allen Richtungen in das Agarosegel und reagieren mit dem Antikörper unter Präzipitatbildung. Die kreisförmigen Zonen, in denen Präzipitat gebildet worden ist, sind leicht getrübt. Besonders ausgeprägt ist die Trübung nahe der Grenze des Diffusionskreises, da hier im Gegensatz zu der im Inneren des Kreises gelegenen Fläche keine Wiederauflösung durch diffundierendes Antigen erfolgen konnte. Wenn das Antigen vollständig ausgefällt ist, hat die getrübte Kreisfläche ihre endgültige Größe erreicht. Diese Fläche ist ein Maß für den Antigengehalt der aufgetragenen Probe. Der Durchmesser wird auf 0, 1 mm genau mit einer Meßschablone gemessen und sein Quadrat (D^2) gegen die Antigenkonzentrationen der zugehörigen Standardlösungen aufgetragen (Standardkurve, Abb.).
Durch Anfärben mit Amidoschwarz 10 B können die Präzipitate gut sichtbar gemacht werden. Zuvor muß jedoch das überschüssige Antiserum ausgewaschen werden, was ein tagelanges Aufbewahren der Gelplatten in 0, 15 M Natriumchloridlösung erfordert.

1. Versuch

a) Herstellung der Serumverdünnungen

Zur Herstellung der Standardlösungen werden in drei Reagenzgläser mit einer Mikroliterpipette je 50 μl Standardserum gegeben und die in der Tabelle für die Standardlösungen des zu bestimmenden Proteins angegebenen Volumina 0, 15 M Natriumchloridlösung hinzupipettiert. Die Antigenkonzentrationen der Standardlösungen werden anhand der Zahlenangaben auf dem Beipackzettel der Standardserum-Packung berechnet. In ein weiteres Reagenzglas werden 50 μl des zu untersuchenden Serums pipettiert. Dann wird die in der Tabelle für die Verdünnung des betreffenden Proteins angegebene Menge 0, 15 M Natriumchloridlösung hinzupipettiert.

Verdünnungen des Standard- und Probeserums

	Plasma-protein	Standard-Serum-Verdünnungen			µl 0,15 M Natriumchlorid-Lösung für 50 µl Standardserum			Probe-Verdünnungen	µl 0,15 M Natriumchlorid-Lösung für 50 µl Probe
		1.	2.	3.	1.	2.	3.		
M-Partigen-Platten	Albumin	1:41	1:21	1:11	2000	1000	500	1:21	1000
	Transferrin	1:21	1:11	1: 5	1000	500	200	1:11	500
	Präalbumin	1: 5	1: 2	1: 1	200	50	-	1: 3	100
	saures α_1-Glykoprotein	1: 5	1: 2	1: 1	200	50	-	1: 3	100
	Haptoglobin	1: 5	1: 2	1: 1	200	50	-	1: 3	100
	andere Proteine[x)]	1: 5	1: 2	1: 1	200	50	-	1: 3	100
Tri-Partigen-Platten	IgG	1:31	1:21	1:11	1500	1000	500	1:21	1000
	IgA	1: 5	1: 2	1: 1	200	50	-	1: 3	100
	IgM	1: 5	1: 2	1: 1	200	50	-	1: 3	100

x) s. auch Beipackprospekt zu Standard-Human-Serum stabilisiert

b) Beschicken der (M- bzw. Tri-Partigen-) Immundiffusionsplatte

Der Deckel der Kunststoffdose wird mit einem Spatel oder einer Ampullenfeile gelockert und abgehoben. In die (numerierten) Auftragsstellen werden je 5,0 μl der Standardlösungen bzw. Probeserum-Verdünnungen pipettiert. Hierzu wird eine Mikroliterspritze (z. B. von Hamilton) oder es werden Partigendispenser (Behring) - das sind Kapillaren mit bekanntem inneren Volumen, die in eine einfache Vorrichtung zum Ansaugen bzw. Herausdrücken der Probe eingesetzt werden - benutzt. Jede Lösung (Standardlösungen und Probeseren) soll an zwei Stellen (Löcher) aufgetragen werden.
Die Dose wird verschlossen und in waagerechter Lage bei Raumtemperatur mindestens 24 Stunden (bei den Proteinen mit höherem Molekulargewicht 72 Stunden) aufbewahrt.
Ein längeres Aufbewahren (beispielsweise eine Woche) beeinträchtigt das Ergebnis nicht. Die Präzipitatringe sind am besten auf der unteren Dosenseite vor dunklem Hintergrund sichtbar, ggf. können die Platten angefärbt werden.

c) Anfärbung

Vor einer Anfärbung werden die geöffneten Schalen mindestens 48 Stunden lang in 0,15 M Natriumchloridlösung gewässert. Sie werden dann 1,5 Minuten lang in eine Lösung von Amidoschwarz 10 B (5 g/l in ca. 1 M Essigsäure)gelegt. Anschließend wird der Farbstoffüberschuß mit ca. 1 M Essigsäure ausgewaschen.

Auswertung:

Die Durchmesser der Präzipitatringe (D) werden mit der Meßschablone (Abb.) auf 0,1 mm genau gemessen und die zugehörigen Quadrate (D^2) berechnet. Für die mit den Verdünnungen des Standardserums erhaltenen Werte wird eine Standardkurve angefertigt (Abszisse: Antigenkonzentration in mg/l, 100 mg/l = 1 cm; Ordinate: 10 mm^2 = 2 cm (Abb.). Mit Hilfe der Standardkurve wird aus D^2 der Diffusionszone des Probeserums der Antigengehalt im Probeserum ermittelt.

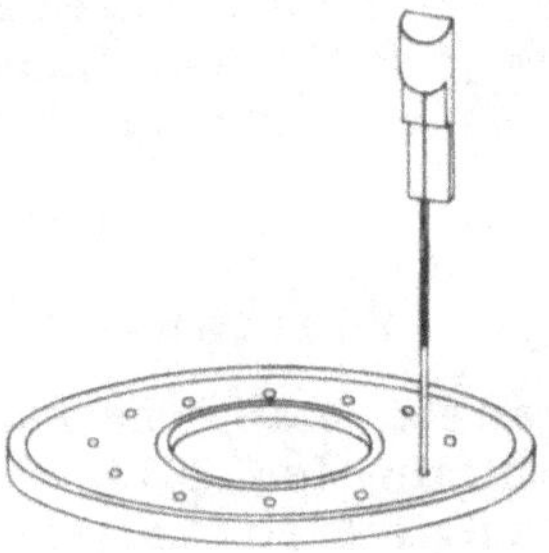

Abb. Beschickung
von Immundiffusionsplatten

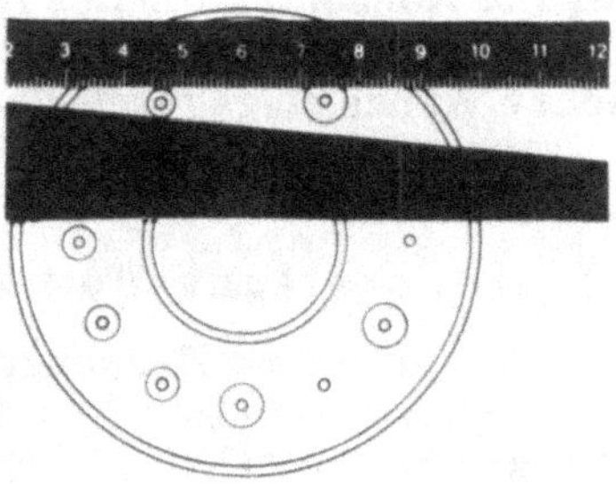

Abb. Auswertung
von Immundiffusionsplatten

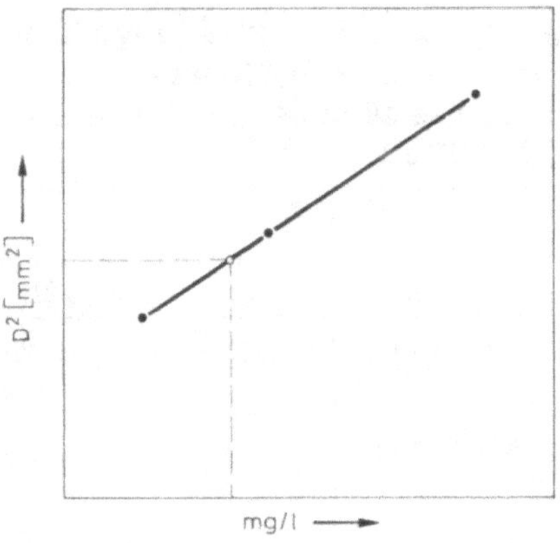

Abb. Standardkurve zur Bestimmung von Plasmaproteinen
mit Immundiffusionsplatten

Elektroimmundiffusion

Laurell beschrieb 1966 eine ähnliche Methode, bei der jedoch das Antigen nach Anlegen eines elektrischen Feldes gerichtet in ein antikörperhaltiges Agarosegel wandert. Es entstehen langgestreckte Immunpräzipitate ("Raketen"), deren Länge ein Maß für die Konzentration des Antigens ist. Die Methode hat den Vorteil einer kürzeren Versuchsdauer, die je nach elektrophoretischer Wanderungsgeschwindigkeit nur 1 - 3 Stunden beträgt.

2. Versuch

a) Herstellung der Agarosegel-Platten

Das in einem Reagenzglas vorbereitete, antikörperhaltige Agarosegel (15 g/l in 25 mM Barbitalpuffer, pH 8, 6) wird auf 50-55 ^{o} C erwärmt und verflüssigt. Eine Glasplatte (10 x 10 cm) wird auf einem Nivelliertisch waagerecht gelagert. Das flüssige Gel wird so auf die Platte gegossen, daß es sich gleichmäßig verteilt. Nach kurzem Stehen bei Raumtemperatur ist das Gel erstarrt.
Nach Auflegen der Lochschablone werden mit einer Stanzkanüle Löcher von 2, 5 mm Durchmesser in die Gelschicht gestanzt. Die Stanzkanüle ist an eine Wasserstrahlpumpe angeschlossen, wodurch der Gelpropfen aus der Auftragstelle herausgesaugt wird.

b) Herstellung der Serumverdünnungen

Die Serum- bzw. Standardprobe sollte 40-400 mg/l des zu bestimmenden Proteins enthalten. Die Herstellung der Verdünnungen erfolgt wie im 1. Versuch beschrieben; die Volumina sind der folgenden Tabelle zu entnehmen.

	Standardserum-Verdünnung			µl 0,15 M NaCl für 50 µl Standard			Probeserum-Verd.	µl 0,15 M NaCl für 50 µl Probe
Haptoglobin	1:5	1:11	1:21	200	500	1000	1:11	500
Albumin x)	1:230	1:440	1:1070	500	1000	2500	1:440	1000
Transferrin	1:11	1:21	1:51	500	1000	2500	1:21	1000

x) Standardserum und Probe zuvor 1 : 21 verdünnt (50 µl + 1,0 ml 0,15 M Natriumchloridlösung)

c) Durchführung der Elektroimmundiffusion

Die Pufferkammern werden mit 25 mM Barbitalpuffer pH 8,6 gefüllt. Die Platte mit dem Agarosegel wird auf die temperierbare Trägerplatte der Elektrophoreseapparatur (Abb.) gelegt. Zur Kühlung wird mit Leitungswasser durchströmt. Die Kontakte mit der Pufferlösung werden durch mit Puffer getränktes Filterpapier hergestellt. Mit dem Partigendispenser (s. Versuch 1 b) werden unmittelbar nacheinander jeweils 5 µl der Standardserum-Verdünnungen bzw. Probenverdünnung in die Löcher eingefüllt. Sofort nach Beendigung des Beschickens des Gels wird der Strom eingeschaltet. Er soll bei einer Ausgangsspannung am Gleichrichter von ca. 300 Volt pro Platte etwa 20 mA betragen. Nach ca. 3 Stunden sind die Präzipitate vor dunklem Hintergrund sichtbar, ggf. können die Gele angefärbt werden.

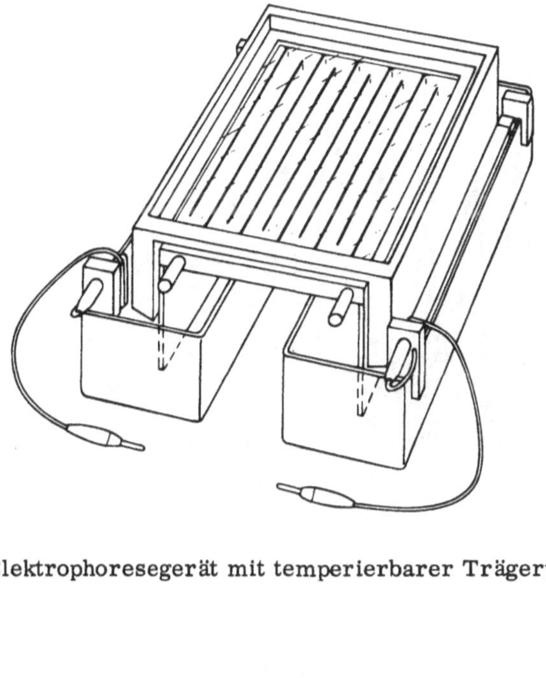

Abb. Elektrophoresegerät mit temperierbarer Trägerplatte

d) Anfärbung

Der die Anfärbung störende Antikörper und nichtpräzipitierte Serumproteine werden durch "Trocknen" der Gelplatten entfernt. Dazu wird die Gelplatte luftblasenfrei mit Filterpapier bedeckt. Darauf legt man eine Schicht Zellstoff, die mit einer Glasplatte beschwert wird. Nach etwa 15 Minuten wird die Gelplatte 2 mal 15 Minuten mit 0,15 M Natriumchloridlösung und einmal 15 Minuten mit destilliertem Wasser gewaschen. Die Gelplatten werden dann 1,5 Minuten lang in eine Lösung von Amidoschwarz 10 B (5 g/l in ca. 1 M Essigsäure) gelegt. Anschließend wird der Farbstoffüberschuß mit ca. 1 M Essigsäure ausgewaschen.

Auswertung

Die Höhe der Präzipitatflächen wird gemessen. Für die mit den Verdünnungen des Standardserums erhaltenen Werte wird eine Standardkurve angefertigt (Abszisse: Antigenkonzentration in mg/l, 20 mg/l = 1 cm; Ordinate: doppelte Höhe der Präzipitatfläche). Mit Hilfe der Standardkurve wird aus der Höhe der Präzipitatfläche des Probeserums dessen Antigengehalt ermittelt.

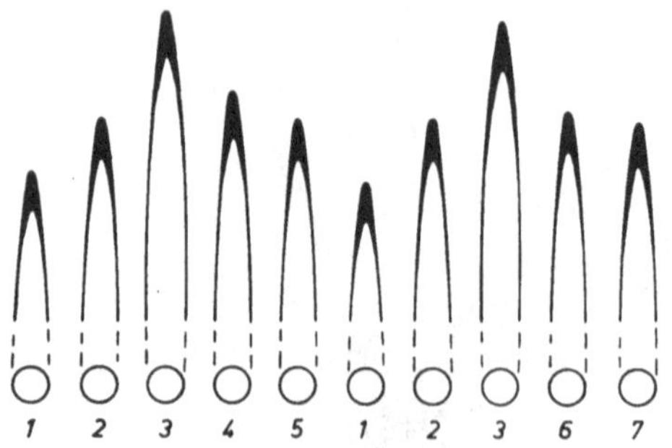

Abb. Immunpräzipitate nach Elektroimmundiffusion

XXVII. Immunelektrophorese

Die Kombination von Elektrophorese und Immundiffusion wird Immunelektrophorese genannt. Als Träger dient ein wenige Millimeter dickes Agarosegel (s. Kap. XXVI), das die Pufferlösung enthält. Zur Aufnahme der Proben werden in Kathodennähe zwei Löcher in das Agarosegel gestanzt. Parallel zur Laufrichtung der Elektrophorese wird über nahezu die gesamte Länge der Platte eine Rinne geschnitten (Abb.). Sie wird nach abgeschlossener Elektrophorese mit dem Antiserum gefüllt.

Zuerst wird die elektrophoretische Trennung der Serumproteine durchgeführt. Die weitere Differenzierung der in den einzelnen Fraktionen enthaltenen Proteine erfolgt durch die auf dem selben Träger durchgeführte Immundiffusion. Dabei können bis zu 30 Immunpräzipitate beobachtet und bestimmten Proteinen zugeordnet werden.
Zur Identifizierung und Zuordnung von Präzipitatlinien gibt es zwei Möglichkeiten:
Im folgenden Versuch werden zur Elektrophorese gleichzeitig Serum und die Lösung des reinen Proteins, das im Serum nachgewiesen werden soll, in die gegenüberliegenden Löcher gegeben. Nach der Elektrophorese wird zur anschließenden Immundiffusion ein gegen alle Serumproteine gerichtetes Antiserum in die Rinne gefüllt.
Zur Elektrophorese kann auch Serum in ein in der Mitte des Gels befindliches Loch gegeben werden. Das Gel besitzt dann rechts und links von der Auftragsstelle je eine Rinne. Die eine wird mit Antiserum, das gegen alle Serumproteine gerichtet ist, gefüllt, die andere mit Antiserum, das nur das nachzuweisende Protein präzipitiert.

Dasjenige Immunpräzipitat des Serums, das spiegelbildlich zum Einzelpräzipitat angeordnet ist, kann dem betreffenden Serumprotein zugeordnet werden.

Die Immunelektrophorese gestattet so, das Fehlen normaler Serumproteine und - bei Verwendung entsprechender Antiseren - das Auftreten pathologischer Serumproteine nachzuweisen.

1. Versuch

a) Herstellung der Agarosegel-Platten

Agarosegel (15 g/l in mit destilliertem Wasser 1 : 2 verdünntem 25 mM Barbitalpuffer, pH 8, 6) wird durch Erwärmen im siedenden Wasserbad verflüssigt. Sechs fettfreie Objektträger werden im Plattenrahmen auf dem Nivelliertisch waagerecht gelagert. Mit einer Meßpipette mit weitem Auslauf werden 10 ml Agarosegel auf jede Reihe von Objektträgern gleichmäßig aufgetragen. Das Agarosegel soll auch den Rahmen neben den Objektträgern ausfüllen.
Während die Gele erstarren (20 min) wird der Nivelliertisch mit einer Haube abgedeckt. Anschließend werden die Rahmen im Rahmenhalter 30 Minuten in einer mit feuchtem Filterpapier ausgelegten Kammer aufbewahrt.
Zum Ausstanzen von Rinne und Löchern wird der Gelschneider so über den Plattenrahmen geschoben, daß er sich jeweils genau über den Objektträgern befindet. Durch Druck auf den Stempel werden Rinne und Löcher so geschnitten. Danach wird das Gel nur aus den Löchern mit einer an die Wasserstrahlpumpe angeschlossenen Kanüle entfernt.

b) Elektrophorese

5 μl einer Mischung von gleichen Volumina Serum und Bromphenolblaulösung (100 mg/l in 25 mM Barbitalpuffer, pH 8, 6) werden in das eine Loch der Platte gefüllt. 2 μl der Lösung des zur Identifizierung und Zuordnung einer Präzipitatlinie vorgesehenen Proteins werden in das gegenüberliegende Loch gefüllt (Partigendispenser, s. Abb. S. 245).
Die Elektrodenräume werden mit 25 mM Barbitalpuffer, (pH 8, 6) gefüllt. Nach Niveauausgleich werden die Plattenrahmen über die Stege der Kammer gelegt. Die Kontakte mit der Pufferlösung werden durch mit Puffer getränktes Filterpapier hergestellt. Der Deckel wird geschlossen und der Gleichstrom eingeschaltet. Bei 250 Volt soll die Stromstärke etwa 15 mA pro Plattenrahmen betragen. Nach 90 Minuten wird der Strom abgeschaltet, die Plattenrahmen werden herausgenommen.

c) Immundiffusion

Mit der an die Wasserstrahlpumpe angeschlossenen Kanüle werden jetzt die Agarosestreifen aus den vorgestanzten Rinnen entfernt. 50 μl Anti-Humanserum werden in jede

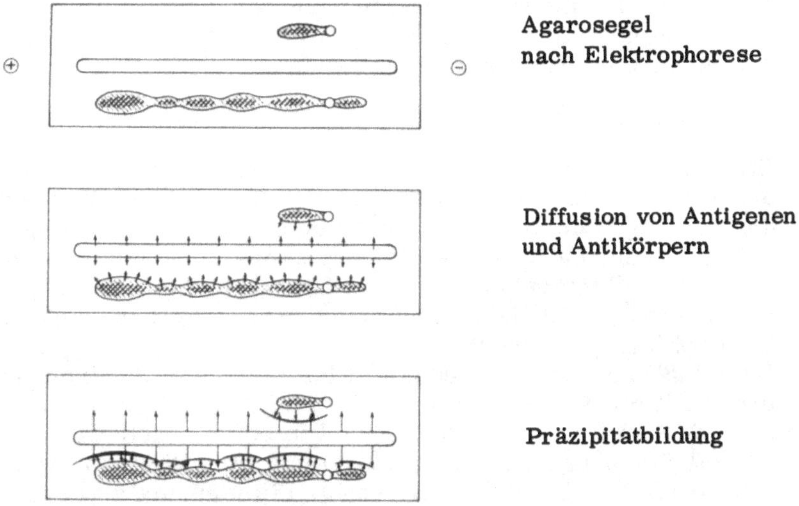

Abb. Die einzelnen Schritte der Immunelektrophorese

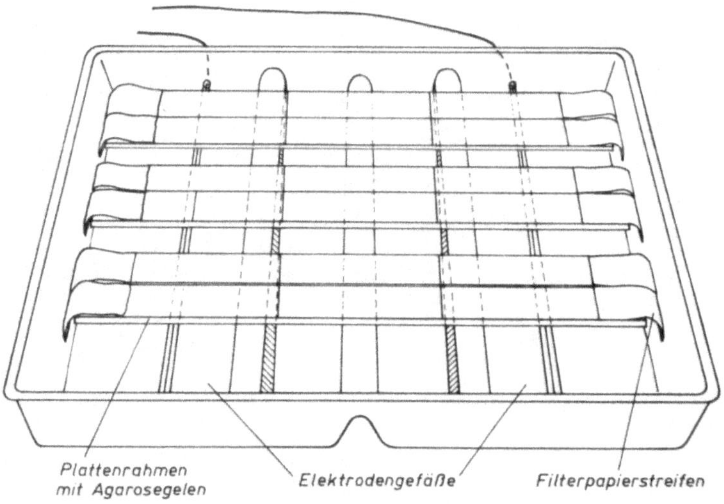

Abb. Immunelektrophorese-Gerät (CAMAG)

Rinne pipettiert. Die Plattenrahmen werden für mindestens 24 Stunden wieder in die feuchte Kammer gestellt. Die Präzipitatlinien sind dann vor dunklem Hintergrund sichtbar, ggf. können die Gele angefärbt werden.

d) Anfärbung

Die die Anfärbung störenden, nichtpräzipitierten Proteine müssen zunächst herausgewaschen werden. Die Platten werden mit angefeuchtetem Filterpapier bedeckt und trockengefönt. Nach Entfernen des Filterpapiers werden die Plattenrahmen im Rahmenhalter für 15 Minuten in eine Schale gestellt, die 0, 15 M Natriumchloridlösung enthält, danach 15 Minuten lang gewässert.
Dann läßt man anschließend die Platten an der Luft trocknen und stellt die Plattenhalter für 5 - 10 Minuten in ein Färbebad von Amidoschwarz 10 B (5 g/l in 900 ml Methanol + 100 ml Eisessig). Zum Entfärben dient eine Mischung von 900 ml Methanol + 100 ml Eisessig, die mehrmals gewechselt wird.

Die Immunelektrophorese kann auch mit Fertiggelen, die im Handel erhältlich sind (z. B. Millipore) durchgeführt werden. Die Gele befinden sich auf biegsamen Plastikstreifen. Löcher und Rinne sind bereits gestanzt. Das Arbeiten mit diesen Gelen erfordert daher weniger Geschicklichkeit.

XXVIII: Radio-Immun-Technik: Bestimmung von Insulin im Blutserum

Literatur (Allgemeines zur Isotopentechnik):

H. Neuert, Kernphysikalisches Meßverfahren, Karlsruhe 1966

H. -J. Stuckenberg, Strahlungsdetektoren in: Atome, Kerne, Elementarteilchen. Hrsg. G. Süßmann und N. Fiebiger, Frankfurt/Main 1968

Strahlen (Korpuskular- oder γ-Strahlen), die beim Zerfall von Atomen radioaktiver Isotope (Radionuklide) entstehen, können zum Nachweis und zur Bestimmung des betreffenden Isotops, und bei entsprechenden Versuchsanordnungen (tracer-Technik) zur quantitativen Bestimmung des gesamten (nicht nur des radioaktiven) Elementes und seiner Verbindungen benutzt werden.

Die Bestimmungsmethoden können außerordentlich empfindlich gestaltet werden. Es gelingt sogar der Nachweis und die Registrierung einzelner Elektronen oder γ-Quanten. In der Regel wird aber nur ein Bruchteil der bei den Atomzerfällen insgesamt entstehenden Elektronen und γ-Quanten von der Meßanordnung erfaßt.

Die Einheit der Radioaktivität ist im Systême International d'Unites (SI) das Bequerel (Bq). Ein Bq entspricht der Menge eines Radionuklids, in der pro Sekunde ein Zerfall stattfindet. Das Bequerel hat daher die Dimension s^{-1} +). Um ein Radionuklid zu charakterisieren, wird sein Atomgewicht, seine Halbwertzeit (HWZ), die Art der ausgesandten Strahlung und deren maximale Energie angegeben. Die übliche Einheit für diese Energie ist das Elektronenvolt, das ist die Energie, die ein Elektron erhält, wenn es durch eine Spannung von 1 Volt beschleunigt wird.

+) Noch bis 31. 12. 1977 darf die bisher gebräuchliche Einheit, das Curie (Ci), benutzt werden. Das Curie ist die Menge eines Radionuklids, in der $3,700 \cdot 10^{10}$ Zerfälle pro Sekunde (Zps oder dps, d von disintegration, Zerfall) stattfinden. Bei der älteren Definition für ein Curie waren die Zerfälle pro Sekunde in einem Gramm Radium die Bezugsgröße.

Es gibt eine große Zahl verschiedener Typen von Strahlendetektoren, die je nach Strahlenart ihre Vorzüge haben. Wir benutzen als Strahlendetektor einen großen Natrium-Jodid-Kristall, in welchem die von dem radioaktiven Präparat emittierte Strahlung Lichtblitze erzeugt, die mit Photovervielfachern [Photomultiplier, Kombination von Photokathode und Sekundärelektronenvervielfacher] in Spannungsimpulse, die für die Registrierung geeignet sind, verwandelt werden. Solche Szintillationszähler sind besonders für die Messung von γ-Strahlen und somit in der Nuklearmedizin bevorzugte Detektoren. Die Nachweiswahrscheinlichkeit für γ-Strahlen ist hier sehr groß [Zählausbeute 40-80 %], so daß noch sehr schwache Aktivitäten gemessen werden können. Obwohl Radiojod eine hohe Radiotoxizität besitzt, da es sich nach einer Inkorporierung in der Schilddrüse ansammelt, kann daher auch beim hier beschriebenen Versuch [Messung von mit Radiojod markiertem Insulin] mit so großen Verdünnungen gearbeitet werden, daß besondere Strahlenschutzmaßnahmen nicht erforderlich sind.

Szintillator und Photomultiplier [Abb.]

Der hier als Detektor benutzte Natriumjodid-Kristall enthält etwa 0,1 Mol % Thalliumjodid. Das bedingt eine große Anzahl von Gitterfehlstellen. Die in den Kristall eingedrungenen Strahlen erzeugen längs ihrer Bahn freie Elektronen und die entsprechenden Löcher. Beide diffundieren durch den Kristall, bis sie zu einer Gitterfehlstelle [Leuchtzentrum] gelangen, wo die Energie z.T. unter Lichtemission abgegeben wird. Die so entstandenen Lichtquanten gelangen dann [evtl. erst nach Reflexion an den Flächen des Kristalls] zur Photokathode. Diese besteht aus einer sehr dünnen Metallschicht, auf die z.B. Antimon und Alkalimetalle aufgedampft worden sind. Valenzelektronen der Alkalimetallatome werden durch die ankommenden Lichtquanten herausgelöst und gelangen in ein elektronenoptisches System, in dem sie durch ein elektrisches Feld stark beschleunigt werden. Sie prallen dabei auf Hilfselektroden [Dynoden], die ähnlich wie die Photokathode zusammengesetzt sind, wobei weitere [Sekundär-] Elektronen herausgeschlagen werden, deren Gesamtheit dann auf die nächste Dynode prallt usw. So entsteht aus einem einzelnen Elektron schließlich eine Elektronenlawine, die einen entsprechenden Spannungsimpuls an der Anode erzeugt [Abb.]. Die Verstärkung im Vervielfacher beträgt in der Regel sechs bis neun Größenordnungen. Der Spannungsimpuls wird im Zählgerät weiter verstärkt und gezählt.
Im Kristall befindet sich eine Bohrung [Bohrlochkristall], die zur Aufnahme des Reagenzglases mit der Probe bestimmt ist.

Durch diese Anordnung [Geometrie] wird erreicht, daß bei kleinen Füllmengen praktisch alle durch das Probenglas dringenden Strahlen in den Natriumjodid-Kristall gelangen [4π-Geometrie]. In unserer Apparatur ist der Wirkungsgrad [gezählte Impulse/Zerfälle] bis zu 1 ml vom Volumen der Probe unabhängig.

Zählgeräte

Die Zählgeräte registrieren die ankommenden Spannungsimpulse "digital", wobei entweder die in einer vorgegebenen Zeit angekommene Impulszahl oder die für eine bestimmte Impulszahl benötigte Zeit angezeigt wird. Die Zählung erfolgt elektronisch. Das Ergebnis wird in Imp./Min. = IpM = cpm [counts per minute] angegeben.
Von Zählgeräten zu unterscheiden sind die Ratemeter, die die Strahlungsintensität nur als Mittelwert [mittlere Impulsfrequenz], also "analog" anzeigen.

"Kennlinie" und Arbeitsspannung

Nur Spannungsimpulse mit einer Mindest-Amplitude werden gezählt. Die Höhe der ankommenden Amplitude ist von der Verstärkung im Multiplier und somit von der angelegten Spannung abhängig. Bei einer geringen Spannung ergeben nur die energiereichsten der von der Photokathode ausgehenden Elektronen Spannungsimpulse ausreichender Amplitudenhöhe. Mit steigender Spannung wird die Zahl der pro Minute registrierten Impulse größer bis schließlich alle durch Szintillationen in der Photokathode erzeugten Elektronen gezählt werden. Die IpM-Spannungskurve erreicht ein Plateau. Nur noch sehr energiearme Elektronen, die durch thermische Vorgänge herausgelöst wurden, werden nicht gezählt. Bei weiterer Spannungserhöhung werden aber auch diese Elektronen so weit vervielfacht, daß die Amplitude des Spannungsimpulses den Schwellenwert für die Zählung erreicht, was einen erneuten Anstieg der IpM-Spannungskurve bedingt. Die Messungen sollen daher bei einer Spannung erfolgen, die dem Plateau entspricht, dessen Lage zuvor bestimmt werden muß. Hierzu kann der Szintillationszähler aus der zur Abschirmung der Umgebungsstrahlung dienenden Bleiverkleidung herausgenommen und die IpM-Spannungskurve mit der Umgebungsstrahlung oder einer Leuchtzifferuhr als Strahlungsquelle aufgenommen werden [vgl. 1. Versuch]. Bei sehr genauen Messungen sollte das später zu bestimmende Radionuklid als Strahlungsquelle zur Aufnahme der Kennlinie benutzt werden. Bei angelegter Arbeitsspannung wird auch ohne besondere Strahlenquelle [trotz Bleiabschirmung] eine geringe Impulszahl registriert, die als Nulleffekt bezeichnet wird. Im allgemeinen ist dieser Nulleffekt von den Meßwerten abzuziehen. Bei der nachfolgend beschriebenen Bestimmung gehen jedoch nur Differenzen der IpM-Werte in die Berechnung ein, so daß sich der Nulleffekt ohnehin heraushebt.

1. Versuch:

Mit der Umgebungsstrahlung als Strahlungsquelle wird die für die Meßanordnung gültige IpM-Spannungskurve aufgenommen. Hierzu wird der Szintillationszähler zur Erhöhung des Nulleffektes aus der Bleiabschirmung herausgenommen und an das Meßgerät angeschlossen. Dieses wird eingeschaltet [Hochspannung auf 0, Eingangsempfindlichkeit auf 10 mV] und nach 10 - 30 Minuten eine Hochspannung von 600 V eingestellt und die Impulszahl pro Minute bestimmt. Nach jeweiliger Erhöhung der Spannung um 50 V wird die Messung wiederholt, bis das Plateau [zwischen 725-1400 V] erreicht ist. Die Zeit- oder Impulsvorwahl ist bei zunehmender Impulszahl entsprechend einzustellen, damit stets genau meßbare Impulszahlen und Zeitintervalle erhalten werden.

Die Spannung darf nicht über einen für die Meßanordnung angegebenen Grenzwert erhöht werden, da bei zu hohen Spannungen oder Einfall von Tageslicht bei angelegter Arbeitsspannung der Photomultiplier zerstört wird.

Auswertung:

Es wird ein Diagramm angefertigt. Abszisse: 100 V = 2 cm [bei 600 V beginnend]; Ordinate: 10^3 IpM = 2 cm [Abb.].

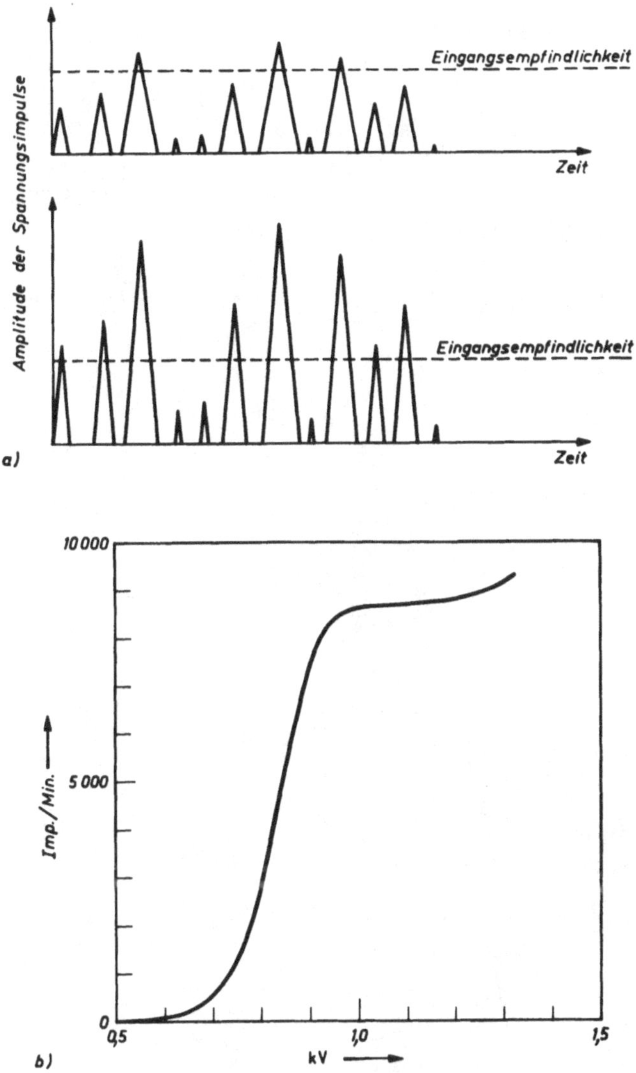

Abb. Charakteristik des Szintillationszählers

a) Impulsamplituden bei zwei verschiedenen Spannungen am Photomultiplier

b) Abhängigkeit der Impulszahl pro Minute von der Spannung am Photomultiplier

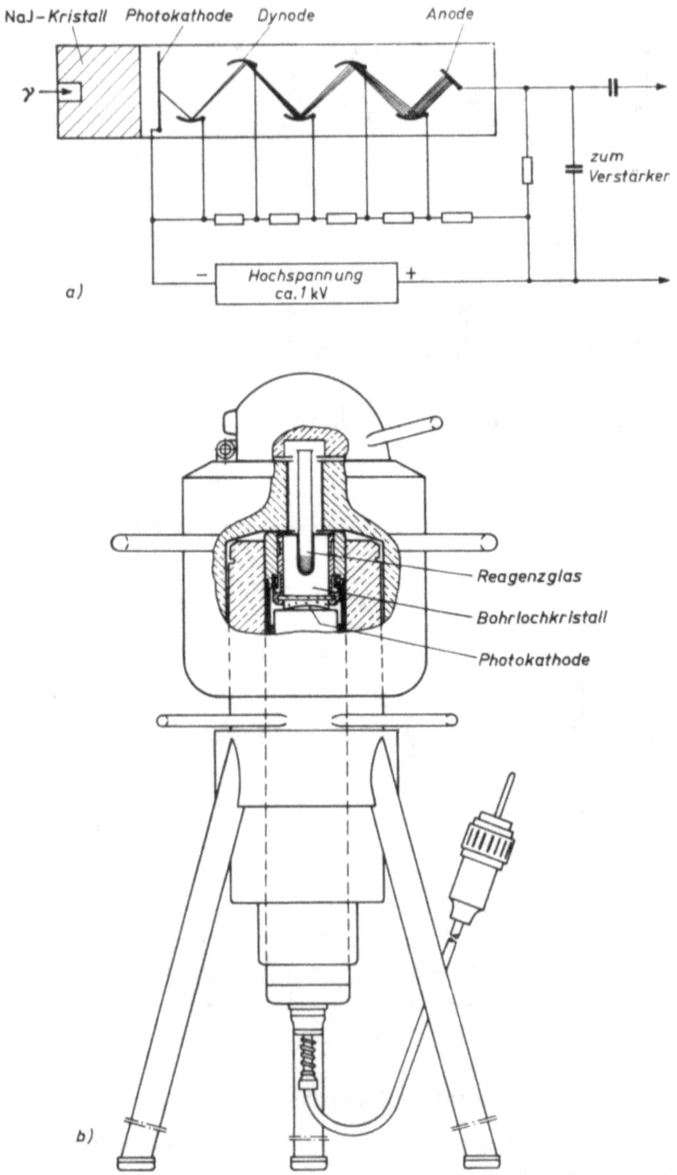

Abb. Szintillationszähler a) Bohrlochkristall und Photomultiplier
b) dgl. meßbereit in Bleiabschirmung

Insulinbestimmung

Proteohormone im Blut bzw. Serum machen weniger als den millionsten Teil des Gesamtproteins aus. Für die Identifizierung und Bestimmung von Einzelproteinen im Serum haben wir immunologische Methoden kennengelernt. Ihre Empfindlichkeit kann durch Kombination mit der Isotopentechnik so gesteigert werden, daß eine genaue und zugleich spezifische Bestimmung von Proteohormonen möglich wird. Im folgenden wird als Beispiel für die Bestimmung der Konzentration eines Proteohormons im Serum die Insulinbestimmung beschrieben.

Die physiologische Wirkung von Insulin besteht u. a. in einer Senkung der Blutzuckerkonzentration, deren Bestimmung früher als biologischer Test für Insulin diente. Wie bei jedem biologischen Test war aber die Streuung der Resultate sehr groß. Im Gegensatz zu den Änderungen der Blutzuckerkonzentration, die im Bereich von einigen mmol/l (10^{-3}M) liegen und mit chemischen bzw. enzymatischen Methoden erfaßt werden können, liegt die Konzentration von Insulin im Blut im Bereich von einigen nmol/l (10^{-9}M).

Gewinnung von Antiserum

Bei der Antigen-Antikörper-Reaktion ist das zu bestimmende Hormon - hier Human-Insulin - das Antigen. Gegen dieses Antigen muß in einem geeigneten Versuchstier ein Antikörper erzeugt werden. Dazu werden Meerschweinchen benutzt, denen als Antigen Insulin vom Schwein injiziert wird. Das Meerschweinchen bildet daraufhin Antikörper, die auch mit Insulin vom Menschen unter Bildung eines Antigen-Antikörper-Komplexes reagieren (immunologische Kreuzreaktion). Das ist verständlich, da sich die beiden Insuline nur in der carboxyterminalen Aminosäure der B-Kette (Schwein: Alanin, Mensch: Threonin) unterscheiden. Diese Kreuzreaktion hat praktische Bedeutung, da kein Humaninsulin für die Immunisierung, Herstellung von radioaktivem Indikatorinsulin und Anfertigung der Standardkurve benötigt wird.
Wichtig ist auch, daß das im Antiserum vorhandene Meerschweinchen-Insulin nicht mit dem erzeugten Antikörper kreuzreagiert und deshalb die Bestimmung nicht stört.

Markierung des Antigens

Zur Durchführung der Bestimmung wird Antigen (hier Schweineinsulin), das mit ^{125}J radioaktiv markiert wurde, benötigt. Phenole reagieren - im Gegensatz zu Benzol - schon bei Raumtemperatur rasch mit elementarem Jod, wobei in o- (und p-) Stellung substituiert wird. Bei der Reaktion von Proteinen mit $^{125}J_2$ substituiert dieses daher die Tyrosinreste des Proteins.

In einer Lösung, die das zu markierende Insulin enthält, wird $Na^{125}J$ zu $^{125}J_2$ oxidiert (z. B. mit Natrium-p-toluol-sulfonchloramid = Chloramin T, elektrolytisch oder enzymatisch mit Wasserstoffperoxid und Peroxidase). Das entstehende $^{125}J_2$ wird im Austausch gegen H an den Benzolring in o-Stellung zur phenolischen Hydroxylgruppe gebunden, wobei gleichzeitig Jodidionen ($^{125}J^-$) entstehen. Nichtumgesetztes $^{125}J_2$ wird mit Natriumhydrogensulfit wieder reduziert. Das radioaktiv markierte Hormon muß anschließend von den anorganischen Stoffen und eventuellen Nebenprodukten befreit werden, was meist durch Gelfiltration erfolgt.

Reaktion von Antigen und Antikörper bei Antigenüberschuß

Läßt man den Antikörper mit einem Überschuß von Antigen, von dem ein Teil radioaktiv markiert ist, reagieren, bindet der Antikörper das markierte und nichtmarkierte Antigen entsprechend ihrem Konzentrationsverhältnis. Markiertes Insulin (Insulin ^{x}) und nichtmarkiertes Insulin konkurrieren also in folgender Weise um den Antikörper:

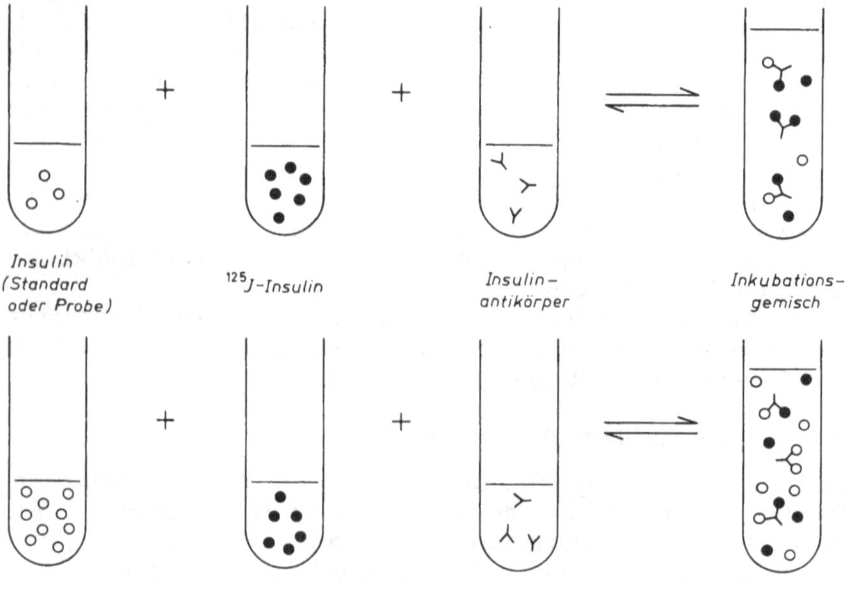

Die Einstellung des Gleichgewichts erfolgt langsam, weshalb die Reaktionsansätze bei Raumtemperatur über Nacht oder im Kühlschrank (+ 4° C) zwei Tage aufbewahrt werden müssen.
Die Konzentrationen sind so gering und Insulin ist gegenüber dem Antikörper im Überschuß, so daß kein Präzipitat entsteht.
Die Gleichgewichtskonstante

$$K = \frac{[\text{Insulin}]\ [\text{Antikörper}]}{[\text{Insulin-Antikörper-Komplex}]} = \frac{[\text{Insulin}^{x}]\ [\text{Antikörper}]}{[\text{Insulin}^{x}\text{-Antikörper-Komplex}]} \quad (1)$$

beträgt etwa 10^{-12} mol/l.
Die Dissoziationskonstanten solcher Antigen-Antikörper-Komplexe sollten erheblich unter der Konzentration des zu bestimmenden Hormons liegen, um es noch hinreichend genau bestimmen zu können.
Die Gleichgewichtskonstante für die Bildung des Antigen-Antikörper-Komplexes wird durch die Markierung praktisch nicht beeinflußt. Wenn die Konzentrationen von Antikörper und markiertem Insulin konstant sind, ist die Konzentration des nichtmarkierten (zu bestimmenden) Insulins die einzige Veränderliche. Sie beeinflußt die Bindung von markiertem Insulin an den Antikörper. Je größer die Konzentration des nichtmarkierten (zu bestimmenden) Insulins ist, desto weniger markiertes wird am Antikörper gebunden und umgekehrt.
Da die Gleichgewichtskonstante durch die Insulin-Markierung nicht verändert worden ist, folgt aus Gleichung 1, da ja beide Reaktionen in derselben Lösung ablaufen, in der es nur eine Konzentration von freiem Antikörper (gegen Insulin) gibt:

$$\frac{[\text{Insulin}]}{[\text{Insulin-Antikörper-Komplex}]} = \frac{[\text{Insulin}^{x}]}{[\text{Insulin}^{x}\text{-Antikörper-Komplex}]} \quad (2)$$

Trennung von freiem Antigen und dem Antigen-Antikörper-Komplex

Um die Quotienten der Radioaktivität von Insulin-Antikörper-Komplex und freiem Insulin ermitteln zu können, müssen nach Einstellung des Gleichgewichts beide voneinander getrennt werden. Wegen der geringen Geschwindigkeit der Gleichgewichtseinstellung ist dies möglich, ohne daß während der Trennung eine nennenswerte Dissoziation des Komplexes erfolgt. Die Trennung kann grundsätzlich mit allen Protein-Trennmethoden erreicht werden, besonders einfach gelingt sie durch Adsorption des freien Insulins an einen Anionenaustauscher, dessen starke Vernetzung (kleine Poren) nur das Eindringen und die Bindung des kleinen Insulinmoleküls erlauben, nicht jedoch die des Insulin-Antikörper-Komplexes. Die Radioaktivität des Antigen-Antikörper-Komplexes (d. i. die im Überstand bzw. Filtrat) wird gemessen ($(IpM)_u$).

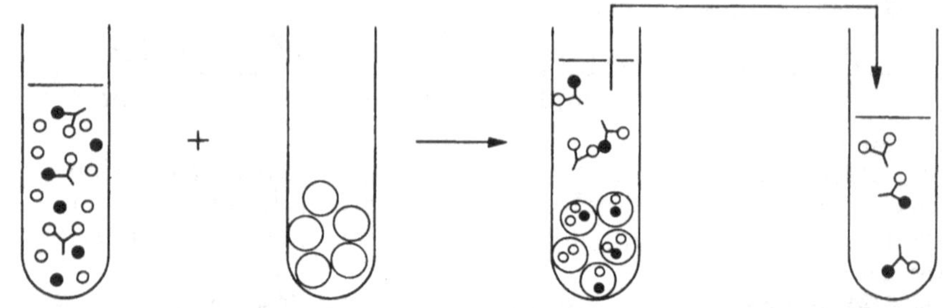

Die Radioaktivität des freien Insulins erhält man aus der Differenz der als ^{125}J-Insulin eingesetzten Gesamtradioaktivität $(IpM)_t$ und der Antikörper-gebundenen Radioaktivität $(IpM)_u$. Da freies radioaktiv markiertes Insulin auch mit Begleitproteinen der Probe reagiert und vom Adsorbens nicht vollständig gebunden wird, verbleibt eine geringe, nicht Antikörper-gebundene Radioaktivität im Überstand. Deren Betrag $(IpM)_k$ wird für Standardproben und jedes Probandenserum in Kontrollansätzen, die alle Reagenzien außer dem Antikörper enthalten, bestimmt und vom Wert für $(IpM)_u$ subtrahiert. Das Verhältnis Antikörper-gebundenes (B, bound) zu freiem (F, free) ^{125}J-Insulin ergibt sich als Quotient gemäß Gleichung 2.

$$\frac{B}{F} = \frac{[^{125}J\text{-Insulin-Antikörper-Komplex}]}{[^{125}J\text{-Insulin}]} = \frac{(IpM)_u - (IpM)_k}{(IpM)_t - (IpM)_u} \qquad (3)$$

Die Insulinkonzentrationen der Probandenseren werden aus der Insulin-Standardkurve ermittelt. Diese erhält man durch Auftragen der Quotienten B/F gegen die zugehörigen Konzentrationen der Insulin-Standardlösungen. Die Standardkurve muß für jedes Antiserum neu erstellt werden, da sie von der Dissoziationskonstante des Insulin-Antikörper-Komplexes abhängig ist und ggf. auch von seiner Konzentration. Die Konzentration des Antikörpers und auch die Größe dieser Dissoziationskonstanten variieren mit dem benutzten Antiserum.

Sicherheitsvorschriften

Der Umgang mit radioaktiven Stoffen ist nur mit behördlicher Genehmigung (Umgangsgenehmigung) erlaubt. Voraussetzung für deren Erteilung ist die erforderliche Fachkunde der Mitarbeiter, deren gesundheitliche Überwachung und das Vorhandensein geeigneter Räume mit den nötigen technischen Einrichtungen.
Im Praktikum werden nur Aktivitäten unterhalb eines gesetzlich festgelegten Wertes (Freigrenze) benutzt.
Trotzdem müssen folgende Sicherheits- und Strahlenschutzmaßnahmen eingehalten werden:

1. Um die Inkorporation von radioaktiven Substanzen zu vermeiden, dürfen radioaktive Lösungen nicht mit dem Mund, sondern nur mit Sicherheitspipetten (z.B. Marburg-Pipette) pipettiert werden. Es darf bei Arbeiten mit radioaktiven Isotopen im Laboratorium weder gegessen, getrunken noch geraucht werden.
2. Zur Vermeidung unnötiger Kontamination von Mensch und Umwelt ist peinliche Sauberkeit und Vorsicht beim Arbeiten mit diesen Verbindungen erforderlich. Bei Glasbruch ausgelaufene radioaktive Lösungen müssen sofort mit saugfähigem Material (Zellstoff) aufgenommen werden. Kontaminierte Arbeitsfläche und Geräte müssen sorgfältig gereinigt (dekontaminiert) werden.
   Alles radioaktive Material muß in besonderen Behältern, getrennt für flüssige (verbrauchte Lösungen, Spülwasser von Geräten) und feste (z. B. Einmal-Pipetten oder -Spitzen, DC-Platten, Wischtücher) Stoffe gesammelt werden.
   Radioaktive Lösungen dürfen nicht in den Ausguß gegossen werden.

Insulin-Bestimmung vor und nach Glucosebelastung

Zur Insulinbestimmung im Serum benutzen wir das Testbesteck der Fa. Hoechst. Es enthält ^{125}J-Insulin mit einer spezifischen Aktivität von etwa 5 M Bq/mg = $5 \cdot 10^6\ s^{-1}$/mg = 135 μCi/mg. Die Eigenschaften des Nuklids ^{125}J sind in der Tabelle (Anhang) angegeben.
Die Pufferlösung, die für die Bereitung der Standard- und Reaktionslösungen sowie der Serumverdünnungen verwendet wird, enthält 2,5 g/l Albumin. Dadurch wird die Adsorption von Insulin an die Glaswandung der benutzten Gefäße verringert. In der Pufferlösung ist außerdem 1g/l Natriumazid als Konservierungsmit-

tel enthalten. Das freie Insulin wird an einen stark basischen Anionenaustauscher mit quaternären Ammoniumgruppen (Amberlite C G 400 I, $R-N^{+}(CH_3)_3OH^{-}$) adsorbiert.

2. Versuch

a) Ansetzen der Standardlösungen

500 µl Insulin-Vorratslösung (400 E/l)+) werden in einem 50-ml-Meßkolben mit Pufferlösung (40 mM Phosphatpuffer, pH 7,4; 2,5 g/l Rinderserumalbumin; 1 g/l Natriumazid) aufgefüllt und gemischt.
Aus dieser Insulin-Stammlösung (4 E/l) werden 7 Verdünnungen hergestellt, indem die in der Tabelle angegebenen Volumina mit Marburg-Pipetten in 100-ml-Erlenmeyerkolben gegeben und die angegebenen Volumina der Pufferlösung hinzupipettiert werden:

Insulin-Stammlösung (ml)	0,05	0,05	0,05	0,10	0,20	0,30	0,50
Pufferlösung (ml)	50,0	20,0	10,0	10,0	10,0	10,0	10,0
Endkonzentration (mE/l)	4,0	10,0	19,9	39,6	78,4	116,5	190,5

b) Gewinnung der Probandenseren

Einem Probanden, der in den vergangenen 4 Stunden keine Nahrung zu sich genommen hat, werden einige Milliliter Blut entnommen und in ein Zentrifugenglas gegeben. (50 µl werden sofort, wie in c beschrieben, zur Glucosebestimmung eingesetzt).Nach etwa 30 Minuten wird der Blutkuchen mit einem Glasstab von der Wandung des Zentrifugenglases gelöst und abzentrifugiert. Das Serum wird abgetrennt und aufbewahrt. Der Proband erhält 100 g Glucose in 400 ml Tee gelöst zu trinken. Nach 60 Minuten wird wieder Blut abgenommen, Glucose bestimmt und Serum gewonnen, das vor der Insulin-Bestimmung 1 : 5 mit Pufferlösung verdünnt wird.

c) Blutzuckerbestimmung

Die Blutzuckerkonzentration wird aus der ersten und letzten Blutprobe und zwischendurch in Abständen von 20 Minuten

+) 1 mg reines Schweine-Insulin entspricht 27 Insulin-Einheiten

aus Kapillarblut, das aus der Fingerbeere (sterile Impflanzette) entnommen wird, bestimmt. Wir verwenden dazu das in Kapitel XVII beschriebene Remissionsphotometer und arbeiten nach der dort angegebenen Vorschrift. Es wird die Skala für Vollblut verwendet. Auf den Teststreifen werden 50 μl Blut pipettiert.

Auswertung:

In einem Diagramm werden die Glucosekonzentrationen gegen die Zeit aufgetragen. Ordinate: Glucose, 1 mmol/l = 1 cm; Abszisse: Zeit, 5 Min. = 1 cm. Das Molekulargewicht von Glucose beträgt 180.

d) Insulinbestimmung

In 16 Zentrifugengläser werden mit Marburg-Pipetten, die in der Tabelle angegebenen Volumina der entsprechenden Lösungen bzw. Proben pipettiert. Die Ansätze werden mit Parafilm verschlossen bei Raumtemperatur über Nacht oder bei +4° C mindestens zwei Tage aufbewahrt. Sie können gegebenenfalls auch bis zu einer Woche im Kühlschrank (+4° C) stehen. Alle Ansätze außer Nr. 1 werden dann mit etwa 200 mg Amberlite (Meßlöffel benutzen) versetzt, mit dem Whirlmix gemischt und unter häufigem Schütteln etwa 30 Minuten stehengelassen. Danach wird der Ionenaustauscher 10 Minuten bei 2500 U/min abzentrifugiert. Je 0,5 ml von Ansatz 1 und den Überständen werden in ein Reagenzglas pipettiert (Marburg-Pipette). Ihre Radioaktivitäten werden im Szintillationszähler gemessen.

Auswertung:

Für jede Standardprobe wird unter Verwendung von $(IpM)_{K1}$ der Quotient B/F gebildet und gegen deren Insulinkonzentration aufgetragen. Ordinate: Quotient B/F, 1,0 = 5 cm; Abszisse: Insulinkonzentration, 10 mE/l = 1 cm.
Für jede Serumprobe wird unter Verwendung des zugehörigen $(IpM)_K$-Wertes der Quotient B/F gebildet und in der Standardkurve die Insulinkonzentration aufgesucht. Die Verdünnung der nach Glucosebelastung gewonnenen Probe ist zu berücksichtigen.

Pipettierschema zu Versuch 2 d) Insulinbestimmung

Ansatz Nr.	Bezeichnung des Ansatzes	Pufferlösung (ml)	Insulin-Standard (ml)	Serum oder andere Probe (ml)	^{125}J-Insulinlösung (ml)	Antiserum-Verdünnung (ml)	Amberlite	Meßwerte
1	Gesamtaktivität	0,5 + 0,1	-	-	0,8	-	-	$(IpM)_t$
2	Leerwert 0,0 mE/l	0,1	-	-	0,8	0,5	+	$(IpM)_u$
3	Standard 4,0 mE/l	-	0,1	-	0,8	0,5	+	$(IpM)_u$
4	Standard 10,0 mE/l	-	0,1	-	0,8	0,5	+	$(IpM)_u$
5	Standard 19,9 mE/l	-	0,1	-	0,8	0,5	+	$(IpM)_u$
6	Standard 39,6 mE/l	-	0,1	-	0,8	0,5	+	$(IpM)_u$
7	Standard 78,4 mE/l	-	0,1	-	0,8	0,5	+	$(IpM)_u$
8	Standard 116,5 mE/l	-	0,1	-	0,8	0,5	+	$(IpM)_u$
9	Standard 190,5 mE/l	-	0,1	-	0,8	0,5	+	$(IpM)_u$
10	Adsorptionskontrolle für 2-9	0,5 + 0,1	-	-	0,8	-	+	$(IpM)_{k\,2-9}$
11	Richtigkeitskontrolle	-	-	0,1	0,8	0,5	+	$(IpM)_u$
12	Adsorptionskontrolle für 11	0,5	-	0,1	0,8	-	+	$(IpM)_{k\,11}$
13	Serum vor Glucose	-	-	0,1	0,8	0,5	+	$(IpM)_u$
14	Adsorptionskontrolle für 13	0,5	-	0,1	0,8	-	+	$(IpM)_{k\,13}$
15	Serum nach Glucose 1:5 verd.	-	-	0,1	0,8	0,5	+	$(IpM)_u$
16	Adsorptionskontrolle für 15	0,5	-	0,1	0,8	-	+	$(IpM)_{k\,15}$

Insulin Monotest

Wesentlich einfacher ist die Insulinbestimmung mit Insulin Monotest (Boehringer) durchzuführen. Die Trennung von Antikörper-gebundenem und freiem ^{125}J-Insulin erfolgt beim Monotest dadurch, daß der Antikörper kovalent an die Innenwand der aus Kunststoff bestehenden Reaktionsgefäße gebunden ist und das freie ^{125}J-Insulin nach Beendigung der Inkubation mit dem Reaktionsansatz nur ausgegossen zu werden braucht (ein Beispiel für die Immobilisierung von Proteinen durch kovalente Bindung an feste Träger ist im Kapitel Affinitätschromatographie beschrieben).

Die Testpackung enthält drei Arten von Reaktionsgefäßen:

1. für den Leerwert ein Reaktionsgefäß (nicht mit Antikörper beschichtet) mit Puffersubstanz (lyophilisiert)
2. für die Standardwerte Reaktionsgefäße (mit Antikörper beschichtet) mit Puffersubstanz und steigenden Mengen Standard-Insulin (lyophilisiert)
3. für die Proben Reaktionsgefäße (mit Antikörper beschichtet) mit Puffersubstanz (lyophilisiert).

In die Reaktionsgefäße werden nur 1,0 ml ^{125}J-Insulinlösung und in die Probenansätze zusätzlich 0,1 ml Probe pipettiert. Nach 15-19 Stunden Inkubation bei +4° C wird die im Reaktionsgefäß befindliche Lösung ausgegossen. Das Röhrchen wird einmal mit Leitungswasser gefüllt und wieder entleert. Gemessen wird die Radioaktivität des an die entleerten Reaktionsgefäße gebundenen Insulin-Antikörper-Komplexes.

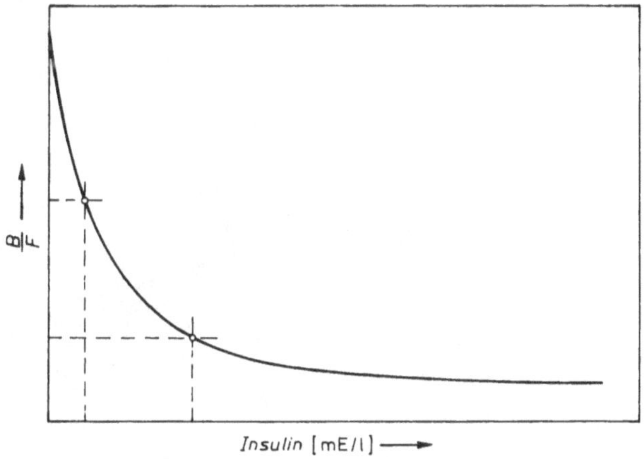

Abb. Standardkurve zur Bestimmung von Insulin im Serum

G Reagenzien und Geräte

I. KOHLENHYDRATE

Lösungen

Amyloselösung (20 g/l): 20 g Stärke + 980 ml Wasser
Jod-Kaliumjodid-Lösung: 1 g Jod + 2 g Kaliumjodid + 300 ml Wasser
Konz. Salzsäure: D = 1,12
ca. 1 M Salzsäure: 130 ml (D = 1,12) + 870 ml Wasser
ca. 1 M Essigsäure: 57 ml Eisessig + 943 ml Wasser
ca. 1 M Phosphatpuffer (pH 7): 53 g Kalium-dihydrogenphosphat + 108 g Dinatrium-hydrogenphosphat-2-Hydrat + 925 ml Wasser
ca. 1 M Sodalösung: 290 g Natriumcarbonat-10-Hydrat + 800 ml Wasser
0,15 M Natriumchloridlösung: 9 g + 990 ml Wasser
Fehling I: 70 g Kupfersulfat-5-Hydrat + 970 ml Wasser
Fehling II: 350 g Kalium-natrium-tartrat + 100 g Ätznatron + 760 ml Wasser
Glucoselösung (20 g/l): 20 g Glucose + 980 ml Wasser
Fructoselösung (20 g/l): 20 g Fructose + 980 ml Wasser
Lactoselösung (20 g/l): 20 g Fructose + 980 ml Wasser
Saccharoselösung (20 g/l): 20 g Saccharose + 980 ml Wasser
Pentoselösung (20 g/l): 20 g Pentose + 980 ml Wasser
Galaktoselösung (20 g/l): 20 g Galaktose + 980 ml Wasser
Konz. Natronlauge: 250 g Ätznatron + 750 ml Wasser
ca. 2 M Natronlauge: 75 g Ätznatron + 925 ml Wasser
0,1 M Natronlauge: 50 ml 2 M Natronlauge + 950 ml Wasser
Natriumacetatlösung (500 g/l): 500 g 3-Hydrat + 500 ml Wasser
Wasserstoffperoxidlösung (0,3 g/l): 1 ml Perhydrol + 1 l Wasser
Natriumfluoridlösung (5 g/l): 0,5 g Natriumfluorid + 100 ml Wasser
Weinsäurelösung (10 g/l): 10 g Weinsäure + 1 l Wasser
Milch

Feste Substanzen

Kartoffelstärke
Ascorbinsäure
Hefe

Spezielle Reagenzien

Amylaselösung: 10 mg Pankreatin + 100 ml Wasser
Clinitest-Tabletten
Glukotestpapier

Clinistix
Invertaselösung (10 mg/l in 0,5 M Acetatpuffer pH 4,5): 54,5 ml 0,5 M Natriumacetatlösung (68 g/l Natriumacetat-3-Hydrat) + 45,5 ml 1 M Essigsäure + ca. 1 mg ß-Fructosidase (Boehringer)
ß-Galaktosidaselösung (50 mg/l in 0,5 M Phosphatpuffer pH 7,5): 100 mg Kalium-dihydrogenphosphat + 760 mg Dinatrium-hydrogenphosphat-2-Hydrat + 10 ml Wasser + 100 µl ß-Galaktosidase (Boehringer)
Merckotest α-Amylase enthält:
1) Amylosepufferlösung: 0,04 M Phosphatpuffer (pH 7,1), 0,015 M Natriumchlorid 0,2 g/l Amylose
2) 4 mM Jodlösung

Geräte

Erlenmeyerkolben 50 ml, 200 ml
Pipetten 5 ml, 4 ml, 1 ml, 2 ml, 0,5 ml, 0,1 ml
Reagenzgläser
Wasserbäder, Eis, ca. 25°C, 40°C, 90°C, 100° C
Meßzylinder 50 ml, 10 ml
Faltenfilter
Trichter
Gärröhrchen
Brutschrank

II. AMINOSÄUREN UND PROTEINE

Lösungen

ca. 1 M Natronlauge: 37 g Ätznatron + 963 ml Wasser bzw. aus 2 M verdünnt
ca. 2 M Natronlauge: 75 g Ätznatron + 925 ml Wasser
ca. 0,1 M Natronlauge: 50 ml 2 M Natronlauge + 950 ml Wasser
ca. 1 M Salzsäure: 130 ml (D = 1,12) + 870 ml Wasser
Glycinlösung (50 g/l u. 1 g/l): 50 g Glycin + 950 ml Wasser, 1 g Glycin + 1000 ml Wasser
Fehling I: 70 g Kupfersulfat-5-Hydrat + 970 ml Wasser
verd. Kupfersulfatlösung: 10 ml Fehling I + 90 ml Wasser
Ninhydrinlösung (25 g/l): 250 mg Ninhydrin + 100 ml Isopropylalkohol
Cysteinhydrochloridlösung (10 g/l): 1 g + 100 ml Wasser
ca. 2 M Ammoniaklösung: 150 ml konz. Ammoniak (D = 0,91) + 850 ml Wasser

Eisen(III)-chloridlösung (10 g/l): 10 g 6-Hydrat + 1 l Wasser
Dinatrium-hydrogenphosphatlösung (20 g/l): 20 g + 1000 ml Wasser
5, 5'-Dithiobis-(2-nitrobenzoesäure)(1 g/l): 100 mg + 100 ml Alkohol
Eiklar
verd. Eiklar: 1 Eiklar + 500 ml 0, 15 M Natriumchloridlösung, 20 Min. bei 3000 U/Min zentrifugieren
ges. Ammoniumsulfatlösung: 1000 g + 1750 ml Wasser
0, 15 M Natriumchloridlösung: 9 g Natriumchlorid + 990 ml Wasser
Glucoselösung (50 g/l): 50 g Glucose + 950 ml Wasser
ca. 2 M Salpetersäure: 140 ml konz. (D = 1, 40) + 860 ml Wasser
ca. 0, 1 M Silbernitratlösung: 1, 7 g Silbernitrat + 100 ml Wasser
Quecksilber-(II)-chloridlösung (75 g/l): 7, 5 g + 92, 5 ml Wasser
Trichloressigsäurelösung (100 g/l): 100 g + 900 ml Wasser
ca. 0, 6 M Perchlorsäure: 50 ml (D = 1, 67) + 950 ml Wasser
Sulfosalicylsäurelösung (200 g/l): 200 g + 800 ml Wasser
ca. 0, 1 M Essigsäure: 50 ml 2 M Essigsäure + 950 ml Wasser
ca. 2 M Essigsäure: 113 ml Eisessig + 887 ml Wasser
Albuminlösung (1 g/l): 100 mg Rinderserumalbumin + 100 ml Wasser

Feste Substanzen

Tyrosin
Natriumchlorid

Spezielle Reagenzien

Universalindikatorpapier
Glucosetestpapier
Albustix
Uristix
Albym-Test
Bromkresolgrünlösung: 40 mg + 100 ml Äthylalkohol

Geräte

Glasstäbe
Zentrifuge
Zentrifugengläser
Pipetten 2 ml
Bechergläser 100 ml
Bürogummi
Cellophanschlauch

III. ANDERE BESTANDTEILE VON KÖRPERFLÜSSIGKEITEN

Lösungen

Harnstofflösung (20 g/l): 20 g Harnstoff + 980 ml Wasser
Ureaselösung (5 g/l): 0,5 g Urease (Merck) + 1 g Kaliumchlorid + 100 ml Wasser
ca. 1 M Essigsäure: 57 ml Eisessig + 943 ml Wasser
Serum
Serum mit erhöhtem Harnstoffgehalt: 5 mg Harnstoff + 10 ml Serum
Konz. Salpetersäure: D = 1,40
ca. 2 M Ammoniaklösung: 150 ml konz. Ammoniak (D = 0,91) + 850 ml Wasser
Eisessig
Konz. Ammoniak:D = 0,91
Acetessigsäurelösung : 10 ml Acetessigsäureäthylester + 40 ml 2 M Natronlauge, nach zweitägigem Stehen bei Raumtemperatur mit Wasser auf 1000 ml ergänzen (begrenzt haltbar) und 1 : 10 verd.
Acetonlösung (10 ml/l): 10 ml Aceton + 1000 ml Wasser
Acetonlösung (1 ml/l): 1 ml Aceton + 1000 ml Wasser
Sulfanilsäure (5 g/l): 0,5 g p-Aminobenzolsulfonsäure + 2 ml Salzsäure (D = 1,12) + 98 ml Wasser
Natriumnitritlösung (5 g/l): 5 g Natriumnitrit + 1000 ml Wasser.
Bilirubinlösung (20 mg/l): 2 mg Bilirubin + einige Tr. 0,1 M Natronlauge + 100 ml 0,15 M Natriumchlorid
Konz. Salzsäure:D = 1,12
Pferdeharn
Bleiacetatlösung (100 g/l): 10 g 3-Hydrat + 90 ml Wasser
Eisen(III)-chloridlösung (10 g/l): 1 g Eisen(III)-chlorid-6-Hydrat + 100 ml Salzsäure (D = 1,16)
Chloroform
o-Tolidinhydrochlorid (10 g/l): 1 g + 10 ml 1 M Salzsäure + 90 ml Wasser nach Auflösung
Wasserstoffperoxidlösung (30 g/l): 10 ml Perhydrol + 90 ml Wasser
Natriumacetatlösung (10 g/l): 1 g Natriumacetat 3-Hydrat + 100 ml Wasser
Äther
Eisessig
Benzidin
Milch
Acetaldehyd

Feste Substanzen

Nitroprussidnatrium

Spezielle Reagenzien

Phenolphthalein (1 g/l): 100 mg + 90 ml Alkohol + 10 ml Wasser
Urastrat-Streifen
Merckognost Harnstoff
Ketostix
Iktotesttabletten
Heglostix-Stäbchen
Phosphatabs-Acid
Phosphatabs-Alkaline
Methylenblaulösung (0, 1 g/l): 100 mg + 1000 ml Wasser

Geräte

Wasserbäder
Spezial-Reagenzröhrchen 75 x 12 mm
Büroklammern
Schablone
kleine Porzellanschale
Drahtnetz
Meßzylinder 10 ml, 50 ml, 100 ml, 1000 ml
Brutschrank
Meßpipetten 5 ml, 1 ml
Impflanzetten
Reagenzgläser

IV. ALLGEMEINES ZUR MASSANALYSE

----- 0 ----

V. NEUTRALISATIONSTITRATIONEN

Maßflüssigkeiten

0,1 N Natronlauge, Fixanal oder Titrisol
0,02 N Salzsäure: 50 ml 1 M (Fixanal oder Titrisol) im Meßkolben mit Wasser zu einem Liter auffüllen

Indikatorlösungen

Mischindikator Phenolphthalein / Methylgrün:
50 mg Phenolphthalein + 50 mg Methylgrün + 100 ml Äthanol
Mischindikator Methylrot/ Methylenblau (Tashiro):
100 mg Methylrot + 50 mg Methylenblau + 100 ml Äthanol

Lösungen für die Analysenausgabe

ca. 1 M Glycinlösung: ca. 75 g Glycin werden genau abgewogen und im Meßkolben auf 1000 ml mit Wasser aufgefüllt. Mindestens 10 ml werden genau abgemessen und in 100 ml Meßkolben ausgegeben.
Glycinlösung (0,5 mg N pro ml): 268 mg Glycin im Meßkolben zu 100 ml lösen. 1 - 4 ml (5 ml-Bürette) werden in Kjeldahlkolben ausgegeben

Sonstige Lösungen

Formaldehydlösung (350 g/kg)
Kjeldahllauge (320 g/kg): 470 g Ätznatron + 1 Liter Wasser, unter Rühren lösen
Veraschungsschwefelsäure: 7 g/l Selendioxid in 1 + 1 (Vol/Vol) verdünnter konz. Schwefelsäure (D = 1,84)
Borsäurelösung (20 g/l): 2 g + 98 ml Wasser
Serum

Geräte

Kjeldahl-Apparatur
Vollpipetten 2,5-, 4-, 5-, 10-ml
Meßzylinder 5-, 10-, 25-ml
Bürette 50-, 10-ml
Weithalserlenmeyerkolben 50-, 200-ml
Kjeldahlkolben
Trichter
Glasperlen
Veraschungsgestell

VI. KOMPLEXBILDUNGSTITRATIONEN

Maßflüssigkeiten

0,1 N Quecksilber(II)-nitratlösung: 21,661 g rotes Quecksilber-(II)-oxid p.a. in 30 ml konz. Salpetersäure (D = 1,40) lösen und mit Wasser im Meßkolben auf 1 Liter auffüllen
0,1 N Salzsäure, Fixanal oder Titrisol
0,01 M Äthylendiamintetraessigsäurelösung: 3,723 g Dinatriumsalz-2-Hydrat p.a. im Meßkolben zu einem Liter lösen

Indikatorlösungen

frisch bereiten (jede Woche)
Diphenylcarbazon: 0,2 g + 20 ml Äthanol
Eriochromschwarz T: 0,2 g + 20 ml absolutes Äthanol
HHSNN-Lösung: 20 mg Calconcarbonsäure (Merck) + 20 ml Alkohol

Lösungen zur Analysenausgabe

1 M Natriumchloridlösung: 58,45 g NaCl p.a. im Meßkolben zu einem Liter lösen
ca. 0,1 M Calciumchloridlösung: 15 g 2-Hydrat + 1 Liter Wasser; einstellen
ca. 0,1 M Magnesiumchloridlösung: 20,3 g 6-Hydrat + 1 Liter Wasser; einstellen

Sonstige Lösungen

Ammoniakpuffer, pH 10: 70 g Ammoniumchlorid + 570 ml konz. Ammoniaklösung (D = 0,91) + 385 ml Wasser
ca. 1 N Essigsäure
ca. 1 N Natronlauge
Milch

Geräte

Büretten 50-ml
Vollpipetten 5-, 10-ml
Erlenmeyerkolben 100-, 200-ml
Meßzylinder 5-, 10-ml
Trichter
Faltenfilter

VII. MANGANOMETRISCHE TITRATIONEN

Maßflüssigkeiten

ca. 0,1 N Kaliumpermanganatlösung: 3,2 g in einem Liter Wasser lösen. Entweder auf dem siedenen Wasserbad eine Stunde erwärmen oder eine Woche bei Raumtemperatur aufbewahren. Gebildeter Braunstein wird durch Filtrieren durch eine feinporige Glasfritte entfernt. Durch Titration gegen Oxalat einstellen.

ca. 0,02 N Kaliumpermanganatlösung: 20 ml ca. 0,1 N Lösung + 80 ml Wasser

Lösungen zur Analysenausgabe

ca. 0,5 M Wasserstoffperoxidlösung: 50 ml Perhydrol + 950 ml Wasser. Einstellen, in der Kälte aufbewahren, Titer oft kontrollieren.

Pufferstammlösungen

0,1 M Natriumacetatlösung: 13,6 g 3-Hydrat im Meßkolben zu einem Liter lösen.

0,1 M Natriumdihydrogenphosphatlösung: 15,6 g 2-Hydrat im Meßkolben zu einem Liter lösen.

0,1 M Dinatriumhydrogenphosphatlösung: 17,8 g 2-Hydrat im Meßkolben zu einem Liter lösen.

0,1 N Salzsäure

0,2 M Natriumboratlösung: 12,37 g Borsäure + 100 ml 1 N Natronlauge im Meßkolben zu einem Liter lösen.

Sonstige Lösungen

ca. 20 N Schwefelsäure: konz. Schwefelsäure (D = 1,84) durch vorsichtiges Eingießen in Wasser 1 + 1 verdünnen.

ca. 2 N Schwefelsäure: ca. 20 N Schwefelsäure 1 + 9 durch Eingießen in Wasser verdünnen.

Perhydrol

Katalaselösung: 10 µl Katalase (Katalase, Boehringer 250 mg/12,5 ml) mit 60 ml Kaliumchloridlösung (10 g/l) verdünnen (frisch bereiten)

ca. 0,01 M Kaliumcyanidlösung: 65 mg + 100 ml Wasser

ca. 0,1 M Natriumazidlösung: 65 mg + 10 ml Wasser

G e r ä t e

Büretten 10-, 50-ml
Vollpipetten 1-, 10 ml
Eppendorfpipetten 100 µl
Sicherheitspipette 1-ml
Meßzylinder 1000-, 5-ml
Erlenmeyerkolben 50-, 200-, 1000-ml
Stoppuhr

VIII. BESTIMMUNG DER DISSOZIATIONSKONSTANTEN VON SÄUREN, BASEN UND AMINOSÄUREN, pH-MESSUNG

M a ß f l ü s s i g k e i t e n

1 N Natronlauge
1 N Salzsäure

L ö s u n g e n

0,1 M Imidazolhydrochloridlösung: 6,81 g + 100 ml 1 N Salzsäure im Meßkolben zu 1 Liter lösen
0,1 M Natriumacetatlösung: 13,6 g 3-Hydrat im Meßkolben zu 1 Liter lösen
0,1 M Ammoniumchloridlösung: 5,35 g im Meßkolben zu 1 Liter lösen
0,05 M L-Histidindihydrochloridlösung: 11,4 g im Meßkolben zu 1 Liter lösen

G e r ä t e

pH-Meter
Glaselektrode
Kalomelelektrode
Magnetrührer
Büretten 10-ml (Mikrodosimeter, 1 ml, Fa. Ingold)
Vollpipetten 50-, (5-ml)
Bechergläser 100-ml

IX. BESTIMMUNG DER STABILITÄTSKONSTANTEN VON CHELATEN

Maßflüssigkeiten

0,01 N Kalilauge: 10 ml 1 N im Meßkolben mit frisch ausgekochtem Wasser auf 1 Liter auffüllen

Lösungen

0,001 M Nitrilotriessigsäure: 955,8 mg + 37,3 g Kaliumchlorid im Meßkolben mit frisch ausgekochtem Wasser zu 5 Liter lösen

ca. 0,1 M Magnesiumchloridlösung: 20,3 g 6-Hydrat + 985 ml Wasser

Geräte

pH-Meter
Glaselektrode
Kalomelelektrode
Büretten 50-ml
Vollpipetten 50-, 5-ml
Bechergläser 100-ml
Magnetrührer

X. pH-STAT-METHODEN

Maßflüssigkeiten

0,01 M Natronlauge

Pufferstammlösungen

0,01 M Kaliumphosphatpuffer (pH 7,6), der 2,7 mM an EDTA, 7,5 mM an Mercaptoäthanol und 10 mM an Glucose ist:

1,36 g Kaliumdihydrogenphosphat, 1 g EDTA - Dinatriumsalz, 1 ml Mercaptoäthanol, 2 g Glucose + 8,8 ml 1 M Kalilauge mit Wasser zu einem Liter lösen, pH kontrollieren

Enzyme und Coenzyme

Aus Lipase, 10 mg/ml (Boehringer) wird eine Verdünnung 1 : 2000 mit bidest. Wasser hergestellt und kalt aufbewahrt.

16 mM ATP: 50 mg Dinatriumsalz + 5 ml Wasser

Sonstige Lösungen

ca. 0,3 M Tributyrin - Emulsion: 4,4 ml Tributyrin + 0,1 ml Triton X 100 mit bidest. Wasser auf 50 ml auffüllen und 0,5 bis 1 Minute in einem Mixgerät heftig emulgieren
Serum mit E 605: 1) 1 : 2500 = 0,5 ml Lösung von 40 µl E 605 in 10 ml Wasser + 5 ml Serum
2) 1 : 25000 = 0,5 ml 1 : 2500 + 5 ml Serum
0,05 M Acetylcholinchloridlösung: 0,9 g und 100 ml Wasser
0,15 M Natriumchloridlösung: 9 g + 990 ml Wasser
50 mM $MgCl_2$-Lösung: 1 g 6-Hydrat + 100 ml Wasser
0,7 M 2-Desoxy-D-glucose: 11,5 g + 90 ml Wasser

Sonstiges

Merckognost Cholinesterase
Besteck zur Blutentnahme, Heparin i. S.

Geräte

pH-Stat-Apparatur, Motorbürette
Mixgerät
Kühlzentrifuge, Zentrifugengläser
Thermostat
Wasserstrahlpumpe
Meßzylinder 50-ml
Vollpipetten 1-ml, 1,5-ml, 2-ml, 5-ml
Meßpipetten 0,1-ml, 5-ml
Marburg-Pipetten 50 µl, 100 µl

XI. REDOXPOTENTIALE

Maßflüssigkeiten

0,001 M Eisen(III)ammoniumsulfat in 0,01 N Salpetersäure: 482 mg 12-Hydrat + 10 ml ca. 1 N Salpetersäure (70 ml (D = 1,40) + 930 ml Wasser) im Meßkolben zu 1 Liter lösen
0,001 M Eisen(II)ammoniumsulfat in 0,01 N Salpetersäure: 392 mg 6-Hydrat + 10 ml ca. 1 N Salpetersäure im Meßkolben zu 1 Liter lösen
0,01 M Hydrochinon in 0,01 N Salzsäure: 1,10 g + 10 ml ca. 1 N Salzsäure im Meßkolben zu 1 Liter lösen
0,01 M Chinonlösung in 0,01 N Salzsäure: 1,08 g + 10 ml ca. 1 N Salzsäure im Meßkolben zu 1 Liter lösen (jede Woche frisch)
Titerstellung dieser Lösungen ist nicht erforderlich

Pufferstammlösungen

0,1 N Salzsäure
0,1 M Glycinlösung: 7,51 g + 5,85 g Natriumchlorid im Meßkolben zu 1 Liter lösen
0,1 M Natriumacetatlösung: 13,6 g 3-Hydrat im Meßkolben zu 1 Liter lösen

Sonstige Lösungen

konz. (gesättigte) Kaliumchloridlösung: 340 g + 1 Liter Wasser
ca. 0,1 M Äthylendiamintetraessigsäure: 3,7 g Dinatriumsalz-2-Hydrat + 98 ml Wasser
2,5 %ige Phenanthrolinlösung: 2,5 g + 20 ml ca. 1 N Salpetersäure (s. o.) + 80 ml Wasser

Feste Substanzen

Chinhydron

Geräte

pH-Meter
Kalomelelektrode
Platinelektrode
Stickstoffbombe
Schlauchleitung zur Durchleitung von Stickstoff
Büretten 50-ml, 10-ml
Bechergläser 100-ml, 25-ml
Vollpipetten 2-ml

XII. ABSORPTIONSSPEKTREN VON CYTOCHROM c IM SICHTBAREN LICHT

Lösungen

40 μM Cytochrom-c-Lösung +) in 0,1 M Phosphatpuffer (pH 7,0): 13 mg Ferricytochrom c (Boehringer) + 25 ml Puffer
Cytochrom-c-Oxidase-Lösung +): ein Rattenherz sofort nach Entnahme in eiskaltem 0,1 M Phosphatpuffer (pH 7,0) von Blut befreien, grob zerkleinern und homogenisieren (s. Text)

+) im Kühlschrank begrenzt haltbar

0,1 M Phosphatpuffer (pH 7,0): 27,2 g Kalium-dihydrogenphosphat + 53,4 g Dinatrium-hydrogenphosphat-2-Hydrat mit Wasser im Meßkolben zu 1 Liter lösen

0,02 M Ascorbinsäurelösung: 35 mg + 10 ml Wasser (frisch bereiten)

0,5 % Tween 80 in Phosphatpuffer pH 7: 0,5 ml Tween 80 + 100 ml Puffer (s.o.) einrühren

0,1 M Kaliumcyanidlösung: 65 mg + 10 ml Wasser

0,2 M Kaliumhexacyanoferrat(III)-Lösung: 660 mg + 10 ml Wasser (frisch bereiten)

Geräte

Spectrophotometer Beckman ED 1204 mit Bandenabsorptionsglas BG 36
Kältezentrifuge
Potter-Homogenisator, 15-ml
Motor, Eisbad
1-cm-Küvette, möglichst 2 cm breit
Vollpipetten 5-ml
Meßpipetten 0,1-ml
Meßzylinder 10-ml
Kunststoffstäbchen

XIII. PHOTOMETRISCHE BESTIMMUNGEN I: SUBSTRATE IN BLUT UND HARN

Lösungen

1 M Diäthanolaminpuffer, pH 9,8: 105,0 g + 55 ml 2 M Salzsäure mit Wasser auf 1 Liter im Meßkolben auffüllen, pH kontrollieren ev. einstellen

0,5 mM p-Nitrophenollösung: 69,6 mg im Meßkolben zu 1 Liter lösen oder: Phos-STLsg (125466 Boehringer) unverd.

Cyanid-Ferricyanid-Hydrogencarbonat-Reagenz: 200 mg Kaliumhexacyanoferrat(III) + 50 mg Kaliumcyanid + 1 g Natriumhydrogencarbonat im Meßkolben zu 1 Liter lösen. Gebrauchsfertige Reagenzien sind im Handel erhältlich.

Uranylacetatlösung: 160 mg Uranylacetat und 0,9 g Natriumchlorid + 100 ml bidest. Wasser

Biuret-Reagenz: 45 g Kalium-natrium-tartrat werden im Liter-Meßkolben in ca. 500 ml ca. 0,2 M Natronlauge gelöst, 5 g Kupfersulfat-5-Hydrat und nach erfolgter Auflösung 5 g Kaliumjodid hinzugefügt. Mit Natronlauge auffüllen.

0,15 M Natriumchloridlösung: 9 g Natriumchlorid + 990 ml Wasser

Proteinstandardlösung = Rinderserumalbumin (50 g/l): 1 g (Behring) im Meßkolben mit 0,15 M Natriumchloridlösung zu 20 ml lösen oder käuflichen Standard verwenden.

0,1 M Boratpuffer, pH 9,5: 38,1 g Dinatriumtetraborat-10-Hydrat + 35 ml 2 M NaOH mit Wasser zu einem Liter lösen (pH-Wert kontrollieren)

50 mM Phosphatpuffer, pH 7,5: 1,0 g Kaliumdihydrogenphosphat + 7,58 g Dinatriumhydrogenphosphat-2-Hydrat + 37,0 mg EDTA-dinatriumsalz-2-Hydrat im Meßkolben zu einem Liter lösen, pH kontrollieren.

Hypoxanthin-Pufferlösung: 14 mg Hypoxanthin + 0,5 ml 0,1 M NaOH + 20 ml Wasser, unter leichtem Erwärmen lösen. Davon 1 ml mit 50 mM Phosphatpuffer, pH 7,5 zu 100 ml im Meßkolben lösen.

1,5 mM Allopurinol-Natriumlösung: 24 mg Allopurinol-Na (Henning, Berlin) + 20 ml Wasser

Harnsäurereagenz: Vorschrift dem Testbesteck entnehmen

0,5 M Kaliumphosphatpuffer, pH 7,5: 10 g Kalium-dihydrogenphosphat + 97,2 g Dikalium-hydrogenphosphat-3-Hydrat + 4 g Thesit im Meßkolben zu einem Liter lösen.

Enzymlösungen

Uricase (ca. 10 kU/l): Uricase (Boehringer 127469) 1 + 1 mit 500 g/kg Glycerin verdünnen

Xanthinoxidase (10 kU/l): 100 µl Xanthinoxidase (Boehringer 110434, 20 mg/2 ml) + 0,9 ml 3,2 M Ammoniumsulfatlösung (8,0 g mit 10 mM EDTA-Lösung zu 20 ml lösen)

Cholesterinoxidase (2,5 kU/l): Aus Cholesterinoxidase, 1 mg/ml, 25 U/mg (Boehringer 126934) wird eine Verdünnung 1 : 10 (1 ml + 9 ml) mit Wasser hergestellt.

Cholesterinesterase (5 kU/l): Aus Cholesterinesterase, 5 mg/2,5 ml, 10 U/mg (Boehringer 161772) wird eine Verdünnung 1 : 4 mit Wasser hergestellt und kalt aufbewahrt.

Gebrauchsfertige Reagenziensätze

Biochemica Test Combination Blutzucker, GOD-Methode (Boehringer)

Biochemica Test Combination Harnsäure, Urica-quant (Boehringer)

Biochemica Test Combination Harnsäure, Uricase-Methode (Boehringer)

Sonstiges

Serum
Harn

Geräte

Spektralphotometer Eppendorf, Photozelle 90 S, Filter Hg 405 nm, Hg 546 nm, Hg 436 nm, Hg 302 nm
Küvetten, OS 1 cm, 4 cm, Quarz- 1 cm
Mikropipette Marburg 10-, 20-, 50-, 100-, 200-, 500-µl
Vollpipetten 1-, 2,5-, 3-, 5-, 10-ml
Sicherheitspipette 5-ml
Rührstäbe
Impflanzetten, steril
Blutzuckerpipette 100-µl
Reagenzgläser
Zentrifugenspitzgläser
Sauerstoffbombe
Gasfritte
Wasserbad (37° C)

XIV. PHOTOMETRISCHE BESTIMMUNGEN II: ENZYMBESTIMMUNGEN MIT CHROMOGENEN SUBSTRATEN

Lösungen

2 M Diäthanolaminlösung: 210 g mit Wasser im Meßkolben zu einem Liter lösen
2 M Salzsäure: Fixanal oder Titrisol
50 mM Magnesiumchloridlösung: 1 g 6-Hydrat mit Wasser im Meßkolben zu 100 ml lösen
0,25 M p-Nitrophenylphosphatlösung: 0,93 g Dinatriumsalz-6-Hydrat + 10 ml Wasser
16 mM p-Nitrophenylphosphatlösung: 0,594 g Dinatriumsalz-6-Hydrat mit Wasser im Meßkolben zu 100 ml lösen
1 M Diäthanolaminpuffer, pH 9,8: 105,0 g + 55 ml 2 M HCl auf 1 Liter im Meßkolben auffüllen, pH kontrollieren, ev. einstellen
50 mM Phosphatpuffer, pH 7,2: 1,96 g Kaliumdihydrogenphosphat + 6,34 g Dinatriumhydrogenphosphat-2-Hydrat
0,25 mM 5,5'-Dithio-bis-(2-nitrobenzoesäure): 10 mg + 100 ml 50 mM Phosphatpuffer
156 mM Acetylthiocholinjodidlösung: 0,9 g + 20 ml Wasser

4 mM N-α-Benzoyl-D, L-arginin-p-nitranilid-hydrochlorid: 0, 17 g + 100 ml Wasser (unter leichtem Erwärmen lösen).

0, 3 M Phosphatpuffer, pH 8, 0: 49, 23 g Dinatriumhydrogenphosphat-2-Hydrat + 3, 18 g Kaliumdihydrogenphosphat mit Wasser im Meßkolben zu einem Liter lösen, pH kontrollieren.

Trasylollösung: 12, 5 mg mit Wasser im Meßkolben zu 50 ml lösen.

Minimalmedium (M 9-Glycerin): 100 ml Glycerinlösung (50 g Glycerin auf 500 ml Wasser) + 10 ml Magnesiumsulfatlösung (2, 5 g $MgSO_4 \cdot 7\ H_2O$ auf 100 ml Wasser) + 10 ml Calciumchloridlösung (0, 2 g $CaCl_2 \cdot 2\ H_2O$ auf 100 ml Wasser) + 100 ml Phosphatlösung (35 g Dinatriumhydrogenphosphat-2-Hydrat + 15 g Kaliumdihydrogenphosphat + 2, 5 g Natriumchlorid + 5 g Ammoniumchlorid auf 500 ml Wasser) + 750 ml Wasser.

100 mM Glucoselösung: 1, 8 g mit Wasser im Meßkolben zu 100 ml lösen.

100 mM Lactoselösung: 3, 6 g mit Wasser im Meßkolben zu 100 ml lösen.

50 mM Isopropyl-ß-thiogalaktosid: 120 mg + 10 ml Wasser

100 mM Phosphatpuffer, pH 7, 0: 5, 34 g Dinatriumhydrogenphosphat-2-Hydrat + 2, 72 g Kaliumdihydrogenphosphat + 123 mg Magnesiumsulfat-7-Hydrat mit Wasser im Meßkolben zu 500 ml lösen, pH kontrollieren.

25 mM o-Nitrophenyl-ß-galaktosid: 376 mg im Meßkolben mit Wasser zu 50 ml lösen.

Enzyme

Alkalische Phosphatase (ca. 2 U/ml): 5 μl alk. Phosphatase aus Kälberdarm (10 mg/ml, Boehringer 108154) + 1 ml 0, 15 M NaCl-Lösung.

Proteaselösung: 0, 5 mg Thrypsin (Boehringer, 109819) + 20 ml 1 mM HCl

Sonstiges

Serum oder Plasma
Escherichia coli (Wildtyp)
Toluol

Geräte

pH-Meter, Glaselektrodenmeßkette
Photometer Eppendorf, Filter Hg 405 nm, 578 nm
Glasküvette 1-cm
Umlaufthermostat (25°C)
Rührstäbe aus Kunststoff
Bürette 10-ml
Vollpipetten 1-, 2-, 2,5-, 3-, 5-, 10-ml
Meßpipetten 0,1-, 0,5-ml
Mikropipetten Marburg 10-, 20-, 50-, 100-, 200-, 500-μl
Eisbad
Bechergläser 25-ml
Reagenzgläser
Brutschrank (37° C)
Carbogenbombe, Gasfritte
Erlenmeyerkolben 1-l, 200-ml
Meßzylinder 100-, 300-, 500-ml
Wasserbad (37°C)
Stoppuhr

XV. PHOTOMETRISCHE BESTIMMUNGEN III: BESTIMMUNGEN, DIE AUF DER UV-ABSORPTION DER HYDRIERTEN PYRIDINNUCLEOTIDE BERUHEN (OPTISCHER TEST)

Lösungen

0,05 M Phosphatpuffer, pH 7,5: 1,006 g Kaliumdihydrogenphosphat + 7,583 g Dinatrium-hydrogen-phosphat-2-Hydrat im Meßkolben zu einem Liter lösen.

15 mM Natriumpyruvat in 0,05 M Phosphatpuffer: 1,651 g Natriumpyruvat mit Pufferlösung s. o. im Meßkolben zu einem Liter lösen.

0,3 M Perchlorsäure: 25 ml Perchlorsäure (D = 1,67) + 975 ml Wasser.

0,1 M Glycinpuffer, pH 10,0 (5 mM an EDTA): 7,5 g Glycin + 1,86 g EDTA-Dinatriumsalz-2-Hydrat + 64,0 ml 1 M NaOH im Meßkolben auf einen Liter auffüllen.

0,12 M Phosphatpuffer, pH 7,6: 2,40 g Kaliumdihydrogenphosphat + 18,95 g Dinatrium-hydrogen-phosphat-2-Hydrat mit Wasser im Meßkolben zu einem Liter lösen.

0,15 M Natriumchloridlösung: 9 g Natriumchlorid + 990 ml Wasser.

0,2 M Phosphatpuffer, pH 7,5: 4,024 g Kaliumdihydrogenphosphat + 30,332 g Dinatrium-hydrogen-phosphat-2-Hydrat mit Wasser im Meßkolben zu einem Liter lösen.
38,5 mM Natrium-Pyruvat in 0,05 M Phosphatpuffer, pH 7,5: 4,238 g Natriumpyruvat mit Phosphatpuffer s.o. im Meßkolben zu einem Liter lösen.

Enzyme und Coenzyme

Aus Lactat-Dehydrogenase, 5 mg/ml (Boehringer, 127230, 2750 U/ml) werden die Verdünnungen mit 2,2 M Ammoniumsulfatlösung, pH 7,0 (29 g + 85 ml Wasser mit Ammoniak auf pH 7,0 einstellen) bzw. Kaliumchlorid-Lösung (1 g + 100 ml Wasser) hergestellt:
1 mg/ml (zur Pyruvat-Bestimmung): 0,2 ml LDH 5 mg/ml + 0,8 ml Ammoniumsulfat-Lösung
1 µg/ml +)(zur Aktivitätsbestimmung anstelle von pathologischem Serum): 10 µl LDH 1 mg/ml (s.o.) + 10 ml Ammoniumsulfat-Lösung. Im Reaktionsansatz (mit 100 µl Enzymlösung) soll ΔE_{366} etwa 0,02 pro Minute betragen.
Aus Lactat-Dehydrogenase, 5 mg/ml (Boehringer, 107140 1800 U/ml), aus Schweineherz, Bande 1 nativ (4 H) werden die Verdünnungen mit Kaliumchlorid-Lösung (1 g + 100 ml Wasser) hergestellt.
2,5 µg/ml +)(zur Bestimmung von K_m): 50 µl LDH, Bande 1 nativ (4H) + 5 ml Kaliumchlorid-Lösung. Die Maximalgeschwindigkeit im Reaktionsansatz (mit 100 µl Enzymlösung) soll einem ΔE_{366} von etwa 0,1 pro Minute entsprechen.
Alkohol-Dehydrogenase aus Hefe, 30 mg/ml (Boehringer, 126900, 9000 U/ml)
GOT-Lösung +) anstelle von pathologischem Serum: 10 µl GOT 2 mg/ml (Boehringer, 105546, 400 U/ml) + 40 ml Kaliumchlorid-Lösung (1 g + 100 ml Wasser)
ca. 7 mM NADH-Lösung: 57 mg NADH + 10 ml Natriumhydrogencarbonat-Lösung (1 g/100 ml Wasser), eingefroren aufbewahren.
ca. 0,7 mM NADH-Lösung +): 1 ml ca. 7 mM (s. vorstehend) + 9 ml Natriumhydrogencarbonat-Lösung (s.o.).
ca. 11,5 mM NADH-Lösung: 93 mg NADH + 10 ml Natriumhydrogencarbonat-Lösung (1 g/100 ml Wasser) s.o.

+) Auch beim Aufbewahren im Kühlschrank nur wenige Tage haltbar ca. 45 mM APAD-Lösung: 30 mg APAD + 1 ml Wasser (nur den Tagesbedarf ansetzen)

Creatin-Kinase-Lösung, 250 U/l: 20 mg (Boehringer, 126 969) + 20 ml Kaliumchlorid-Lösung (s. o.), davon 100 µl mit 10 ml Kaliumchloridlösung verdünnen.

Substratlösungen für die Bestimmungen

Pyruvat-Lösung: 0,5 - 1,0 ml 15 mM Natriumpyruvat-Pufferlösung mit Pufferlösung (s. o.) im Meßkolben auf 100 ml auffüllen. Pro Küvette werden 2 ml, entsprechend 0,15 - 0,3 µMol Pyruvat, eingesetzt.

Lactat-Lösung: 1 M Lactatlösung (z. B. Standard, Boehringer) im Meßkolben 1 : 100 verdünnen. 0,5 - 2,5 ml dieser Verdünnung + 5,0 ml Perchlorsäure (50 ml/l) im Meßkolben auf 10 ml auffüllen. Davon 0,1 ml (0,05 - 0,25 µMol) pro Reaktionsansatz verwenden.

Glucose-Lösung, 0,1 g/l: 10 mg + 100 ml 0,3 M Perchlorsäure (s. o.)

Galaktose-Lösung, 0,5 g/l: 50 mg + 100 ml 0,3 M Perchlorsäure (s. o.)

Äthylalkohol: 115 µl (ca. 92 mg) absoluten unvergällten Alkohol im Meßkolben auf 100 ml auffüllen. 0,25 - 0,5 ml dieser Verdünnung im Meßkolben auf 10 ml auffüllen, davon 0,1 ml (0,05 - 0,1 µMol) pro Reaktionsansatz verwenden.

Sonstiges

Frisch entnommenes Blut
Serum, Harn

Gebrauchsfertige Reagenziensätze

Biochemica Test Combination Lactat (Boehringer)
Biochemica Test Combination Creatinin (Boehringer)
Biochemica Test CPK aktiviert "Optimierte Standard-Methode" (Boehringer)
Biochemica Test Combination Triglyceride vollenzymatisch (Boehringer)
Biochemica Test GOT Monotest opt. (Boehringer)
Merckotest Glucose, Gluc-DH-UV-Methode (Merck)
Properzym-LDH (Behring)

G e r ä t e

Photometer Eppendorf, Filter Hg 365 nm
OS-Küvetten, 1-, 4-cm
Umlaufthermostat
thermostatisierter Küvettenhalter
Rührstäbe aus Kunststoff, Polyäthylenstreifen
Vollpipetten 0,5-, 1-, 2-, 2,5-, 3-, 4-, 5-, 10-ml
Mikropipetten Marburg 10-, 20-, 30-, 50-, 100-, 200-μl
Meßpipette 5-ml
Pipettenständer
Reagenzgläser
Zentrifugengläser
Wasserbad (25°C)
Wasserbad (37°C)
Eiswasserbad
Erlenmeyerkolben 50-ml
Stoppuhr
Besteck zur Blutentnahme

XVI. PHOTOMETRISCHE BESTIMMUNGEN IV: PHOTOMETRISCHE VERSUCHE AN NUCLEINSÄURELÖSUNGEN

L ö s u n g e n

0,015 M Natriumcitratpuffer, pH 7,0, der 0,15 M an NaCl ist: 4,38 g NaCl + 2,21 g Trinatriumcitrat-2-Hydrat, pH einstellen und im Meßkolben mit Wasser zu 500 ml lösen (pH kontrollieren).

Desoxyribonucleinsäure-Lösung I: 2,5 mg in 50 ml 0,015 M Natriumcitratpuffer pH 7,0. Ggf. zentrifugieren.

0,01 M Phosphatpuffer/ 1 mM EDTA-Dinatriumsalz-2-Hydrat, pH 7,0: 5,34 g Dinatriumhydrogenphosphat-2-Hydrat + 2,72 g Kaliumdihydrogenphosphat + 186 mg EDTA-Dinatriumsalz-2-Hydrat mit Wasser im Meßkolben zu 500 ml lösen, pH kontrollieren.

Desoxyribonucleinsäure-Lösung II: 2,5 mg in 50 ml 0,01 M Phosphatpuffer pH 7,0 lösen. Ggf. zentrifugieren.

0,1 M Natriumacetatpuffer/ 5 mM Magnesiumsulfat, pH 5,0: 46,1 g Na-Acetat + 16,1 ml 1 M Essigsäure + 0,615 g $MgSO_4$-7-Hydrat mit Wasser im Meßkolben zu 500 ml lösen, pH kontrollieren.

Desoxyribonucleinsäurelösung III: 0, 8 mg DNA + 16 ml Wasser + 4 ml Natriumacetatpuffer, pH 5, 0.
Ribonucleinsäure-Lösung: 2, 5 mg RNS in 50 ml 0, 015 Natriumcitratpuffer/ 0, 15 M NaCl, pH 7, 0.

Enzyme

Desoxyribonuclease I (ca. 2000 U/ml): 1 mg Desoxyribonuclease I (DNase) aus Rinderpankreas (5 mg, Boehringer, 104132) + 1 ml Wasser

Sonstiges

Flüssiges Paraffin

Geräte

Photometer Eppendorf, Filter Hg 265 nm, Multiplier
Quarzküvette 1-cm
Umlaufthermostat mit Äthylenglykol-Wasser-Gemisch (1+1)
Thermometer
thermostatisierbarer Küvettenhalter
Mikropipetten Marburg 20-, 200-μl
Vollpipette 3-ml
Meßpipette 5-ml
Reagenzglas (100 x 10 mm)
Eisbad
Rührstäbchen aus Kunststoff

XVII. PHOTOMETRISCHE BESTIMMUNGEN V: GLUCOSEBESTIMMUNG, DIE AUF DER MESSUNG VON REFLEKTIERTEM LICHT BERUHT

Lösungen

Glucoselösung (8 g/l): 8 g + 990 ml Wasser
0, 1 M Citratpuffer, pH 5, 4: 16 g Citronensäure-1-Hydrat + 175 ml 1 M Kalilauge + 810 ml Wasser, pH kontrollieren.
Glucoselösung (150 g/l): 150 g + 850 ml 0, 1 M Citratpuffer
ca. 10 mM 2, 4-Dinitrophenollösung: 184 mg + 100 ml Wasser
Serum bzw. Blut (vgl. Kap. XXVIII)
Bäckerhefe : Handelsübliche Hefen variieren sehr stark in ihren Eigenschaften. Nur Hefen mit intakter Atmung sind brauchbar. Wir benutzen Monheimer Hefe (normal).

Geräte

Reflexionsphotometer (Reflomat, Labora Mannheim)
Glucose Teststreifen (Reflotest Glucose, Boehringer)
Zentrifuge mit Bechern (ca. 250 ml)
Magnetrührer mit Rührkernen
Preßluft
dünne Polyäthylenschläuche
Stoppuhr (zweckmäßig Standmodell)
Watte
Marburg-Pipette 50-μl
Vollpipetten 1-, 3-ml
Erlenmeyerkolben 50-, 500-ml
Meßzylinder 100-ml
Reagenzgläser

XVIII. PHOTOMETRISCHE BESTIMMUNGEN VI: EMISSIONS- UND ABSORPTIONS-FLAMMENPHOTOMETRIE

Stammlösungen

(1) 5 mM Natriumchlorid-Lösung: 292, 2 mg zur Analyse
(2) 5 mM Kaliumchlorid-Lösung: 372, 8 mg zur Analyse
(3) 150 mM Natriumchlorid-Lösung: 8, 766 g zur Analyse
in je einem Meßkolben zu 1 Liter lösen
(4) 0, 5 mM Magnesiumchlorid-Lösung: ca. 0, 1 M (vgl. VI), deren Titer zuvor komplexometrisch gestellt wurde, 1 : 200 verdünnen
(5) Lanthanchlorid-Lösung (10 g/l La^{3+}): 2, 673 g 7-Hydrat im Meßkolben zu 100 ml lösen

Eichlösungen (s. Text, in Polyäthylenflaschen aufbewahren)

a) Natrium-Eichlösungen:

Konzentration der Eichlösung	Stammlösung (1) auf 50 ml
0, 25 mM	2, 5 ml
0, 5 mM	5, 0 ml
1, 0 mM	10, 0 ml
1, 5 mM	15, 0 ml
2, 0 mM	20, 0 ml
2, 5 mM	25, 0 ml
3, 0 mM	30, 0 ml

b) Kalium-Eichlösungen mit (Na^+) = 15 mM: wie unter a), jedoch Kalium-Stammlösung (2) verwenden und außerdem je 5 ml Natrium-Stammlösung (3) in jeden Meßkolben geben

c) Magnesium-Eichlösungen:

Konzentration der Eichlösung	Stammlösung (4) auf 50 ml
0 µM	0,0 ml
25 µM	2,5 ml
50 µM	5,0 ml
75 µM	7,5 ml
100 µM	10,0 ml

Außerdem je 5 ml Lanthanchlorid-Lösung (5) in jeden Meßkolben geben. Die genauen Magnesiumkonzentrationen sind dem Titer der Stammlösung entsprechend zu berechnen.

Sonstiges

Serum
Acetylenflasche

Geräte

Flammenspektralphotometer mit Hohlkathodenlampe für Magnesium
Probenbecher
Vollpipetten 1-, 2,5-, 5-ml
Meßkolben 10-, 25-, 50-ml
Büretten 50-ml

XIX. POLARIMETRIE

Lösungen

1 M Saccharoselösung: 342,3 g im Meßkolben zu 1 Liter lösen

1 M Acetatpuffer, pH 4,5: 455 ml 1M Essigsäure + 545 ml 1 M Natriumacetatlösung mischen, pH-Wert an der Glaselektrode einstellen

Invertaselösung: 12,5 mg ß-Fructosidase (Boehringer 104914) in 25 ml 1 M Acetatpuffer, pH 4,5, lösen

DNA-Lösung: 20 mg Desoxyribonucleinsäure aus Kälberthymus (Serva) in 10 ml 0,01 M Phosphatpuffer, pH 7,0, 1 mM an EDTA (vgl. XVI)

Feste Substanzen

Glucose, 5,0 g im trockenen 100-ml Meßkolben eingewogen.
Eis

Geräte

Polarimeter
Küvette 1-dm
Lichtelektrisches Polarimeter, z.B. Zeiss 0,005°, mit temperierbarer Küvette
Umlaufthermostat
Stoppuhr
Vollpipetten 20-, 10-ml
Meßzylinder 50-ml
Bechergläser 100-ml

XX. DÜNNSCHICHTCHROMATOGRAPHIE

Lösungen

Gelatinelösung (50 g/l): 5 g Gelatine (weiß, gepulvert) + 95 ml Wasser unter Umrühren bis zur Auflösung erwärmen
ca. 0,25 M Pyridin-Essigsäure-Puffer, pH 6,4: 20 ml Pyridin + 70 ml 0,2 M Essigsäure + 910 ml Wasser
Hydrolasegemisch: 20 mg Enzymkonzentrat aus Aspergillus oryzae (z.B. Luitpold-Werk, München) + 1 ml Pyridinpuffer
Aminosäurelösungen: je 5 mg Alanin, Glycin, Hydroxyprolin + 10 ml Wasser
ATP-Lösung (100 g/l): 0,5 g Natriumsalz + 4,5 ml Wasser
Glucoselösung (8 g/l): 0,8 g + 100 ml Wasser
0,05 M Tris-Puffer, pH 8: 25 ml 0,2 M Tris (24,23 g Tris-(hydroxymethyl)-aminomethan im Meßkolben zu 1 Liter lösen) + 25 ml 0,1 M Salzsäure im Meßkolben auf 100 ml auffüllen
ca. 0,2 M Magnesiumchloridlösung: 4,0 g 6-Hydrat + 100 ml Wasser
Glucose-6-phosphatlösung (10 g/l): 100 mg Natriumsalz (Boehringer) + 10 ml Wasser
Konz. Ammoniak zur Analyse: D = 0,91
Lipidlösungen (2 g/l): je 20 mg Stearinsäure, Palmin, Cholesterin und Cholesterinpalmitinsäureester + 10 ml Chloroform

Gesättigte EDTA-Lösung 10,8 g Dinatriumsalz + 100 ml Wasser
ca. 0,1 M Natronlauge: 10 ml 1 M Natronlauge + 90 ml Wasser
Bromthymolblaulösung (4 g/l) in 0,01 M Natronlauge: 400 mg + 10 ml 0,1 M Natronlauge + 90 ml Wasser
Lösungen (10 g/l) von Thiamin, Ascorbinsäure, Pyridoxin: je 100 mg + 7 ml Alkohol + 3 ml Wasser
Nicotinamidlösung (5 g/l): 50 mg + 7 mg Alkohol + 3 ml Wasser
Riboflavin-5'-monophosphatlösung (0,1 g/l): 5 mg (FMN, Boehringer) + 35 ml Alkohol + 15 ml Wasser
Tocopherolacetatlösung (15 g/l): 150 mg + 10 ml Alkohol, gut mischen
Silbernitrat in Aceton: 2 g Silbernitrat in 1 ml Wasser lösen und mit 300 ml Aceton verdünnen. Eventuell auftretende Trübung durch tropfenweises Zugeben von Wasser in Lösung bringen
methanolische Kalilauge (20 g/l): 10 g Ätzkali + 0,5 l Methanol
ca. 2 M methanolische Salzsäure: 130 ml konz. Salzsäure D = 1,12 + 370 ml Methanol
Perchlorsäure: D = 1,67
1 M Kalilauge: 56 g + 950 ml Wasser
Lösungen von Purin u. Pyrimidinbasen (200 mg/l): je 4 mg Adenin, Cytosin, Guanin und Thymin + 10 ml Wasser + 10 ml konz. Ammoniak
ammoniakalische EDTA-Lösung: 100 mg Dinatriumsalz + 300 ml Wasser + 1 ml konz. Ammoniak
0,2 M Tris-Puffer pH 7,4: 24,2 g + 89 ml 0,1 M Salzsäure im Meßkolben zu 1 Liter lösen, pH kontrollieren
12,7 mM NADP-Lösung: 10 mg Natriumsalz + 10 ml Wasser
Sterinlösungen: je 10 mg Cholesterin und Lanosterin + 10 ml Aceton, 100 μl Squalen + 1 ml Aceton
Radiochemikalien (Amersham Buchler)
ca. 1 mCi/l ^{14}C-Acetat: 50 μCi (2-^{14}C) Acetic acid, sodium salt, 40-60 Ci/mol + 50 ml Wasser (zum Aufbewahren einfrieren)
ca. 1 mCi/l ^{14}C-Mevalonat: 50 μCi D,L-(2-^{14}C) Mevalonic acid DBED salt 2-10 Ci/mol + 50 ml Methanol

Lösungsmittel

Methanol
Chloroform
Aceton
Methyläthylketon
Petroläther (Kp 50-70°C)
Äthylalkohol
n-Butanol
Benzol
Eisessig
Essigsäureäthylester

Sonstiges

DNA aus Kalbsthymus
Hexokinase, 2 mg/ml (Boehringer)
DC-Fertigplatten Kieselgel F 254 und Cellulose F 20 x 20 cm (Merck)
Ninhydrinsprühreagenz für die Chromatographie (Merck)
Kationenaustauscher, H^+-Form: Polystyrolsulfonsäure
Multivitaminpräparate: z. B. Multibionta-Brausetabletten bzw. -Tropfen (Merck)
Serum
Vollmilch
Human-Placentagewebe
Filtrierpapier in Bogen
Eis
Trockeneis

Geräte

Zentrifuge
Zentrifugengläser
Ultra-Turrax
Preßluft
Polyäthylenschlauch
Dewargefäß
Trockenschrank
Brutschrank (37°C)
Fluotest-Gerät (Hanau) oder anderes entsprechendes Gerät
Szintillationsfläschchen
Röntgenfilm
Filmkassette
Wasserbäder (100°, 70°, 50-60°, 40°C)
Trennkammern
Glasschalen, 30 x 40 cm für Eintauchverfahren
Sprüher
Meßpipetten 10-, 5-, 2-, 1-, 0,2-, 0,1-, 0,01-ml
Vollpipetten 20-, 0,5-ml
Meßzylinder 100-, 50-, 5-ml
Erlenmeyerkolben 200-, 50-ml
Filterstutzen 25 cm Ø
Trichter
Faltenfilter
Abdampfschale

XXI. GELFILTRATION (-CHROMATOGRAPHIE)

Lösungen

0,15 M Natriumchlorid-Lösung, Natriumazid (0,2 g/l): 9 g Natriumchlorid + 0,2 g Natriumazid + 1 Liter Wasser
Bromphenolblau-Lösung (40 mg/l): 4 mg + 100 ml Natriumchlorid/Natriumazidlösung (frisch bereiten!)
Probelösung: 8 mg Cytochrom c (Boehringer, Mannheim) + 8 mg Rinderhämoglobin (Serva, Heidelberg) + 8 mg Rinderserumalbumin (Behringwerke, Marburg) + 1 ml frischbereitete Bromphenolblau-Lösung (40 mg/l)

Sonstiges

Sephadex G 100, Superfine (Deutsche Pharmacia, Frankfurt a. M.)
Einmal-Kunststoffspritzen, 2 ml (Braun, Melsungen)
Einfüllrohr, 50 cm lang, äußerer Ø ca. 12 mm
Schlauchklemme
Perlonfilter, Ø ca. 9 mm
Polyäthylenschlauch

Geräte

Chromatographierohr K 9/30 (Deutsche Pharmacia, Frankfurt/M)
Wasserbad (100°C)
Injektionsnadel 0,5 x 8 mm
Meßpipetten 2-, 0,2-ml
Meßzylinder 25-ml

XXII. AFFINITÄTSCHROMATOGRAPHIE UND BESTIMMUNG VON CARBOANHYDRASE

Lösungen

ca. 1 mM Salzsäure: 1 ml 1 M + 1 Liter Wasser
0,1 M Dinatriumtetraboratlösung: 3,81 g 10-Hydrat im Meßkolben zu 100 ml lösen
ca. 1 M Äthanolaminlösung: 3 ml + 47 ml Wasser
0,1 M Trispuffer pH 8,3: 12,1 g Tris-hydroxymethyl-aminomethan + 39,8 ml 1 M Salzsäure im Meßkolben zu 1 Liter lösen, pH kontrollieren
0,1 M Trispuffer pH 8,3, 1 M an Kaliumchlorid: 7,5 g Kaliumchlorid + 100 ml 0,1 M Trispuffer, pH einstellen!
0,15 M Natriumchloridlösung: 9 g + 990 ml Wasser

0,1 M Natriumacetatpuffer, pH 5,5: 11,45 g 3-Hydrat + 74,56 g Kaliumchlorid + 7,8 ml Eisessig im Meßkolben zu 1 Liter lösen, pH einstellen!

Puffer-Indikatorlösung: 4,53 g 5,5-Diäthylbarbitursäure-Natriumsalz + 1,29 g 5,5-Diäthylbarbitursäure + 50 mg Bromthymolblau im Meßkolben zu 1 Liter lösen

Vergleichslösung: 5 ml Pufferindikatorlösung + 5 ml Wasser am pH-Meter mit Salzsäure auf pH 6,3 einstellen

ca. 0,5 M p-Aminomethyl-benzolsulfonamid-hydrochlorid-Lösung: 1,12 g + 10 ml Wasser

Sonstiges

CNBr-aktivierte Sepharose 4 B (Pharmacia)
p-Aminomethyl-benzolsulfonamid-hydrochlorid (Marfanil, Bayer)
Heparin
Äthylalkohol
Chloroform

Geräte

Chromatographiesäule 5 x 1 cm, Verlängerungsaufsatz
Fritte G 3
Zentrifuge
Zentrifugengläser
Kältebad (Methanol/Trockeneis)
großes Glasgefäß (ca. 30 x 30 x 30 cm)
Standzylinder ca. 250 ml
CO_2-Bombe
Gaseinleitungsfritte
Meßzylinder 250-, 50-, 10-ml
Reagenzgläser
aneinandergeklebte Reagenzgläser (2:100 x 25 mm und 1 : 200 x 25 mm, Uhu-plus)
Meßpipette 5-ml
Vollpipette 2-ml
Rührstäbe aus Kunststoff
Marburgpipette 10-, 50-, 100-μl
Stoppuhr
Besteck zur Blutentnahme

XXIII. ELEKTROPHORESE AUF CELLULOSEACETATMEMBRANEN

Lösungen

0,05 M Acetatpuffer:

pH	0,2 M Essigsäure (55 ml Eisessig zu 5 l lösen, genaue Titerstellung)		0,2 M Natriumacetat (136,1 g 3-Hydrat zu 5 l lösen)		Wasser
4,4	473 ml	+	277 ml	+	2250 ml
4,8	300 ml	+	450 ml	+	2250 ml
5,2	158 ml	+	592 ml	+	2250 ml
5,6	79 ml	+	671 ml	+	2250 ml

0,07 M Veronalpuffer pH 8,6: 12,586 g Veronal-Natrium im 1-Liter-Meßkolben in ca. 0,5 l Wasser lösen, 90 ml 0,1 M Salzsäure zufügen und mit Wasser auffüllen

Lactat-Tris-Pufferlösung, pH 9: 25 ml ca. 1 M Milchsäure + 24 ml ca. 1 M Natronlauge (40 g + 960 ml Wasser) + 1,2 g Tris-(hydroxymethyl)-aminomethan + 40 ml Wasser, pH-Wert an der Glaselektrode einstellen

Neucoccin (1 g/l), Oxalsäure (10 g/l) in 1+1 mit Wasser verd. Methanol: 5 g Neucoccin (Agfa, Leverkusen) + 50 g Oxalsäure-2-Hydrat + 2,5 l Methanol + 2,5 l Wasser

Oxalsäure (10 g/l) in 1+1 mit Wasser verd. Methanol: 50 g Oxalsäure-2-Hydrat + 2,5 l Methanol + 2,5 l Wasser

ca. 1 M Essigsäure: 60 ml Eisessig + 940 ml Wasser

NAD-Lösung: 10 mg NAD + 1 ml Wasser

p-Nitroblautetrazoliumchloridlösung: 8 mg (Schuchardt, Serva) + 2 ml Wasser (begrenzt haltbar)

Phenazinmethosulfatlösung: 2 mg (Schuchardt, Serva) + 10 ml Wasser von 5° C, im Kühlschrank aufbewahren, täglich frisch bereiten

Rinderserumalbuminlösung (10 g/l): 100 mg (Behring) + 10 ml 0,15 M Natriumchloridlösung (vgl. II). Vor dem Versuch 0,7 ml Albuminlösung + 10 μl Bromphenolblaulösung (ca. (1,5 g/l), 150 mg + 100 ml Wasser) mischen

Serum, frisch entnommen, oder Standard

Lactatdehydrogenase, 5 mg/ml (Boehringer, LDH 127230) mit Veronalpuffer 1:50 verdünnt: 20 μl + 1 ml Puffer (s. o.)

Geräte

Elektrophoresekammern für Membranen (z. B. Serva)
Gleichrichter
Brutschrank 37 °C
Cellulose-Acetat-Folien 190 x 30 mm
Schalen 25 x 5 cm
Filtrierpapier in Bogen
Applikator, 20 mm breit (vgl. Text)
Rillenglas
Uhrgläser
Meßzylinder 10-ml
Meßpipetten 2-ml
Feuchte Kammer: Petrischale, Ø ca. 25 cm, Deckel mit feuchtem Filtrierpapier ausgekleidet

XXIV. DISC-ELEKTROPHORESE

Lösungen

Dimethyldichlorsilan (20 g/l) in Benzol: 2 ml Dimethyldichlorsilan + 100 ml Benzol. Silikonisieren: Röhrchen 2 Minuten in die Lösung legen, 15 Minuten auf Filtrierpapier ablaufen lassen, dann 60 Min. bei 120 °C im Trockenschrank einbrennen.
1,5 M Tris-Puffer, pH 8,9: 36,3 g Tris-(hydroxymethyl)-aminomethan + 48 ml 1 M HCl im Meßkolben auf 200 ml auffüllen (Einstellen am pH-Meter)
Acrylamid-Lösung: 28,0 g Acrylamid + 0,735 g N,N'-Methylenbisacrylamid + 70 ml Wasser
Wäßrige TEMED-Lösung (60 g/l): 6 ml N,N,N',N'-Tetramethyläthylendiamin + 94 ml Wasser
Ammoniumperoxidisulfat-Lösung: 0,15 g + 100 ml Wasser
40 mM Glycin-Puffer (5 mM an Tris), pH 8,3: 0,61 g Tris-(hydroxymethyl)-aminomethan + 3,00 g Glycin im Meßkolben auf 1 Liter auffüllen (Einstellen am pH-Meter)
Saccharosehaltiger 40 mM Glycin-Puffer: 10 g Saccharose mit 40 mM Glycin-Puffer im Meßkolben auf 100 ml auffüllen
Bromphenolblau-Lösung (10 mg/l): 1 mg + 100 ml Wasser
Wäßrige Glycerin-Lösung (500 g/l): 50 ml Wasser + 50 ml Glycerin mischen
Essigsäure (ca. 70 g/l): 10 ml Eisessig + 140 ml Wasser
Amidoschwarz 10 B (5 g/l) in Essigsäure (70 g/l): 0,5 g Amidoschwarz 10 B + 100 ml Essigsäure (70 g/l)

XXV. ISOELEKTRISCHE FOKUSSIERUNG

Lösungen

Acrylsäureamid- (280 g/kg)/N,N'-Methylenbisacrylamid-(7,35 g/kg) Lösung: 28,0 g Acrylamid + 0,735 g N,N'-Methylenbisacrylamid + 70 ml Wasser

N,N,N',N'-Tetramethyläthylendiamin-Lösung (10 ml/l): 1 ml + 100 ml Wasser

Ampholine für den pH-Bereich 6-8 (400 g/kg)

Ammoniumperoxidisulfat-Lösung (1,5 g/l): 0,15 g + 100 ml Wasser

Äthylendiaminlösung (4 ml/l): 2 ml Äthylendiamin + 500 ml Wasser

40 mM Glycin-Puffer (5 mM an Tris) pH 8,3: 0,61 g Tris-(hydroxymethyl)-aminomethan + 3,00 g Glycin im Meßkolben auf 1 Liter auffüllen (Einstellen am pH-Meter)

Saccharosehaltiger 40 mM Glycinpuffer: 10 g Saccharose mit 40 mM Glycin-Puffer im Meßkolben auf 100 ml auffüllen

ca. 50 mM Schwefelsäure: 0,7 ml konz. H_2SO_4 (D = 1,84) + 250 ml Wasser

Frisches Blut

Geräte

Gerät zur Disc-Elektrophorese mit Gleichrichter und Zubehör
Silikonisierte Glasröhrchen 75 x 5 mm
Parafilm
Spritze
Kanüle 150 x 1 mm mit abgeschliffener Spitze
Meßkolben 250-ml
Meßpipetten 0,5-, 0,2-ml
Vollpipetten 15-, 5-, 4-, 1-ml
Mikropipette 100 µl
Zentrifuge
Zentrifugengläser
sterile Impflanzetten

XXVI. QUANTITATIVE BESTIMMUNG VON PLASMAPROTEINEN DURCH IMMUNDIFFUSION

Lösungen

0,15 M Natriumchlorid: 9 g Natriumchlorid + 990 ml Wasser

Amidoschwarz 10 B (5 g/l): 5 g Amidoschwarz + 1 l ca. 1 M Essigsäure

ca. 1 M Essigsäure: 57 ml Eisessig + 943 ml Wasser

25 mM Barbitalpuffer, pH 8,6: 8,24 g 5,5-Diäthylbarbitursäure-Natriumsalz + 1,6 g 5,5-Diäthylbarbitursäure im Meßkolben zu 2 l mit Wasser lösen. pH kontrollieren!

Agarose (15 g/l): 15 g Agarose + 1 l 25 mM Barbitalpuffer, pH 8,6

Agarosegel mit Antikörper: Gel bei 55-60° C verflüssigen und Antikörper einmischen, die Menge hängt vom Antikörpertiter ab (Packungsprospekt)

Standardprobe

Serum

Standard-Humanserum (Behring)

Geräte

Reagenzgläser

Mikroliterpipetten 500-, 200-, 100-, 50-μl

Vollpipetten 2,5-, 2-, 1,5-, 1-ml

Mikroliterspritze (Hamilton) bzw. Partigendispenser(Behring)

Meßschablone

Wasserbad 50-55° C

Glasplatten 10 x 10 cm, dickere zum Beschweren

Nivelliertisch

Lochschablone

Stanzkanüle

Wasserstrahlpumpe

Elektrophoreseapparatur

Gleichrichter

Filterpapier

Zellstoff

Sonstiges

M- bzw. Tri-Partigen-Immundiffusionsplatte (Behring)

XXVII. IMMUNELEKTROPHORESE

Lösungen

Agarosegel (15 g/l): 1,5 g Agarose (Behring) + 100 ml mit dest. Wasser 1:2 verdünntem 25 mM Barbitalpuffer pH 8,6 unter Erwärmen (Wasserbad) lösen

25 mM Barbitalpuffer, pH 8,6: 8,24 g 5,5-Diäthylbarbitursäure-Natriumsalz + 1,6 g 5,5-Diäthylbarbitursäure im Meßkolben zu 2 Liter mit Wasser lösen. pH kontrollieren!

Bromphenolblaulösung: 100 mg/l in 25 mM Barbitalpuffer, pH 8,6

Amidoschwarz 10 B: 5 g/l in 900 ml Methanol + 100 ml Eisessig

0,15 M Natriumchloridlösung: 9 g Natriumchlorid + 990 ml Wasser

Mischung von 900 ml Methanol + 100 ml Eisessig

Serum

Geräte

Immunelektrophorese-Apparatur (Camag)
Gleichrichter
Objektträger
Wasserstrahlpumpe
Kanüle
Filterpapier
Partigendispenser
Sicherheitspipette 10-ml

XXVIII. RADIO-IMMUN-TECHNIK: BESTIMMUNG VON INSULIN IM BLUTSERUM

Lösungen

40 mM Phosphatpuffer, pH 7,4: 1,003 g Natriumdihydrogenphosphat-1-Hydrat + 5,824 g Dinatriumhydrogenphosphat-2-Hydrat im Meßkolben zu 1 Liter lösen

40 mM Phosphatpuffer, pH 7,4 (2,5 g/l Albumin, 1 g/l Azid): 250 mg Rinderserum-Albumin (Behring) + 100 mg Natriumazid im Meßkolben mit 40 mM Phosphatpuffer, pH 7,4, zu 100 ml lösen

Insulin-Vorratslösung (400 E/l): 2,0 ml Insulin CS (Hoechst) im Meßkolben mit 40 mM Phosphatpuffer, pH 7,4 (2,5 g/l Albumin, 1 g/l Natriumazid) zu 200 ml lösen. In 20-ml-Portionen einfrieren.

Feste Substanzen

Amberlite CG 400 I
Glucose
Tee

Gebrauchsfertiger Reagenziensatz

Radioimmunbesteck Insulin (Hoechst): enthält 640 μE Insulin vom Schwein, 2 mE ^{125}J-Insulin vom Schwein (spezif. Aktivität 175 Ci/g), Insulin Kontrollserum für die Richtigkeitskontrolle und Anti-Schweineinsulin-Serum vom Meerschweinchen (Lyophilisat)
ggf. Insulin Monotest (Boehringer)

Geräte

Zählgerät, Szintillationszähler mit Bohrloch und Bleiabschirmung
Reflexionsphotometer (Reflomat, Labora Mannheim)
Reflotest Glucose (Boehringer)
Whirlmix
Zentrifuge
Marburg-Pipetten 50-, 100-, 200-, 300-, 500-, 800-μl
Vollpipetten 10-, 20-, 50-ml
Reagenzgläser
Zentrifugenspitzgläser
Erlenmeyerkolben 100-ml
Meßlöffel für 0,2 g Amberlite
Glasstab
Besteck zur Blutentnahme
Sterile Impflanzetten
Parafilm

Tabellen

ATOMGEWICHTE 1973

bezogen auf $^{12}C = 12$

Name	Symbol	Atomgewicht
Aluminium	Al	26,9815
Antimon	Sb	121,75
Arsen	As	74,9216
Barium	Ba	137,34
Blei	Pb	207,19
Bor	B	10,811
Brom	Br	79,904
Cadmium	Cd	112,40
Calcium	Ca	40,08
Chlor	Cl	35,453
Chrom	Cr	51,996
Eisen	Fe	55,847
Fluor	F	18,9984
Gold	Au	196,967
Jod	J	126,9045
Kalium	K	39,098
Kobalt	Co	58,9332
Kohlenstoff	C	12,011
Kupfer	Cu	63,546
Lithium	Li	6,941
Magnesium	Mg	24,305
Mangan	Mn	54,9380
Molybdän	Mo	95,94
Natrium	Na	22,9898
Nickel	Ni	58,70
Phosphor	P	30,9738
Quecksilber	Hg	200,59
Sauerstoff	O	15,9994
Schwefel	S	32,06
Selen	Se	78,96
Silber	Ag	107,868
Silicium	Si	28,086
Stickstoff	N	14,0067
Strontium	Sr	87,62
Vanadin	V	50,942
Wasserstoff	H	1,0079
Zink	Zn	65,38
Zinn	Sn	118,69

MESSGRÖSSEN UND EINHEITEN

Das neu geschaffene Internationale System der Maßeinheiten (Système International d'Unités, SI) löst die bisher verwendeten Meßsysteme (z. B. Zentimeter-Gramm-Sekunden-System, cgs) ab. Ab 1. 1. 1978 soll bei der Angabe und Übermittlung von Meßergebnissen nur noch dieses SI verwendet werden.

Das SI benutzt sieben voneinander unabhängige Meßgrößenarten, die als Basisgrößen bezeichnet werden. Für jede gibt es eine genau definierte Einheit:

Meßgröße		Einheit	
Name	Symbol	Name	Symbol
Länge	l	Meter	m
Masse	m	Kilogramm	kg
Zeit	t	Sekunde	s
elektr. Stromstärke	I	Ampere	A
thermodynam. Temperatur	T	Kelvin	K
Lichtstärke	I	Candela	cd
Stoffmenge	n	Mol	mol

Alle übrigen Einheiten leiten sich hiervon ab. Sie haben oft eigene Namen:

Volumen	V	Kubikmeter	m^3
		Liter	l
Konzentrationen			
Stoffmengenkonzentration	c	Mol pro Kubikmeter	mol/m^3
		Mol pro Liter	mol/l
Massenkonzentration	ρ	Kilogramm pro Liter	kg/l
Anzahlkonzentration	C	Reziprokes Liter	1/l
Kraft		Newton	$N = m \cdot kg/s^2$
Druck	p	Pascal	$Pa = N/m^2$
Energie		Joule	J = N/m
Leistung		Watt	W = J/s
Radioaktivität		Bequerel	Bq = 1/s

DEZIMALE VIELFACHE UND TEILE VON EINHEITEN

Dezimale Vielfache und Teile von Einheiten werden durch Vorsetzen folgender Vorsilben vor den Namen der Einheit bezeichnet:

Vorsilbe	Symbol	Faktor
Tera	T	10^{12}
Giga	G	10^{9}
Mega	M	10^{6}
Kilo	k	10^{3}
(Hekto	h	10^{2})
(Deka	da	10^{1})
(Dezi	d	10^{-1})
(Zenti	c	10^{-2})
Milli	m	10^{-3}
Mikro	μ	10^{-6}
Nano	n	10^{-9}
Pico	p	10^{-12}
Femto	f	10^{-15}
Atto	a	10^{-18}

Im Zusammenhang mit dem SI dürfen folgende Einheiten benutzt werden:
Minute (min), Stunde (h), Tag (d), Liter (l), Grad Celsius (^{o}C).

Jeder Meßwert ist als Produkt aus Zahlenwert und Einheit anzugeben.

EIGENSCHAFTEN EINIGER RADIO-NUKLIDE

Nuclid	Halbwertszeit [HWZ]	maximale Strahlungsenergie [MeV]	
		ß⁻	γ
^{82}Br	36 h	0,440	1,477
^{14}C	5568 a	0,155	
^{45}Ca	165 d	0,254	
^{47}Ca	4,7 d	1,940	1,310
^{36}Cl	$3 \cdot 10^5$ a	0,714	
^{60}Co	5,3 a	0,314	1,332
^{51}Cr	27,8 d		0,323
^{59}Fe	44,5 d	0,460	1,290
^{3}H	12,26 a	0,018	
^{197}Hg	65 h		0,077
^{203}Hg	46 d	0,210	0,279
^{125}J	57,4 d		0,035
^{131}J	8,04 d	0,610	0,36
^{42}K	12,5 h	2,000	1,530
^{28}Mg	21,3 h	0,46	1,35
^{24}Na	15 h	1,390	2,750
^{32}P	14,5 d	1,710	
^{35}S	87 d	0,167	
^{75}Se	120 d		0,405
^{85}Sr	64 d		0,514
^{90}Sr	28 a	0,540	

STAMMLOESUNGEN ZUR HERSTELLUNG DER PUFFER

0,2 M	Kaliumchloridlösung: 14,912 g im Meßkolben zu 1 Liter lösen
0,1 M	Kaliumhydrogenphthalatlösung: 20,423 g im Meßkolben zu 1 Liter lösen
0,1 M	Kaliumdihydrogenphosphatlösung: 13,609 g im Meßkolben zu 1 Liter lösen
0,1 M	Trishydroxymethylaminomethanlösung: 12,114 g im Meßkolben zu 1 Liter lösen
0,025 M	Dinatriumtetraboratlösung: 9,534 g 10-Hydrat im Meßkolben zu 1 Liter lösen
0,05 M	Natriumhydrogencarbonatlösung: 4,200 g im Meßkolben zu 1 Liter lösen
0,05 M	Dinatriumhydrogenphosphatlösung: 8,900 g 2-Hydrat im Meßkolben zu 1 Liter lösen

PUFFERLOESUNGEN, pH-Werte bei 25° C

[nach R.A. Robinson und R.A. Stokes, Electrolyte Solutions, London, New York 1959]

pH		,0	,1	,2	,3	,4	,5	,6	,7	,8	,9
	Salzsäure/Kaliumchlorid pH 1,00 - 2,20 50 ml 0,2 M Kaliumchloridlösung + x ml 0,2 M Salzsäure										
1	x =	134,0	105,6	85,0	67,2	53,2	41,4	32,4	26,0	20,4	16,2
2	x =	13,0	10,2	7,8							
	Kaliumhydrogenphthalat/Salzsäure pH 2,20 - 4,00 50 ml 0,1 M Kaliumhydrogenphthalatlösung + x ml 0,1 M Salzsäure										
2	x =			49,5	45,8	42,2	38,8	35,4	32,1	28,9	25,7
3	x =	22,3	18,8	15,7	12,9	10,4	8,2	6,3	4,5	2,9	1,4
4	x =	0,1									
	Kaliumhydrogenphthalat/Natronlauge pH 4,10 - 5,90 50 ml 0,1 M Kaliumhydrogenphthalatlösung + x ml 0,1 M Natronlauge										
4	x =		1,3	3,0	4,7	6,6	8,7	11,1	13,6	16,5	19,4
5	x =	22,6	25,5	28,8	31,6	34,1	36,6	38,8	40,6	42,3	43,7

pH	,0	,1	,2	,3	,4	,5	,6	,7	,8	,9
	Kaliumdihydrogenphosphat/Natronlauge pH 5,80-8,00 50 ml 0,1 M Kaliumdihydrogenphosphatlösung + x ml 0,1 M Natronlauge									
5 x =									3,6	4,6
6 x =	5,6	6,8	8,1	9,7	11,6	13,9	16,4	19,3	22,4	25,9
7 x =	29,1	32,1	34,7	37,0	39,1	40,9	42,2	43,5	44,5	45,3
8 x =	46,1									
	Trishydroxymethylaminomethan/Salzsäure pH 7,00-9,00 50 ml 0,1 M Trislösung + x ml 0,1 M Salzsäure									
7 x =	46,6	45,7	44,7	43,4	42,0	40,3	38,5	36,6	34,5	32,0
8 x =	29,2	26,2	22,9	19,9	17,2	14,7	12,2	10,3	8,5	7,0
9 x =	5,7									
	Borax/Salzsäure pH 8,00-9,10 50 ml 0,025 M Dinatriumtetraboratlösung + x ml 0,1 M Salzsäure									
8 x =	20,5	19,7	18,8	17,7	16,6	15,2	13,5	11,6	9,6	7,1
9 x =	4,6	2,0								

pH		,0	,1	,2	,3	,4	,5	,6	,7	,8	,9
	Borax/Natronlauge pH 9,20–10,80 50 ml 0,025 M Dinatriumtetraboratlösung + x ml 0,1 M Natronlauge										
9	x =			0,9	3,6	6,2	8,8	11,1	13,1	15,0	16,7
10	x =	18,3	19,5	20,5	21,3	22,1	22,7	23,3	23,8	24,25	
	Natriumhydrogencarbonat/Natronlauge pH 9,60–11,00 50 ml 0,05 M Natriumhydrogencarbonatlösung + x ml 0,1 M Natronlauge										
9	x =							5,0	6,2	7,6	9,1
10	x =	10,7	12,2	13,8	15,2	16,5	17,8	19,1	20,2	21,2	22,0
11	x =	22,7									
	Dinatriumhydrogenphosphat/Natronlauge pH 10,90–12,00 50 ml 0,05 M Dinatriumhydrogenphosphatlösung + x ml 0,1 M Natronlauge										
10	x =										3,3
11	x =	4,1	5,1	6,3	7,6	9,1	11,1	13,5	16,2	19,4	23,0
12	x =	26,9									

INTERNATIONALE ABKÜRZUNGEN UND SYMBOLE

Enzymkinetik

v	Reaktionsgeschwindigkeit
v_0	Anfangsgeschwindigkeit
V	Reaktionsgeschwindigkeit bei Substratsättigung (früher: V_{max}) = Maximalgeschwindigkeit
K_m	Michaeliskonstante, Substratkonzentration bei halber Sättigung des Enzyms mit Substrat
K_S	Substratkonstante, Dissoziationskonstante des Enzym-Substratkomplexes ES
E	Enzym
[E]	Enzymkonzentration
S	Substrat = vom Enzym umgesetzter Stoff
[S]	Substratkonzentration
K_I	Inhibitorkonstante; Dissoziationskonstante des Komplexes EI
U	Unit = Einheit der Enzym-Aktivität (μMol umgesetztes Substrat pro Minute)
I	Inhibitor
[I]	Inhibitorkonzentration

Naturkonstanten

N_L	Loschmidt'sche Zahl $N_L = 6{,}023 \cdot 10^{23}$ mol^{-1}
F	Faradaykonstante F = 96520 Coulomb/Mol Elektronen
K_W	Ionenprodukt des Wassers $K_W = 1{,}0 \cdot 10^{-14}$ mol^2/l^2 (25°C)
v_o	Molvolumen idealer Gase (Normalbedingungen) $v_o = 22{,}414$ l/mol
R	Gaskonstante R = 1,98585 cal/Grad · mol = 8,3143 Joule/Grad · mol

Symbole für Aminosäuren

Alanin	Ala	Leucin	Leu
Arginin	Arg	Lysin	Lys
Asparaginsäure	Asp	Methionin	Met
Asparagin	Asn	Ornithin	Orn
Cystein	Cys	Phenylalanin	Phe
Glutaminsäure	Glu	Prolin	Pro
Glutamin	Gln	Serin	Ser
Glycin	Gly	Threonin	Thr
Histidin	His	Tryptophan	Trp
Hydroxylysin	Hyl	Tyrosin	Tyr
Hydroxyprolin	Hyp	Valin	Val
Isoleucin	Ile		

Symbole für Monosaccharide

Glucose	Glc	Fructose	Fru
Galaktose	Gal	Ribose	Rib
Mannose	Man		

Symbole für Ribonucleoside und Desoxyribonucleoside

Adenosin	A	Ribosylthymin	T
Guanosin	G	Cytidin	C
Inosin	I	Uridin	U
Xanthosin	X		

Die Desoxyribonucleoside werden durch die gleichen Symbole ausgedrückt, denen ein d vorangesetzt ist, z.B.:

2'-Desoxy-ribosyladenin = dA
2'-Desoxy-ribosylthymin [= Thymidin] = dT

Verschiedene Abkürzungen für halbsystematische oder Trivial-Namen

ACTH	adrenocorticotropes Hormon
ADP	Adenosin-5'-diphosphat [pyro]
AMP	Adenosin-5'-phosphat
ATP	Adenosin-5'-triphosphat [pyro]
BAL	2,3-Dimercapto-propanol
CDP	Cytidin-5'-diphosphat [pyro]
CMP	Cytidin-5'-phosphat
CoA oder CoASH	Coenzym A
CoASAc	Acetyl-Coenzym A
CTP	Cytidin-5'-triphosphat [pyro]
DNA	Desoxyribonucleinsäure
DOPA	3,4-Dihydroxy-phenylalanin
FAD	Flavin-adenin-dinucleotid
FMN	Riboflavin-5'-phosphat
GDP	Guanosin-5'-diphosphat [pyro]
GMP	Guanosin-5'-phosphat
GSH	Glutathion
GSSG	oxidiertes Glutathion
GTP	Guanosin-5'-triphosphat [pyro]
Hb, HbCO, HbO_2	Hämoglobin, Kohlenmonoxid-Hämoglobin, Oxyhämoglobin
IDP	Inosin-5'-diphosphat [pyro]
IMP	Inosin-5'-phosphat
ITP	Inosin-5'-triphosphat [pyro]
NAD	Nicotinamid-adenin-dinucleotid [Cozymase, Coenzym I, Diphosphorpyridin-nucleotid]
NADP	Nicotinamid-adenin-dinucleotid-phosphat [Coenzym II, Triphosphorpyridin-nucleotid]
RNA	Ribonucleinsäure
Tris	Tris-[hydroxymethyl]-aminomethan [2-Amino-2-hydroxymethyl-propandiol-[1,3]
UDP	Uridin-5'-diphosphat [pyro]
UDPG	Uridin-5'-diphosphat-glucose
UMP	Uridin-5'-phosphat
UTP	Uridin-5'-triphosphat [pyro]

Sachregister

Kolibri 360 GmbH
Ferdinand-Jühlke-Straße 7
99095 Erfurt, Deutschland
produktsicherheit@kolibri360.de